Kohlhammer

Die Herausgeberin

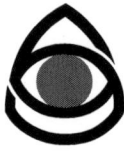

anders sehen

Blindeninstitutsstiftung

Die *Blindeninstitutsstiftung* mit Sitz in Würzburg begleitet seit 1853 sehbehinderte und blinde Menschen in allen Facetten des Sehens. Zu Beginn stand das Anliegen des Gründers Graf Moritz zu Bentheim-Tecklenburg-Rheda, blinden Kindern schulische Bildung und damit eine wichtige Perspektive für ihr Leben zu geben. Dieses Kernanliegen prägt die Blindeninstitutsstiftung bis heute. Sie hat ein alle Lebensbereiche umfassendes Unterstützungsangebot für sehbehinderte und blinde Menschen entwickelt und ist Spezialistin in der Begleitung von sehbehinderten und blinden Menschen mit weiterem Unterstützungsbedarf. Seit rund 30 Jahren gibt es spezifische Beratungsangebote rund um das »Sehen im Alter«.

Blindeninstitutsstiftung (Hrsg.)

Sehen im Alter

Diagnostik, Rehabilitation, Prävention

Verlag W. Kohlhammer

Dieses Werk einschließlich aller seiner Teile ist urheberrechtlich geschützt. Jede Verwendung außerhalb der engen Grenzen des Urheberrechts ist ohne Zustimmung des Verlags unzulässig und strafbar. Das gilt insbesondere für Vervielfältigungen, Übersetzungen, Mikroverfilmungen und für die Einspeicherung und Verarbeitung in elektronischen Systemen.

Die Wiedergabe von Warenbezeichnungen, Handelsnamen und sonstigen Kennzeichen in diesem Buch berechtigt nicht zu der Annahme, dass diese von jedermann frei benutzt werden dürfen. Vielmehr kann es sich auch dann um eingetragene Warenzeichen oder sonstige geschützte Kennzeichen handeln, wenn sie nicht eigens als solche gekennzeichnet sind.

Es konnten nicht alle Rechtsinhaber von Abbildungen ermittelt werden. Sollte dem Verlag gegenüber der Nachweis der Rechtsinhaberschaft geführt werden, wird das branchenübliche Honorar nachträglich gezahlt.

Dieses Werk enthält Hinweise/Links zu externen Websites Dritter, auf deren Inhalt der Verlag keinen Einfluss hat und die der Haftung der jeweiligen Seitenanbieter oder -betreiber unterliegen. Zum Zeitpunkt der Verlinkung wurden die externen Websites auf mögliche Rechtsverstöße überprüft und dabei keine Rechtsverletzung festgestellt. Ohne konkrete Hinweise auf eine solche Rechtsverletzung ist eine permanente inhaltliche Kontrolle der verlinkten Seiten nicht zumutbar. Sollten jedoch Rechtsverletzungen bekannt werden, werden die betroffenen externen Links soweit möglich unverzüglich entfernt.

1. Auflage 2022

Alle Rechte vorbehalten
© W. Kohlhammer GmbH, Stuttgart
Gesamtherstellung: W. Kohlhammer GmbH, Stuttgart

Print:
ISBN 978-3-17-038008-0

E-Book-Formate:
pdf: ISBN 978-3-17-038009-7
epub: ISBN 978-3-17-038010-3

Geleitwort
Weil Gutes Sehen im Alter Selbstbestimmung und Teilhabe verspricht!

Johannes Spielmann

Liebe Leserin, lieber Leser,

immer mehr von uns werden immer älter!

Während im Jahr 1965 der damalige Bundespräsident Lübke 158 Menschen in Deutschland zu ihrem 100. Geburtstag gratulieren konnte, waren es im Jahr 2020 6 965 Jubilarinnen und Jubilare, die Bundespräsident Steinmeier zum 100. Geburtstag beglückwünschte (vgl. Bundespräsidialamt 2021). Schaut man auf den Bevölkerungsanteil der über Achtzigjährigen sieht man auch hier das Wachstum bestätigt: Waren 2010 4,2 Millionen Bürgerinnen und Bürger in Deutschland über 80 Jahre alt, zählt diese Gruppe zehn Jahre später bereits 5,9 Millionen Menschen (vgl. Statistisches Bundesamt 2020).

Hinter diesen Zahlen stehen die Menschenleben vieler Seniorinnen und Senioren, die ihr persönliches Älterwerden häufig als geschenkte Lebenszeit erfahren und vieles dafür tun, ein erfülltes und zufriedenes Leben zu führen. »Länger leben bei weitgehend guter Gesundheit und großer Lebenszufriedenheit – das ist der schönste Effekt des demografischen Wandels.« So drückt es Bundesseniorenministerin Franziska Giffey anlässlich des Tages der älteren Generation im Jahr 2019 aus (vgl. BFSFJ 2019).

Je älter Menschen werden, umso mehr wächst die Wahrscheinlichkeit von einer Krankheit betroffen zu werden. Dies gilt vor allem auch für Beeinträchtigungen unseres Sehens. Häufig wird die erste Brille von Freunden und Bekannten mit dem Kommentar versehen: »Ah, du kommst auch so langsam in das Alter«. Ein nachlassendes Sehvermögen wird also häufig eins zu eins mit dem Älterwerden verbunden.

In der Tat ist es so: Starke Sehbehinderung bis hin zur Blindheit ist in Deutschland ein Altersphänomen! Während hier jährlich rund 160 Kinder blind geboren werden, erblinden insgesamt circa 10 000 Menschen pro Jahr. 80 Prozent aller Neuerblindungen treten ab dem 60. Lebensjahr auf (vgl. Bertram 2005; Trautner et al 2003). Exorbitant steigt das Risiko, eine starke Sehbehinderung bzw. Blindheit zu erleiden, ab dem Alter von 75 Jahren. Während in der Altersgruppe der 45- bis 60-jährigen Menschen die Prävalenz einer Sehbehinderung bei 12,6 Prozent liegt, wächst sie ab dem 75. Lebensjahr auf 55,5 Prozent (vgl. Statistisches Bundesamt 2019). In der Quintessenz bedeutet dies: Steigende Lebenserwartung erhöht den Bevölkerungsanteil der älteren Mitmenschen und damit verbunden steigt auch die Anzahl der Menschen, die von Sehbehinderung und Blindheit betroffen sind.

Was bedeuten aber diese nüchternen Zahlen für die Lebenssituation und das Lebensgefühl des einzelnen betroffenen Menschen? Unser Sehvermögen gehört zu unseren zentralen Sinnen, die uns ermöglichen, unser Leben zu bewältigen, alltägliche Aufgaben selbstständig und selbstbestimmt zu erledigen und das Leben zu genießen. Sehen und gutes Sehvermögen schaffen deshalb Teilhabe in quasi allen Lebensbereichen. Droht ein wesentlicher Sehverlust, gehen damit weitreichende Einschränkungen und Herausforderungen einher: Das selbstständige Autofahren ist für viele Seniorinnen und Senioren der Inbegriff eines unabhängigen Lebens. Wenn eine Brillenkorrektur das dafür notwendige Sehvermögen nicht mehr herstellt, erleben die Betroffenen die Konsequenzen als einschneidenden Verlust ihrer Autonomie, die sie nur schwer akzeptieren können und sie nicht selten in eine schwere psychische Krise wirft.

Abnehmendes Sehvermögen im Alter ist oft ganz eng mit weiteren Verlusterfahrungen gekoppelt, denn bisher selbstverständliche Alltagskompetenzen werden als brüchig erlebt: Beim Einkaufen im Supermarkt kann ich auf einmal die Etiketten nicht mehr lesen; immer wieder erlebe ich mich, wie ich beim gemeinsamen Essen etwas verschütte, mich vielleicht bekleckere und mit Scham und nicht selten mit sozialem Rückzug reagiere. Liebgewonnenes, wie das tägliche Zeitunglesen am Morgen oder der Ausflug in andere Welten durch die Lektüre von Büchern, geht verloren. Eine betagte Freundin zum Beispiel leidet sehr darunter, dass sie keine Briefe mehr schreiben kann. Sie weiß, dass aufgrund ihrer zunehmenden Sehbehinderung ihre Schrift immer krakeliger und unleserlicher wird. Für sie, die leidenschaftliche Briefeschreiberin und -empfängerin, droht ein wichtiger Teil ihrer Lebensqualität verloren zu gehen. Aber auch der früher ganz normale Gang in die Stadt wird zum nicht unerheblichen Risiko: Kleine Unebenheiten werden zu Stolperfallen, die nicht selten zu Stürzen und damit zu einer massiven Gesundheitsgefährdung führen.

Gutes Sehen stärkt die Selbstbestimmung im Alter und ermöglicht weitgehende Selbstständigkeit und Teilhabe in allen Lebensbereichen. Gutes Sehen ist deshalb eine wichtige Voraussetzung für Lebensqualität und Lebenszufriedenheit im Alter! Der häufig altersbedingte Sehverlust wird damit zu einem großen und umfassenden Risikofaktor für Seniorinnen und Senioren und braucht deshalb individuell und gesellschaftlich eine ganz besondere Aufmerksamkeit.

Dort, wo Sehverlust bei einem älteren Menschen unbeachtet bleibt, führt dies langfristig fast immer zu einem größeren Unterstützungsbedarf und allein zum Beispiel durch das damit verbundene höhere Sturzrisiko auch zu höheren Aufwendungen. Deshalb zählen eine gute Prophylaxe und entsprechende Präventionsschritte zu den vorrangigen Maßnahmen: Eine regelmäßige augenärztliche Kontrolluntersuchung sollte ab dem 40. Lebensjahr der Standard sein. Wir haben viele gesetzlich verankerten Vorsorgeuntersuchungen, die an bestimmte Lebensalter gekoppelt sind. Nachdem das Risiko einer wesentlichen Sehbeeinträchtigung mit zunehmendem Alter beträchtlich ansteigt, würde eine standardisiert vorgesehene Augenuntersuchung helfen, frühzeitig Beeinträchtigungen zu erkennen, was bei Bedarf zu erfolgsversprechenden medizinischen Interventionen führen kann.

Bei dem durch das Bayerische Staatsministerium für Gesundheit und Pflege geförderten wissenschaftlichen Projekt »Sehen im Alter« (2012–2015) wurde bei Seniorinnen und Senioren, die in vollstationären Pflegeeinrichtungen leben, häufig das Gegenteil festgestellt: Der letzte Augenarztbesuch und die letzte Brillenkorrektur durch einen Optiker lagen nicht selten um Jahre zurück. Es gab zwar eventuell sogar eine Brille, diese korrigierte aber die derzeitige Sehbeeinträchtigung schon lange nicht mehr. Allein durch die anschließende entsprechende Korrektur konnte bei 25 Prozent der betagten Untersuchungsteilnehmer das Sehvermögen wieder wesentlich verbessert werden (vgl. Thederan et al. 2016). Dieses Beispiel zeigt, dass ein Sehverlust nicht unabwendbar hingenommen werden muss. In den häufigsten Fällen gibt es durch medizinische Eingriffe und entsprechende Sehhilfen gute Interventionsmöglichkeiten, die das Sehvermögen wieder stärken.

Dort, wo solche Hilfen aus Unachtsamkeit auf die Bedeutung des Sehens im Alter unterbleiben, entsteht eine besondere Tragik: Der alte Mensch erleidet eine massive Seheinschränkung, obwohl dies in einem solchen

Umfang nicht notwendig wäre und deshalb nicht verantwortbar ist! Deshalb ist es gut und vorbildlich, dass sich die Arbeitsgemeinschaft der Pflegekassen in Bayern im Rahmen des Präventionsgesetzes (Gesetz zur Stärkung der Gesundheitsförderung und der Prävention PrävG) zur Förderung von »Gutem Sehen in Pflegeeinrichtungen« zusammengeschlossen hat und der Blindeninstitutsstiftung die Durchführung dieses Programms ermöglicht.

Aber selbst wenn das Sehvermögen auf Dauer nachlässt und viele der klassischen Hilfen nicht mehr ausreichen, stehen professionelle Netzwerke zur Verfügung, die aufgrund ihrer Expertise verschiedene Möglichkeiten zur Stärkung des verbleibenden Sehvermögens bieten. Dazu will Sie das vorliegende Buch inspirieren.

Manchmal sind es ganz kleine Dinge, die zum genauer Hinschauen verlocken:

Es kann zum Beispiel das farbige Tischset sein, auf dem sich das weiße Kaffeegeschirr abhebt und das eine Einladung zum Nachmittagskaffee wieder entspannter und genussvoller sein lässt.

Es kann die deutliche Markierung am Ende einer Treppe sein, die dem betagten Menschen Sicherheit vermittelt und seine Angst zu stürzen reduziert.

Es ist die zielgerichtete Leselampe, die zuhause den Lesesessel erhellt und mich die Buchstaben wieder entziffern lässt.

Es ist die Lupe im Supermarkt der Generationen, die mir wichtige Informationen zu einem Produkt preisgibt.

Aber es können auch die vielfältigen technischen Möglichkeiten wie zum Beispiel ein Bildschirmlesegerät sein, mit dessen Hilfe der aktuelle Kontoauszug für mich in seiner Bilanz eindeutig wird.

Möge das vorliegende Buch Sie inspirieren und Ihren Blick schärfen, wie bedeutsam »Gutes Sehen im Alter« für die Selbstbestimmung und soziale Teilhabe vieler unserer älteren Mitbürgerinnen und Mitbürger ist. Entdecken Sie dabei, wie viele Möglichkeiten es gibt, Gutes Sehen im Alter zu stärken, und freuen Sie sich mit uns, wenn sehbeeinträchtigte betagte Mitmenschen über neu gewonnene Seheindrücke staunen und glücklich sind, weil sie die Welt mit ihren Augen sehen dürfen.

Denn: »*Das Leben ist bezaubernd, man muss es nur durch die richtige Brille sehen.*«
(Alexander Dumas, der Jüngere)

Literatur und Quellen

Bertram B (2005) Häufigkeiten und Ursache von Blindheit und Sehbehinderung in Deutschland. In: Der Augenarzt (39), S. 267–268.

BFSFJ (2019) Pressemitteilung des Bundesministeriums für Familie, Senioren, Frauen und Jugend vom 03.04.2019. Online verfügbar unter: https://www.bmfsfj.de/bmfsfj/aktuelles/presse/pressemitteilungen/studien-zur-generation-80-plus--mehr-wissen-ueber-das-leben-von-frauen-und-maennern-im-alter/135048 (Zugriff am: 01.07.2020)

Bundespräsidialamt: Jubiläen und Ehrenpatenschaften. Online verfügbar unter: https://www.bundespraesident.de/DE/Amt-und-Aufgaben/Wirken-im-Inland/Jubilaeen-und-Ehrenpatenschaften/jubilaeen-und-ehrenpatenschaften-node.html;jsessionid=9965DFAC2D87D75EB8E4516E7CBD88D7.2_cid370 (Zugriff am: 26.10.2021)

Statistisches Bundesamt (2019) Anzahl der Sehbehinderten in Deutschland nach Art der Behinderung in den Jahren 2011 bis 2017. Online verfügbar unter: https://de.statista.com/statistik/daten/studie/247948/umfrage/anzahl-der-sehbehinderten-in-deutschland-nach-schwere-der-behinderung/ (Zugriff am: 01.07.2020)

Statistisches Bundesamt (2020) 14. koordinierten Bevölkerungsvorausberechnung für Deutschland. Online verfügbar unter: https://service.destatis.de/bevoelkerungspyramide/ (Zugriff am: 01.07.2020)

Thederan L, Steinmetz S, Kampmann S, Koob-Matthes A M, Grehn F & Klink T (2016). Prävalenz von Sehbeeinträchtigungen bei Bewohnern von Seniorenheimen. Online verfügbar unter: https://www.aerzteblatt.de/archiv/178319 (Zugriff am: 22.10.2021).

Trautner C, Haastert B, Richter B, Berger M., Giani G (2003) Incidence of Blindness in Southern Germany Due to Glaucoma and Degenerative Conditions. In: IOVS (44), S. 1031–1034.

Inhalt

Geleitwort Weil Gutes Sehen im Alter Selbstbestimmung und Teilhabe verspricht! 5
Johannes Spielmann

Einleitung: »Sehen im Alter« – Ein Fachbuch für die Praxis 11
Sabine Kampmann

Teil I   Diagnostik und rehabilitative Maßnahmen

1 Grundlagen und altersbedingte Veränderungen des Sehens 19
  Anna-Maria Koob-Matthes

2 Augenerkrankungen im Alter 33
  Dr. Luisa Thederan

3 Auswirkungen neurologisch bedingter Sehstörungen im Alter 51
  Iris Reckert

4 Low-Vision-Rehabilitation und Netzwerk Sehen 67
  Anna-Maria Koob-Matthes

5 Sehen und kognitive Einschränkungen 85
  Magdalena Seibl und Fatima Heussler

6 Sehüberprüfung bei Senioren mit kognitiven Einschränkungen 103
  Susanne Janka und Sabine Kampmann

7 Altersbedingte Hörsehbehinderung – Auswirkungen einer doppelten Sinnesbeeinträchtigung 115
  Tabea Sadowski

Teil II   Unterstützung in der Praxis

8 Sehgerechte Barrierefreiheit – Licht, Kontraste und die Gestaltung von visuellen Informationen 129
  Kerstin Klein

| 9 | Ein Stück Alltag zurückgewinnen und selbstständig bleiben – trotz Sehbeeinträchtigung und Blindheit.. | 150 |

Birgit Lang und Sabine Lütkens

| 10 | Gesundheitskompetenzen von Senioren stärken – Am Beispiel von Beschäftigungsangeboten in der stationären Pflege zum Thema »Gutes Sehen im Alter«.. | 162 |

Carolin Kirchgeßner

| 11 | Standards zur Qualitätssteigerung in der Pflege – Augen- und Brillenpflege .... | 175 |

Susanne Janka und Klara Wolf

Teil III Bewusstseinsbildung und Prävention

| 12 | Kommunale Prävention und Gesundheitsförderung........................ | 191 |

Carina Sauter

| 13 | Prävention in stationären Pflegeeinrichtungen – Am Beispiel des bayerischen Präventionsprogramms »Gutes Sehen«............................ | 203 |

Arnela Dzinic

Ausblick: Worauf warten wir noch?.. 213
Franz Müntefering

Autoren- und Stichwortverzeichnis

Autorenverzeichnis 217

Stichwortverzeichnis 221

Einleitung: »Sehen im Alter« – Ein Fachbuch für die Praxis

Sabine Kampmann

Wir sehen Dinge auf weite Entfernung, sehen lachende und traurige Menschen, bewältigen unseren Lebensalltag problemlos, lesen ein Buch, schreiben einen Brief und treten mit anderen Menschen in Kontakt. Das Gesehene wahrzunehmen und ihm eine Bedeutung zu geben, setzt voraus, dass die Lichtimpulse von außen ungehindert durch die Augen auf die Netzhaut gelangen und die eingehenden Informationen durch die weiterleitenden Sehbahnen in den beteiligten Hirnregionen gefiltert, analysiert und bewertet werden. Die Interpretation des Wahrgenommenen ist von der individuellen Entwicklung des Betrachters abhängig. Persönliche Erfahrungen und Erinnerungen beeinflussen diesen Prozess unwillkürlich, er ist also nicht bewusst steuerbar. Das Sehen ist somit ein komplexer Vorgang und hängt vom Zusammenspiel vieler unterschiedlicher Faktoren ab.

Gleichzeitig ist die visuelle Wahrnehmung der wichtigste Sinn des Menschen. Gutes Sehen bedeutet Teilhabe, Lebensqualität, eine sichere Mobilität und trägt zum psychischen Wohlbefinden bei. Können alltägliche Aufgaben aber nur noch eingeschränkt oder gar nicht mehr durchgeführt werden, wird dieses zunächst nicht immer mit dem »Sehen« in Verbindung gebracht, insbesondere dann nicht, wenn sich ein Mensch ein Leben lang visuell orientiert hat. Sehbeeinträchtigungen treten häufig nicht abrupt auf, sondern verlaufen schleichend und werden von den Betroffenen und von ihrem sozialen Umfeld nicht immer sofort als solche erkannt. Zunächst gehen wir davon aus, dass eine Brille ausreicht, um Sehstörungen zu kompensieren. Was aber ist, wenn die »neue Brille« die Sehleistung nicht verbessert?

Demografischer Wandel und Sehen

Im höheren Alter treten vermehrt Augenerkrankungen mit exponentieller Zunahme im weiteren Lebensverlauf auf und führen nicht selten zu einer Sehbehinderung oder Blindheit. Vorsorge, Früherkennung und medizinische Möglichkeiten tragen dazu bei, dass das Sehvermögen möglichst lange erhalten bleibt bzw. eine manifestierte Seheinschränkung entsprechend unterstützt wird. Erst der Befund einer augenärztlichen Diagnostik kann Auskunft darüber geben, ob eine organische Erkrankung (ophthalmologisch) vorliegt oder die weiterleitenden Sehbahnen (neuroophthalmologisch) betroffen sind. Je nach Ursache und Prognose der Erkrankung können verschiedene Maßnahmen dazu beitragen, sehbeeinträchtigte Menschen zu unterstützen. Neben der ophthalmologischen Behandlung, um das Sehen zu verbessern, wird der Bezug zur Lebensqualität begleitend behandelt. Hier bedarf es einer gemeinsamen Betrachtung zwischen den Fachbereichen der Augenheilkunde und der Gerontologie, um die Auswirkungen einer visuellen Seheinschränkung im Kontext eines älter werdenden Menschen zu verstehen und in Folge daraus therapeutische und rehabilitative Angebote mit der betroffenen Person individuell abzustimmen.

Wege zur Bewältigung einer Sehbehinderung im Alter

Menschen, die einen Sehverlust erleiden, verlieren bis zu 80 Prozent der zuvor verfügbaren Informationen und in der Folge die Handlungsfähigkeit in beinahe allen Lebensbereichen. Diese veränderte Situation zu verarbeiten und zu akzeptieren, benötigt Zeit und gleichzeitig eine gezielte Unterstützung, um Selbstbestimmung, Aktivität und gesellschaftliche Teilhabe zu sichern. Beratungsangebote über Hilfsmittel, Rehabilitationsmaßnahmen und eine barrierefreie Gestaltung des Wohnumfeldes können dazu beitragen, eine entstandene Sehminderung zumindest teilweise auszugleichen. Um mit den Auswirkungen einer Sehbeeinträchtigung im Alltag auch emotional zurechtzukommen, kann darüber hinaus oftmals eine psychosoziale Beratung und Begleitung notwendig sein. Zudem spielen das soziale Umfeld, die eigene Persönlichkeit und Erfahrungen, die im Laufe des Lebens erworben werden, eine entscheidende Rolle.

Dies soll anhand von zwei Beispielen kurz dargestellt werden: Betrachtet man zwei Menschen gleichen Alters mit einer vergleichbaren medizinischen Diagnose und einem annähernd identischen Sehvermögen, ist die erste Person zurückgezogen, ängstlich und lehnt jegliche Unterstützung ab, die zweite Person bewältigt ihren Lebensalltag selbstbewusst und sicher. Weshalb ist dies so?

Die erste Person lebt allein zuhause und hat wenig Kontakte nach außen. Die letzten Augenarztbesuche liegen schon sehr lange zurück. Der Weg zum Augenoptiker lohnt sich auch nicht mehr, da weder die eigene Brille noch neue Brillengläser das Sehen verbessern. Zudem sind Brillen »zu teuer«. Fernsehschauen und Lesen sind so gut wie gar nicht mehr möglich. Das Zubereiten der Mahlzeiten wird immer schwieriger und in der Wohnung ist es schon öfter zu Stürzen gekommen. Aufgrund der Seheinschränkung fällt das selbständige Einkaufen sehr schwer, da der Weg dorthin nicht mehr sicher gesehen wird. Die Nachbarn und Mitarbeiter des Lebensmittelgeschäftes wundern sich darüber, warum nicht mehr gegrüßt wird und empfinden das Verhalten als »arrogant« mit der Konsequenz, dass sie diese Person auch nicht mehr ansprechen. Dieses Beispiel zeigt auf, dass nicht nur allein die Sehbeeinträchtigung Ursache der Isolation und des zunehmenden Verlustes an Selbstständigkeit ist, sondern auch das mangelnde Wissen über Lösungsstrategien sowie der fehlende Wille für Veränderungen dafür verantwortlich sind.

Die zweite Person lebt in einem intakten und sehr zugewandten sozialen Umfeld. Es finden regelmäßige Augenarztkontrollen und Beratungsgespräche mit dem Augenoptiker statt, der neben der Anpassung der Brillengläser die Erprobung verschiedener optischer und elektronischer Hilfsmittel anbietet, damit die Tageszeitung und die längst liegengebliebenen Bücher gelesen werden können. Angehörige, Freunde und Nachbarn sind über die Seheinschränkung informiert, sodass diese die verschiedenen Auswirkungen der Sehbeeinträchtigung verstehen und entsprechend darauf eingehen können. Bei gemeinsamen Unternehmungen, wie z. B. Spazierengehen oder Kartenspielen, besteht ein Verständnis dafür, dass nicht alles so schnell geht und gewisse Unterstützung benötigt wird. Die Tochter informiert sich über weitere Rehabilitationsangebote. Nach einer gemeinsamen Entscheidung verordnet der Augenarzt ein Orientierungs- und Mobilitätstraining (O&M) und empfiehlt für die eigenständige Haushaltsführung ein Training in Lebenspraktischen Fähigkeiten (LPF). In einem individuellen Termin berät der Rehabilitationslehrer, wie die Wohnung sehgerecht barrierefrei gestaltet werden kann und welche Hilfsmittel geeignet sind, den Alltag selbständig zu führen. Um wieder mit dem Bus zu Freunden fahren zu können, wird dieser Weg mithilfe eines Rehabilitationstrainings erlernt. In der weiteren Beratung wird darauf hingewiesen, einen Antrag auf z. B. Sehbehindertengeld,

Blindengeld und einen Schwerbehindertenausweis bei dem zuständigen Versorgungsamt zu stellen, um einen finanziellen Ausgleich für Mehraufwendungen zu erhalten, die durch die Behinderung entstehen.

Beide Beispiele zeigen auf, dass ein soziales Umfeld und fachkompetente Beratungen durch ein interdisziplinäres Netzwerk dazu beitragen, die Selbständigkeit, Mobilität, Teilhabe und psychische Gesundheit sehbeeinträchtigter und blinder Menschen zu erhalten. Leider besteht dieses Wissen nicht flächendeckend und ist in der Gesellschaft wenig bekannt. Dadurch wird es dem Zufall überlassen, ob sehbeeinträchtigte, ältere Menschen an die für sie alltagsrelevanten Informationen gelangen.

Ein Fachbuch für die Praxis

Das vorliegende Fachbuch möchte ein Ratgeber und Wegweiser sein, um sich dem komplexen Thema »Sehen im Alter« mit all seinen Facetten anzunähern. Es soll den Zusammenhang herstellen, die Auswirkungen einer im Alter erworbenen Sehbeeinträchtigung und Blindheit verständlich näherbringen und das Ableiten hilfreicher Interventionen ermöglichen. Gleichzeitig soll es sensibilisieren sowie Impulse und Anregungen geben, um sich mit dem Thema auseinanderzusetzen und diesem mehr Beachtung zu schenken.

Das Buch richtet sich an Fachberufe im Gesundheitswesen, Senioren, Angehörige, Beratungsstellen für Senioren und Pflegestützpunkte, ambulante und stationäre Pflegefachdienste und die Leitungen sowie alle Mitarbeitenden von Pflegeinrichtungen.

Das in diesem Fachbuch vermittelte Wissen soll dazu ermutigen, Senioren in ihrer Augengesundheit zu unterstützen. Ein aufmerksames Beobachten erster Anzeichen einer Sehbeeinträchtigung kann bereits helfen, erste Schritte zu präventiven Maßnahmen einzuleiten. Anhand der zusammengestellten Beiträge sollen die Vielfalt der visuellen Einschränkungen und ihrer Auswirkungen verständlich nähergebracht, konkrete Unterstützungsmöglichkeiten vorgestellt und Rahmenbedingungen für präventive Angebote aufgezeigt werden. Dazu benötigt es ein Verständnis der Fachdisziplinen, die sich mit dem Thema »Sehen im Alter« auseinandersetzen, zum einen untereinander, zum anderen aber auch mit allen anderen Fachbereichen, die Senioren in ihrem Alltag begleiten. Wichtig für die multiprofessionelle Zusammenarbeit ist der Wille zur Vernetzung sowie die Bereitschaft das eigene Wissen weiterzugeben.

Aus diesem Grund sind die Beiträge in diesem Sammelband von Autorinnen und Autoren verschiedener Fachdisziplinen erstellt worden, die jeweils aus ihrem Blickwinkel das Thema altersbedingter Sehbeeinträchtigung und Blindheit betrachten. Es wird ein Überblick darüber gegeben, welche diagnostischen und medizinischen Möglichkeiten notwendig sind, um darauf aufbauend rehabilitative, psychosoziale und pflegerische Unterstützungsangebote einzuleiten und umzusetzen. Daher ist das Buch in drei Teile gegliedert.

Aufbau des Fachbuchs

Der erste Teil beschreibt zunächst verschiedene Aspekte der *Diagnostik und rehabilitativer Maßnahmen*, die sich daraus ableiten. Zunächst soll ein Grundverständnis für die Komplexität des Themas Sehen in Alter vermittelt werden, indem die Vielfalt organischer und neuronaler Erkrankungen, die eine Sehbehinderung und Blindheit verursachen können, dargestellt wird. Die Auswirkungen einer Sehbeeinträchtigung sind sehr individuell, was wiederum dazu führt, dass verschiedene medizinische, therapeutische, psychosoziale und unterstützende Angebote notwendig sind.

- *Anna-Maria Koob-Matthes* gibt einen Überblick über den anatomischen Aufbau und die physiologischen Alterungsprozesse des

Auges und beschreibt die unterschiedlichen Brechungsfehler und deren optische Korrekturen (Brille). (▶ Teil I, Kap. 1)
- Dr. *Luisa Thederan* beschreibt Augenerkrankungen, die im Alter besonders häufig auftreten, und deren Behandlungsmöglichkeiten. Auch auf die Wechselwirkungen von Medikamenten zur Behandlung verschiedener Grunderkrankungen (z. B. Herz-Kreislauf-Medikamente, Antibiotika oder Antidepressiva), die sich auf die Augen und das Sehen auswirken können, wird eingegangen, da diese vielen nicht bekannt sind und in der multiprofessionellen Zusammenarbeit mehr berücksichtigt werden sollten. (▶ Teil I, Kap. 2)
- Nicht nur das Auge selbst, sondern auch die weiterleitenden Sehbahnen (Sehnerv) und der visuelle Cortex (Sehrinde) sind grundlegende Bestandteile der Sehwahrnehmung. Neurologische Erkrankungen können sich auch auf das Sehen auswirken. Sowohl die Ursachen als auch die Strategien zur Kompensation neuronaler Seheinschränkungen, z. B. beim Lesen, werden im darauffolgenden Beitrag von *Iris Reckert* detailliert erläutert. (▶ Teil I, Kap. 3)
- Anschließend geht *Anna-Maria Koob-Matthes* ausführlich auf die Low Vision Rehabilitation ein. Diese beinhaltet eine allumfassende individuelle, sehgerechte Beratung durch Spezialisten (z. B. Low Vision-Optiker, Optometristen, Orthoptisten). Neben der Anpassung und Erprobung verschiedener optischer und elektronischer Hilfsmittel gehört auch die Weitergabe von Informationen zu sozialrechtlichen Ansprüchen (z. B. Blindengeld, Sehbehindertengeld, Schwerbehindertenausweis) und die Weiterleitung an regionale Selbsthilfegruppen und Rehafachdienste dazu. Ein großes Augenmerk liegt auf der Vernetzung aller am Sehen beteiligten Berufsgruppen. (▶ Teil I, Kap. 4)
- Der Zusammenhang von Sehen und kognitiven Einschränkungen wird von *Fatima Heussler* und *Magdalena Seibl* dargestellt. In Pflege-Assessments wird nach der zeitlichen, örtlichen und sozialen Orientiertheit gefragt. Eine Desorientierung gilt als Indiz für eine demenzielle Entwicklung, könnte aber ebenso eine reversible Begleiterscheinung einer Sehbeeinträchtigung sein. Auch visuelle Halluzinationen (z. B. Charles-Bonnet-Syndrom) werden oftmals als psychiatrischen Störungen fehlinterpretiert, da dieses Krankheitsbild wenig bekannt ist. Hier ist es sehr wichtig, Patienten und begleitende Personen aufzuklären und Ängste zu nehmen. (▶ Teil I, Kap. 5)
- Spezielle Möglichkeiten der Sehdiagnostik bei Menschen mit kognitiven Einschränkungen und dementiellen Erkrankungen werden in einem eigenen Beitrag von *Susanne Janka* und *Sabine Kampmann* vorgestellt. Denn gerade im Hinblick auf Demenz zeigt sich, dass Fehldiagnosen im Zusammenhang mit Sehbeeinträchtigungen nicht selten auftreten. (▶ Teil I, Kap. 6)
- Der erste Teil endet mit einem Beitrag von *Tabea Sadowski*, die die Auswirkungen einer kombinierten Sinneseinschränkung im Alter beschreibt. Da sich nicht nur das Sehen, sondern auch das Hören im Alter verändert, sind gerade in der Gruppe der Senioren Hörseheinschränkungen keine Seltenheit, die eine ganz eigene Art der Beeinträchtigung darstellen. Davon ist im besonderen Maß die Kommunikation betroffen, die durch spezifische Unterstützung verbessert werden kann. (▶ Tei I, Kap. 7)

Im zweiten Teil des Buches steht die *Unterstützung in der Praxis* im Fokus. Es werden verschiedene Möglichkeiten vorgestellt, die dazu beitragen sollen, den Lebensalltag von sehbeeinträchtigten und blinden Senioren direkt in ihrem häuslichen Umfeld bzw. in der Pflegeeinrichtung bedarfsgerecht zu gestalten. Praxisnahe Tipps für Bezugs- und

Pflegepersonen geben Anregungen, wie die Teilhabe, Selbstbestimmung und Aktivität der Senioren ermöglicht und aufrechterhalten werden können.

- Die sehbezogene Barrierefreiheit ist sowohl im eigenen Wohnumfeld, in öffentlich zugänglichen Räumen als auch in Pflegeeinrichtungen ein wichtiges Thema, um z. B. Stürze zu vermeiden. Beleuchtung, Kontraste und Markierungen sind nur einige Möglichkeiten, sehbeeinträchtigten und blinden Senioren mehr Sicherheit im Alltag zu geben. Insbesondere die Umsetzung von DIN-Normen soll dazu beitragen, öffentliche Gebäude sehgerecht zu gestalten. Darüber informiert *Kerstin Klein* im ersten Beitrag in diesem Teil. (▶ Teil II, Kap. 8)
- Der Erhalt der Mobilität und die selbständige Lebensführung sind für jeden Menschen wichtig, denn sie bestimmen den Alltag und fördern den sozialen Austausch. Durch ein Rehabilitationstraining in Orientierung und Mobilität (O&M) und Lebenspraktischen Fähigkeiten (LPF) erhalten sehbeeinträchtigte und blinde Menschen die Möglichkeit, am gesellschaftlichen Leben sicher teilzunehmen. Wie ein individueller Schulungsplan erstellt wird und ein solcher umgesetzt werden kann, wird im zweiten Beitrag von *Birgit Lang* und *Sabine Lütkens* anhand praktischer Tipps vermittelt. (▶ Teil II, Kap. 9)
- Positive Altersbilder und das Wissen um den Nutzen frühzeitiger Vorsorge haben nachweislich einen Einfluss auf die eigene Gesundheit. In ihrem Beitrag stellt *Carolin Kirchgeßner* spezielle Angebote zum Sehen für Senioren in der stationären Pflege vor, durch die einerseits die Gesundheitskompetenz der Senioren im Bereich Sehen gestärkt sowie andererseits die Teilhabe für sehbeeinträchtigte und blinde Senioren verbessert werden kann. (▶ Teil II, Kap. 10)
- Im letzten Beitrag werden von *Susanne Janka* und *Klara Wolf* Praxistipps für pflegerische Situationen vermittelt, allgemeine Hinweise zu den Pflegestandards zum Thema Sehen aufgeführt und Anregungen zu einer qualitativen Pflegedokumentation gegeben. (▶ Teil II, Kap. 11)

Der dritte Teil – *Bewusstseinsbildung und Prävention* – stellt mögliche Ansätze und Rahmenbedingungen für präventive und gesundheitsfördernde Angebote vor. Da mit steigender Lebenserwartung immer mehr Menschen von einer Sehminderung im Alter betroffen sein können, gehört das Wissen um Prävention, Aufklärung und Früherkennung stärker in das gesellschaftliche und politische Bewusstsein.

- Wie auf kommunaler Ebene ein Seh-Netzwerk etabliert werden kann, erörtert *Carina Sauter* in ihrem Beitrag. Anhand verschiedener Beispiele wird aufgezeigt, wie sich jeder Interessierte regional vernetzen und in einer beratenden Funktion aktiv werden kann, um Senioren dabei zu unterstützen, für die eigene Augengesundheit einzutreten. (▶ Teil III, Kap. 12)
- Im letzten Beitrag stellt *Arnela Dzinic* die Rahmenbedingungen für Präventionsprogramme in Pflegeeinrichtungen dar und erläutert am Beispiel des bayerischen Präventionsprogramms »Gutes Sehen in Pflegeeinrichtungen«, dass mittels verschiedener Handlungsfelder eine nachhaltige Sensibilisierung und Wissensvermittlung zu diesem Thema bei den Mitarbeitenden (z. B. Pflegefachkräfte, Betreuungskräfte, Einrichtungsleitung), Senioren und Angehörigen stattfinden kann. (▶ Teil III, Kap. 13)

Danksagung

Eine im Alter erworbene Sehbeeinträchtigung wirkt sich in allen Lebensbereichen sehr unterschiedlich und individuell aus. Erkennen, Wahrnehmen und Handeln – dies überzeugte die Autorinnen, an diesem Buch mitzuarbeiten. Die fachliche Kompetenz aber gerade auch der Blick »über den Tellerrand« soll Sie als Leserinnen und Leser mitnehmen, die Augengesundheit immer im Blick zu behalten, aber auch über weiterführende Maßnahmen bei einer Sehminderung informiert zu sein. Ohne die Offenheit und Bereitschaft der Autorinnen, das Thema mit all seinen Facetten verständlich zusammenzutragen, wäre dieser Sammelband nicht möglich gewesen und dafür möchte ich mich an dieser Stelle recht herzlich bei allen bedanken.

Sich das komplexe Thema zu erschließen, die Autorinnen stets zu ermutigen und nicht zuletzt immer wieder ein wertvolles Feedback zu geben, benötigt viel Engagement aber auch Geduld. Dafür möchte ich Franziska Köhler herzlich Danke sagen, die entscheidend zum letzten Schliff beigetragen hat.

Teilhabe am gesellschaftlichen Leben trotz einer Sehbeeinträchtigung im Alter – dafür setzt sich der Politiker und seit vielen Jahren engagierte Vorsitzende der Bundesarbeitsgemeinschaft der Seniorenorganisationen (BAGSO) Herr Franz Müntefering bundesweit ein. Für seine klaren und bemerkenswerten Worte im Ausblick dieses Buches möchte ich mich ganz herzlich bedanken.

Zum Schluss geht mein Dank an den Kohlhammer Verlag, insbesondere an Frau Alexandra Schierock, die das Thema Sehen im Alter aufgegriffen hat. Aufgrund des demografischen Wandels wird die Unterstützung von sehbeeinträchtigten und blinden Senioren in den kommenden Jahren zu einer großen Aufgabe in der Pflege, aber auch für die Gesellschaft allgemein.

Liebe Leserinnen und Leser, ich hoffe, dass Ihr Blick zu den Auswirkungen einer Sehbeeinträchtigung und Blindheit im Alter geschärft wird und Sie in diesem Buch nützliche Informationen erhalten, um Seniorinnen und Senioren in ihrer Teilhabe, Mobilität und psychosozialen Gesundheit zu stärken.

Ihre Sabine Kampmann

Teil I
Diagnostik und rehabilitative Maßnahmen

1 Grundlagen und altersbedingte Veränderungen des Sehens

Anna-Maria Koob-Matthes

Zusammenfassung

- Das Sehen ist ein sehr komplexer Vorgang. Das Auge als Organ kann nur in Verbindung mit der zentralen Verarbeitung im Gehirn eine visuelle Wahrnehmung erzeugen.
- Mit erhöhtem Lebensalter ändern sich verschiedene Funktionen des Auges. Ab dem 40. Lebensjahr sollten regelmäßig augenfachärztliche Kontrollen stattfinden, um Erkrankungen frühzeitig zu diagnostizieren und bestehende Fehlsichtigkeiten zu korrigieren.
- Optische Ursachen sowie altersbedingte physiologische Prozesse des Auges und Gehirns, aber auch Erkrankungen des Auges können zu einem Sehverlust führen.

1.1 Einleitung

Bereits in frühester Kindheit werden wichtige Grundlagen für das spätere Sehvermögen gelegt, während im mittleren Lebensalter keine gravierenden Veränderungen des Sehens stattfinden (vgl. Thieme 2008, S. 188 f.).

In der Studie »Gesundheit in Deutschland aktuell 2009« des Robert-Koch-Instituts gaben knapp 20 % der befragten Erwachsenen Schwierigkeiten im Sehen an. Ab einem Alter von 45 Jahren wird ein deutlicher Anstieg der Sehprobleme beschrieben, obwohl eine signifikante Zunahme erst ab 65 Jahren besteht (vgl. Amelung et al. 2012, S. 13). Man schätzt, dass zwei Drittel aller Augenarztpatienten ältere Menschen sind. Diese Alterslastigkeit wird aufgrund der demografischen Entwicklung weiterhin steigen (vgl. Thieme 2008, S. 188 f.).

Ein gutes Sehvermögen ist besonders im Alter sehr bedeutsam, da damit eine höhere Lebensqualität und Sicherheit verbunden sind (vgl. Wahl et al. 2008, S. 742). Eine Minderung des Sehvermögens kann z. B. dazu führen, dass die Lesefähigkeit abnimmt, alltägliche Aufgaben nur noch eingeschränkt durchgeführt werden können sowie Unsicherheiten in der Orientierung und Mobilität bestehen. Häufig führt eine Sehminderung zu einem Rückzug, was meist damit verbunden ist, dass die sozialen Kontakte abnehmen. Aus diesem Grund ist es wichtig, die visuellen Fähigkeiten des älteren Menschen zu erhalten bzw. zu verbessern. Durch die Früherkennung von behandelbaren Augenerkrankungen oder durch den Einsatz individuell angepasster Sehhilfen kann dies ermöglicht werden.

Im folgenden Beitrag wird grundlegendes Wissen zum Auge anhand des anatomischen Aufbaus sowie dessen Funktion vermittelt. Zudem werden die altersbedingten Veränderungen des Sehens dargestellt.

1.2 Grundlagen – Aufbau des Auges und der Sehvorgang

1.2.1 Aufbau des Auges

Trotz des geringen Gewichtes von 7,5 g, einer Länge von nur ungefähr 24 mm sowie einer Anzahl von sechs Augenmuskeln zählt das Auge zu den wichtigsten Sinnesorganen des menschlichen Körpers (vgl. Grehn 2012, S. 3). Doch wie funktionieren unsere Augen und wie entsteht eine optische Wahrnehmung? Das Verständnis darüber kann dazu beitragen, Veränderungen des Sehens besser und frühzeitig zu erkennen.

Folgende Abbildung (▶ Abb. 1.1) zeigt die Frontalansicht des Auges sowie deren anatomischen Querschnitt mit Lichteinfall (Pfeile).

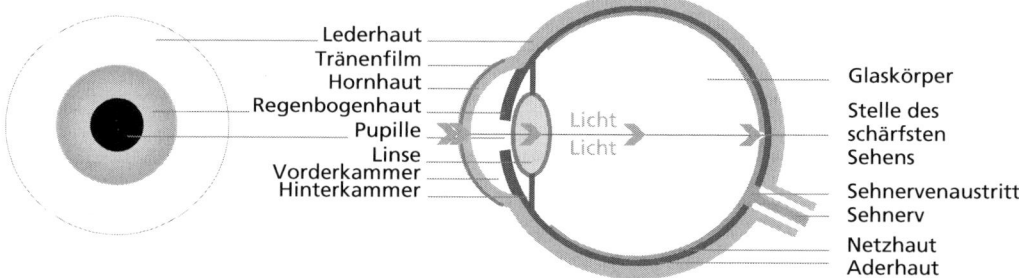

Abb. 1.1: Frontalansicht und Querschnitt anatomisches Auge

1.2.2 Sehvorgang

Die visuelle Wahrnehmung ist ein sehr komplexer Vorgang. Bevor ein Seheindruck entsteht, laufen viele einzelne Schritte im Auge und Gehirn ab. Licht aus unserer Umwelt muss von außen durch das gesamte Auge bis zur Netzhaut hindurchdringen, um dort Sinneszellen aktivieren zu können. Die im Gehirn eintreffenden Signale lassen dort einen Seheindruck entstehen, welchen der Mensch als »Sehen« empfindet.

In folgender Tabelle (▶ Tab. 1.1) werden die wichtigsten anatomischen Bestandteile des Auges und deren Funktion bis hin zur visuellen Wahrnehmung dargestellt.

Tab. 1.1: Anatomische Bestandteile des Auges und ihre Funktion, eigene Zusammenstellung

Bestandteil des Auges	Funktion
Tränenfilm	• benetzt Binde- und Hornhaut (Gleitschicht) • Schutz vor Austrocknung, Fremdkörper und Infektionen • Ernährung der Hornhaut → Ausgleich von Unebenheiten (glatte Oberfläche für die optische Abbildung)
Bindehaut und Lederhaut (Konjunktiva und Sklera)	• Schleimhaut • Schutz vor Eindringen von Viren und Bakterien • Stabilität → nicht an optischer Abbildung beteiligt

Tab. 1.1: Anatomische Bestandteile des Auges und ihre Funktion, eigene Zusammenstellung – Fortsetzung

Bestandteil des Auges	Funktion
Hornhaut (Cornea)	• transparentes Gewebe • Schutz vor äußeren Einflüssen • Wölbung trägt maßgeblich zur optischen Abbildung bei → *bündelt Licht, das aufs Auge fällt*
Regenbogenhaut (Iris)	• farbige ringförmige Struktur (beweglich) • umgibt Pupille → *regelt Lichteinfall wie eine Blende*
Linse	• elastischer klarer Körper (gewölbt) • Einstellung Fern- und Nahsicht → *bündelt durch Pupille einfallendes Licht auf die Netzhaut (Sammellinse)*
Glaskörper	• gelartig und durchsichtig • erhält Form des Auges → *lässt einfallendes Licht hindurch*
Netzhaut (Retina)	• besteht aus Millionen von Sinneszellen (Zapfen und Stäbchen) • zentral befindet sich die Stelle des schärfsten Sehens (Makula) → *wandelt einfallendes Licht in elektrische Impulse um und leitet diese an den Sehnerv weiter*
Sehnerv/Sehnervenbahn	• Bündelung einer großen Anzahl an Nervenfasern → *leitet elektrische Signale ans Gehirn weiter* → *im Gehirn entsteht der Seheindruck* (optische Wahrnehmung)

1.3 Sehschärfe und Fehlsichtigkeiten

Von einem normalsichtigen (emmetropen) Auge spricht man, wenn ein scharfer Seheindruck ohne eine Korrektur mit Sehhilfen besteht. Dies bedeutet, dass die ins Auge fallenden Lichtstrahlen durch die Hornhaut und die Augenlinse gebrochen werden und damit punktgenau auf der Netzhaut im Bereich der Stelle des schärfsten Sehens (Makula) zusammentreffen.

Die Gesamtbrechkraft eines emmetropen Auges beträgt etwa 63 Dioptrien. Als Brechkraft (auch Refraktor) bezeichnet man die Stärke, mit der die Lichtstrahlen durch die verschiedenen anatomischen Bestandteile des Auges gebrochen werden. Sie wird in der Einheit Dioptrie angegeben.

Liegt jedoch eine Abweichung dieses Normalzustands vor (Lichtstrahlen treffen nicht exakt in der Makula zusammen) spricht man von einer Fehlsichtigkeit (Ametropie). Ursache dafür ist häufiger eine Abweichung der Größe als eine Veränderung der Brechkraft des Auges (vgl. Grehn 2012, S. 32 f.).

1.3.1 Sehschärfe (Visus)

Unter der Sehschärfe versteht man die Fähigkeit des Auges, zwei Objektpunkte bei optimaler Korrektur von Fehlsichtigkeiten getrennt wahrzunehmen (vgl. Grehn 2012, S. 30 f.). Die Sehschärfe gibt demnach an, wie scharf Muster und Konturen in unserer Umwelt wahrgenommen werden können. Die Sehschärfe ist abhängig von verschiedenen Faktoren wie Kontrast, Farbe, Helligkeit sowie Netzhautbeschaffenheit und wird mittels Sehtest (DIN genormten Sehzeichen) gemessen. Die kleinsten Zeichen, die man gerade noch auf der Tafel eines Sehtests erkennen kann, geben den Wert der Sehschärfe an. Bei einer normal sehenden Person liegt dieser Wert zwischen 1,0 bis 1,6. Je höher die Sehschärfe ist, desto kleinere Details können an einem Objekt erkannt werden.

1.3.2 Kurzsichtigkeit (Myopie)

Bei einem kurzsichtigen Auge ist der Augapfel im Verhältnis zur Brechkraft zu lang. Die einfallenden Lichtstrahlen werden somit vor der Netzhaut gebündelt (▶ Abb. 1.2). Auf der Netzhaut entsteht ein unscharfes Bild. Um die Unschärfe in der Ferne (▶ Abb. 1.4) korrigieren zu können, werden konkave Brillengläser (Minusgläser – Zerstreuungslinsen; ▶ Abb. 1.3) benötigt. Eine Myopie kann nicht nur durch das Tragen von Brillen und Kontaktlinsen, sondern auch durch die refraktive Chirurgie (operative Korrektur einer Fehlsichtigkeit) korrigiert werden (vgl. Grehn 2012, S. 32 f.).

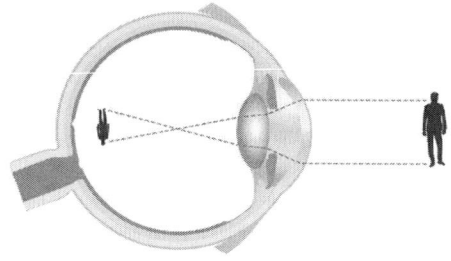

Abb. 1.2: Optische Brechung bei Kurzsichtigkeit

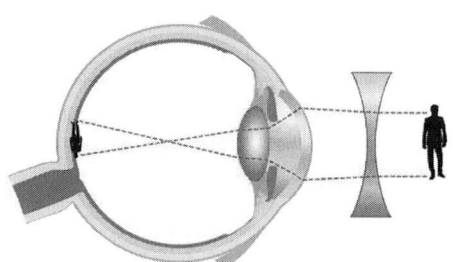

Abb. 1.3: Korrektur der Kurzsichtigkeit

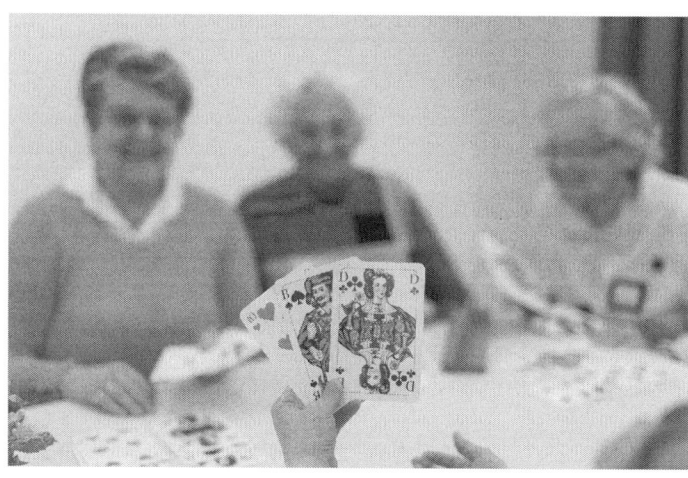

Abb. 1.4: Seheindruck Kurzsichtigkeit

1.3.3 Weitsichtigkeit (Hyperopie)

Bei einem weitsichtigen Auge ist der Augapfel im Verhältnis zur Brechkraft zu kurz. Die einfallenden Lichtstrahlen werden somit hinter der Netzhaut gebündelt (▶ Abb. 1.5). Um die Unschärfe in der Nähe (▶ Abb. 1.7) zu korrigieren, werden konvexe Brillengläser (Plusgläser – Sammellinsen, ▶ Abb. 1.6) benötigt (vgl. Grehn 2012).

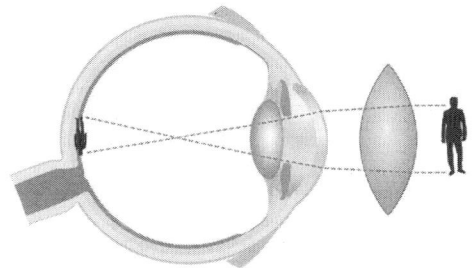

Abb. 1.6: Korrektur der Weitsichtigkeit

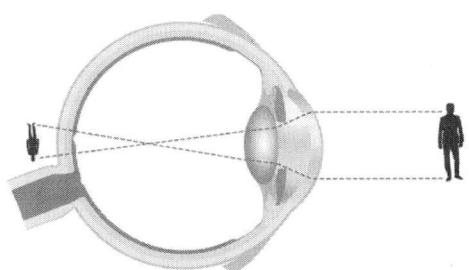

Abb. 1.5: Optische Brechung bei Weitsichtigkeit

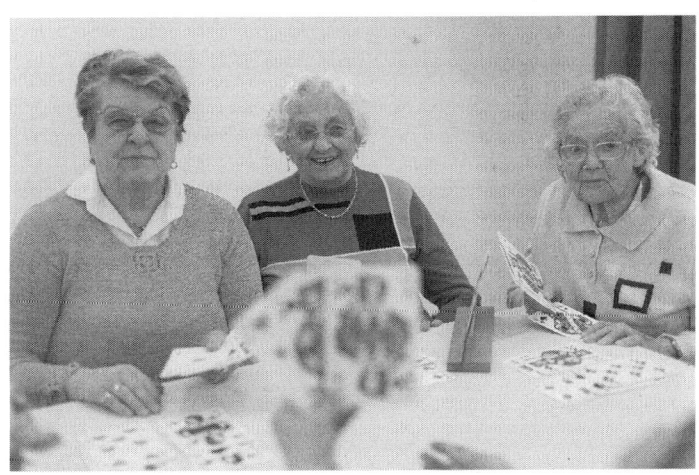

Abb. 1.7: Seheindruck Weitsichtigkeit

1.3.4 Hornhautverkrümmung (Astigmatismus)

Bei einer Hornhautverkrümmung (Astigmatismus) ist die Hornhaut nicht kugelförmig gewölbt. Diese Verformung führt dazu, dass die Brechkraft innerhalb der Hornhaut variiert und die Lichtstrahlen nicht gleichmäßig gebrochen und zu einem Punkt (griechisch: Stigma) auf der Netzhaut vereint werden (▶ Abb. 1.8). Punkte werden dadurch als Linien wahrgenommen. Es entsteht eine Unschärfe in der Ferne und Nähe (▶ Abb. 1.10), welche mit einem zylindrischen Brillenglas (▶ Abb. 1.9) korrigiert werden kann (vgl. ebd.).

Die folgende Tabelle (▶ Tab. 1.2) zeigt Symptome und Anzeichen von Fehlsichtigkeiten im Überblick.

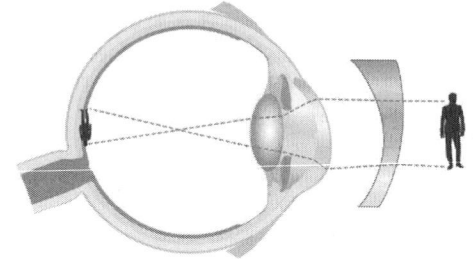

Abb. 1.9: Korrektur der Hornhautverkrümmung

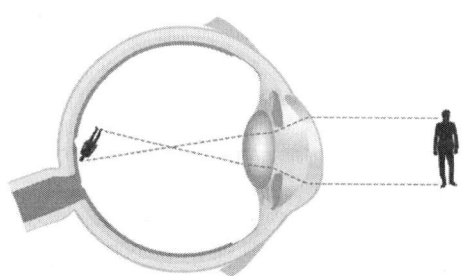

Abb. 1.8: Optische Brechung bei Hornhautverkrümmung

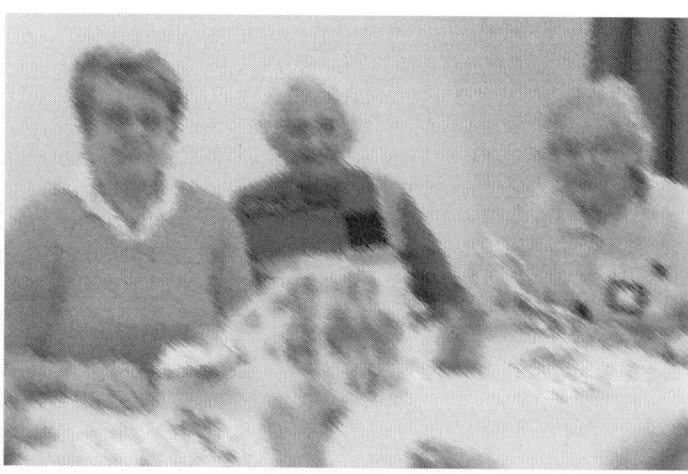

Abb. 1.10: Seheindruck Hornhautverkrümmung

Tab. 1.2: Symptome und Anzeichen für entsprechende Fehlsichtigkeit

Fehlsichtigkeit	Korrektur	Symptome und Anzeichen
Myopie – Kurzsichtigkeit	Minusglas	• Unschärfe in der Ferne (z. B. werden Personen nicht erkannt) • Kopfschmerzen • Zusammenkneifen der Augen
Hyperopie – Weitsichtigkeit	Plusglas	• Unschärfe in der Nähe • Kopfschmerzen • Ermüdungserscheinungen
Astigmatismus – Stabsichtigkeit	Zylinderglas	• Unschärfe in der Ferne und Nähe • Kopfschmerzen • Brennende Augen • Lichtempfindlichkeit

1.3.5 Korrektur von Fehlsichtigkeiten

Liegt eine Fehlsichtigkeit vor, kann diese mittels Brillengläsern, Kontaktlinsen oder Operationen korrigiert werden. Die Höhe der Fehlsichtigkeit wird durch eine Brillenglasbestimmung (Refraktion) ermittelt. Diese bestimmt den Wert des Brillenglases und wird in Dioptrien angegeben. Der Wert beschreibt, wie stark ein Brillenglas/eine Kontaktlinse das Licht brechen muss, um die Fehlsichtigkeit des Auges zu korrigieren. Befindet sich dieser Wert im positiven Bereich (Pluszeichen vor der Dioptrieangabe), handelt es sich um die Korrektur einer Weitsichtigkeit. Bei der Kurzsichtigkeit wird der Wert mit einem Minuszeichen gekennzeichnet.

Das Beschriften der Brillen mit dem Namen sowie der Hinweis auf eine Fern- oder Nahbrille können für die Senioren selbst sowie Angehörige und das Pflege- und Betreuungspersonal hilfreich sein. Markierungen können zum Beispiel in Form von selbstklebenden Etiketten oder farbigen Punkten, z. B. mittels Window Color oder Nagellack, an der Bügelinnenseite angebracht werden. Auch vorhandene Brillenpässe können Informationen zu Brillen und den vorliegenden Fehlsichtigkeiten liefern.

Tipp: Aufgrund häufig fehlender Informationen zu vorhanden Brillen der Senioren kann die Frage aufkommen, für welche Sehaufgabe die vorliegenden Brillen genutzt werden sollen. Welche Brille ist für die Ferne? Welche für die Nähe? Oder ist es sogar eine Brille für verschiedene Entfernungen (Gleitsicht-, Bifokalbrille)? Ein Blick durch die Brille könnte hier erste Hinweise geben. Wenn eine Brille zum Ausgleich einer Kurzsichtigkeit (Minusglas) über einen Text gehalten wird, erscheint dieser im Verhältnis zum Originaltext kleiner. Handelt es sich um eine Korrektur bei einer Weitsichtigkeit – ebenso bei der Altersweitsichtigkeit – (Plusglas), erscheint der Text größer (▶ Abb. 1.11).

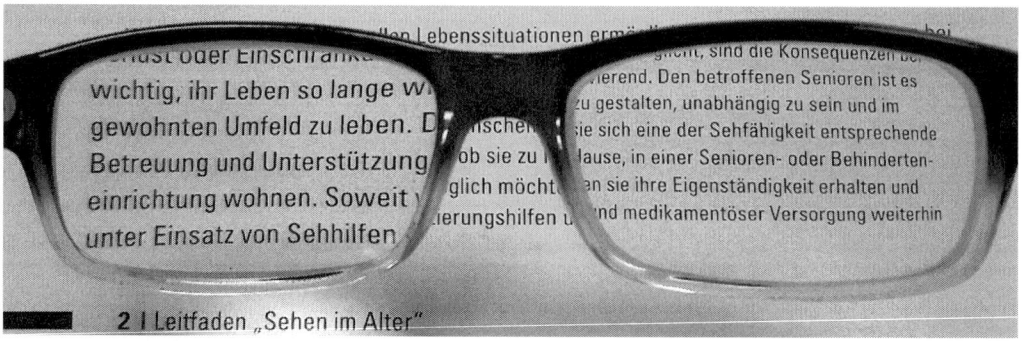

Abb. 1.11: Abbildung durch ein Plus- (links) und Minusglas (rechts)

1.4 Sehen im Alter – Altersbedingte Veränderungen des Auges

Durch Augenerkrankungen oder altersbedingte physiologische (nicht krankhafte) Prozesse des Auges und des Gehirns können Veränderungen des Sehens auftreten. Bei der Alterung findet ein progressiver Abbau anatomischer Strukturen und physiologischer Funktionen statt. Die Altersweitsichtigkeit wird anhand unscharfem Sehen in der Nähe als erste Veränderungen am Auge meist ab dem 40. Lebensjahr wahrgenommen (vgl. Berke et al. 2007, S. 169, 173).

Darüber hinaus weist das Auge im Alter auch pathologische (krankhafte) Veränderungen auf, die zu einer Minderung der Sehschärfe bis hin zur Erblindung führen können (▶ Teil I, Kap. 2.1). In diesem Beitrag liegt der Fokus auf den physiologisch bedingten Veränderungen im Alter.

1.4.1 Physiologische (nicht krankhafte) Ursachen für Veränderungen des Sehens im Alter

Neuronale Ursachen

Anatomische und biochemische Alterungsprozesse des zentralen Nervensystems haben Auswirkungen auf die Verarbeitung visueller Reize. Bei der Abnahme von Nervenzellen im Gehirn spricht man von anatomischen Alterungsvorgängen, die Auswirkungen auf die Leistungsfähigkeit des Gehirns haben.

Der Verlust von Zellen in der Netzhaut wirkt sich auf die visuelle Wahrnehmung aus. Vermehrte Einbußen in der Peripherie (Außenbereich) der Netzhaut führen zu räumlichen Orientierungsschwierigkeiten. Man geht davon aus, dass diese neuronalen Veränderungen das Sehen wesentlich stärker beeinträchtigen als Veränderungen, die durch optische Ursachen (siehe unten) hervorgerufen werden (vgl. Berke et al. 2007, S. 169 f.).

Kognitive Ursachen

Die altersbedingte Veränderung der Kognition hat ebenso Einfluss auf die visuelle Wahrnehmung. Hauptgrund dafür ist die Verlangsamung der Verarbeitungsprozesse, die einem älteren Menschen das Orientieren in einer neuen Umgebung erschweren können (vgl. Berke et al. 2007, S. 170 f.).

Optische Ursachen

Die Netzhauthelligkeit (gibt an, wie viel Licht auf der Netzhaut ankommt) eines älteren Menschen ist um zwei Drittel geringer als bei einem jüngeren. Ursache dafür ist die altersbedingt enge Pupille (senile Miosis). Diese Veränderungen beeinträchtigen weitere Sehfunktionen.

Da sich die Pupille bei geringer Helligkeit gar nicht oder nur wenig weiten kann, bereitet der Übergang von hellen zu dunklen Umgebungen älteren Menschen häufig Schwierigkeiten.

Auch altersbedingte Linsentrübungen haben Einfluss auf die Netzhauthelligkeit. Das durch die Medientrübung gestreute Licht verringert den Netzhautkontrast und hat Auswirkungen auf die Sehkraft und das Sehen bei schlechten Beleuchtungsverhältnissen. Hier zeigen sich ebenso Einbußen beim Farbensehen. Deswegen benötigt ein 60-jähriger Mensch drei Mal mehr Licht zum Sehen als ein 20-jähriger (vgl. Berke et al. 2007, S. 171 f., 270).

1.4.2 Auswirkungen physiologisch (nicht krankhafter) altersbedingter Veränderungen des Sehens

Altersweitsichtigkeit (Presbyopie)

Ab dem 40. Lebensjahr beginnt in der Regel die Altersweitsichtigkeit. Durch den Elastizitätsverlust der Augenlinse ist das Scharfsehen nahebefindlicher Objekte nur noch erschwert möglich. Das schleichende Einsetzen einer Presbyopie empfinden viele Menschen als eine Minderung der Lebensqualität. Eine Nah- oder Mehrstärkenbrille kann die Altersweitsichtigkeit ausgleichen, zudem erleichtert eine zusätzliche Beleuchtung das Lesen. Bei der Ausübung alltäglicher Aufgaben, wie Kochen, Karten spielen etc., kann mit einer Mehrstärkenbrille ein scharfes Sehen in allen Entfernungen ermöglicht werden (vgl. Berke et al. 2007, S. 175 ff.; Hansen 2007, S. 254).

Sehschärfe

Das erhöhte Alter hat ebenso Einfluss auf die Sehschärfe. In den meisten Fällen beträgt die Sehschärfe bei einem über 75 Jahre alten Menschen über 50 Prozent, was in der Regel noch das Zeitungslesen ermöglicht. Durch die herabgesetzte Netzhauthelligkeit und der damit einhergehenden Kontrastminderung kommt es zu Einbußen der Sehschärfe (vgl. Berke et al. 2007, S. 174 f.).

Kontrastsehen

Der Kontrast definiert den Unterschied zwischen hellen und dunklen Bereichen eines Bildes oder Gegenstandes (▶ Teil II, Kap. 8.3). In der Augenheilkunde und der Augenoptik wird der Begriff Kontrastsehen verwendet. Neben der Sehschärfe ist das Kontrastsehen ein wichtiger Aspekt beim visuellen Wahrnehmen und Erkennen von Objekten (▶ Abb. 1.12). Das Kontrastsehen ist wichtig für das klare Erkennen und Zuordnen von Gegenständen oder Formen. Es können nur dann Objekte wahrgenommen werden, wenn sie eine bestimmte Größe und einen deutlichen Kontrast zu ihrer Umgebung aufweisen. Die Sehschärfe und das Kontrastsehen sind eng miteinander verbunden und haben einen Einfluss auf die Sehleistung (vgl. Berke et al. 2007, S. 177 f.).

Ab dem vierten Lebensjahrzehnt machen sich erste Veränderungen beim Kontrastsehen bemerkbar. Ungefähr 70 % aller über 60-Jährigen benötigen einen dreifach höheren Kontrast im Vergleich zu einem 20-Jährigen (vgl. Blackwell et al. 1971, S. 3 ff.).

Aufgrund dessen benötigen ältere im Vergleich zu jüngeren Menschen mehr Helligkeit, um komplexe Objekte erkennen und voneinander unterscheiden zu können (▶ Abb. 1.13). Das Nachlassen der Kontrastempfindlichkeit macht sich vor allem im Straßenverkehr, beim Erkennen von Gesichtern, aber auch im häuslichen Alltag bemerkbar (vgl. Berke et al. 2007, S. 178 ff.).

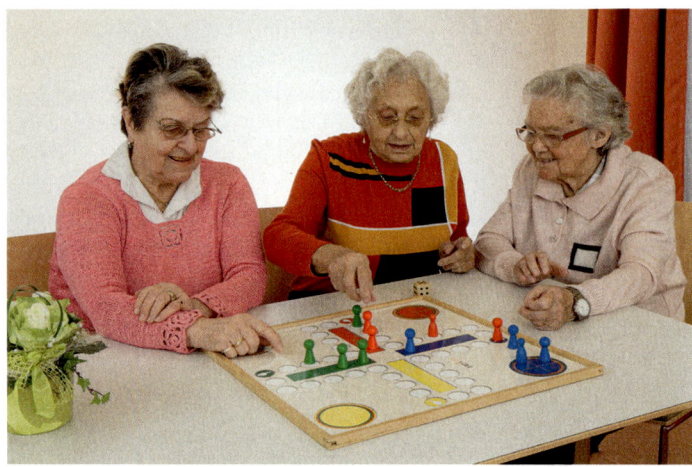

Abb. 1.12: Unauffälliges Kontrastsehen

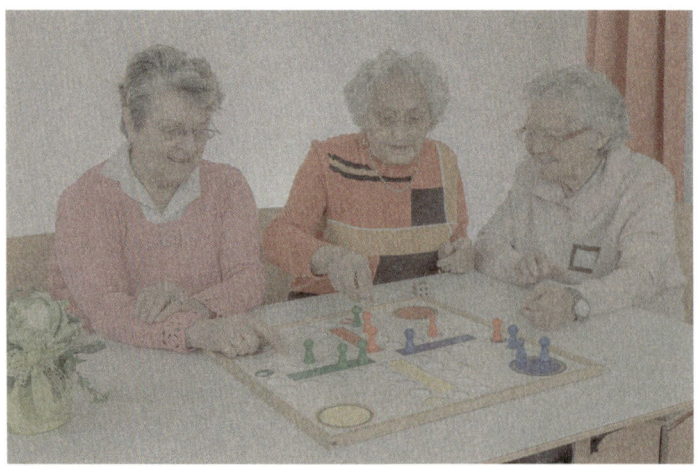

Abb. 1.13: Herabgesetztes Kontrastsehen

Blendungsempfindlichkeit

Trübungen der Augenmedien sind die häufigsten Ursachen für Streulicht. Die daraus entstehende Blendungsempfindlichkeit führt zu einem verringerten, subjektiv wahrgenommenen Kontrast. Besonders in der Dämmerung und Dunkelheit, v. a. in Situationen mit Gegenlicht, macht sich die Blendung bemerkbar (vgl. Berke et al. 2007; Grehn 2012, S. 44).

Gesichtsfeld

Das Gesichtsfeld (▶ Abb. 1.14) ist der Bereich, in dem man seine Umwelt bei unbewegtem Kopf und Geradeausblick der Augen erkennt (vgl. Goersch 2004, S. 112). Die Grenzen eines gesunden Gesichtsfeldes liegen 60° nach innen zur Nase, 90° nach außen, 50° nach oben und 70° nach unten (vgl. Kinski 1996, S. 237).

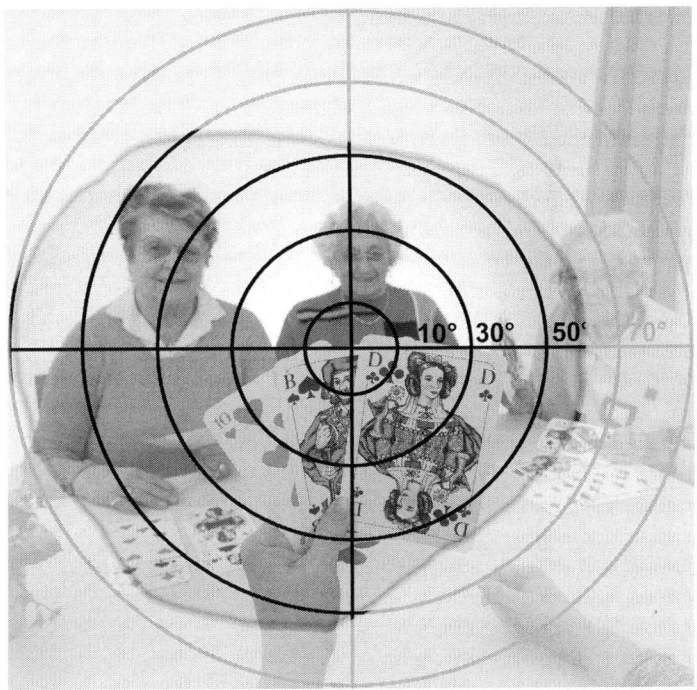

Abb. 1.14: Gesichtsfeld

Die Anatomie des Gesichtes und der Augenhöhle (Orbita) haben Einfluss auf das Gesichtsfeld. Oftmals bildet sich bei älteren Menschen das Fettgewebe rund um die Augenhöhle zurück, was zu einer Absenkung des Auges führt. Ein Herabhängen des oberen Augenlides (altersbedingte Ptosis) und die Erschlaffung der Lidhaut (Dermatochalasis) können das Gesichtsfeld im Alter zusätzlich beeinflussen (▶ Teil I, Kap. 2.2.1).

Neben anatomischen Veränderungen können auch die altersbedingt herabgesetzte Netzhauthelligkeit und neuronalen Veränderungen Einfluss auf das Gesichtsfeld haben. Sie führen zu einer diffusen Herabsetzung der Leuchtdichteunterscheidungsempfindlichkeit (LUE). Die LUE spielt bei der Bestimmung des Gesichtsfeldes die größte Rolle. Je kleiner der Helligkeitsunterschied von Prüfpunkt zu Hintergrund, desto empfindlicher ist die Netzhaut an dieser Stelle und umso höher ist die LUE. Im Alter nimmt die Anzahl der Lichtrezeptoren im Außenbereich (Peripherie) der Netzhaut ab. Es kommt zu einer Einschränkung des peripheren Gesichtsfeldes, die das räumliche Orientierungsvermögen verringert sowie die Mobilität stark beeinträchtigen kann. Auch unzureichend korrigierte Fehlsichtigkeiten können zu einem allgemeinen Herabsetzen der Netzhauthelligkeit (Licht wird vor oder hinter der Netzhaut gebündelt) führen und sich auf das Gesichtsfeld auswirken (vgl. Berke et al. 2007, S. 180 ff.).

Beidäugiges Sehen (Binokularsehen)

Unter beidäugigem Sehen (Binokularsehen) versteht man die Zusammenarbeit des rechten und linken Auges, um einen Seheindruck zu erhalten. Das Binokularsehen setzt die sensorischen und motorischen Fähigkeiten beider Augen voraus. Die sich überlappenden Gesichtsfelder ermöglichen das räumliche Sehen.

Altersbedingte Veränderungen des beidäugigen Sehens sind selten vorzufinden. Häufig treten sie im Zusammenhang mit Krankheiten, z. B. durch Diabetes, Schlaganfall oder bei Patienten mit Morbus Parkinson auf und können zu zeitweisen oder dauerhaften Doppelbildern (Diplopie) führen, die zur Abklärung der Ursache dringend einer fachärztlichen Behandlung bedürfen. Doppelbilder können zu Gangunsicherheiten, Stürzen und zu einem »Danebengreifen« führen, und schränken die betroffenen Personen in der Gestaltung ihres Alltags sehr ein (vgl. ebd., S. 183) (▶ Teil I, Kap. 3.5).

Farbensehen

Die Farbwahrnehmung bezeichnet als Teilbereich des Sehens die Fähigkeit, Unterschiede in der spektralen Zusammensetzung des Lichts wahrzunehmen. Das menschliche Auge kann Licht mit Wellenlängen zwischen ca. 380 nm und 780 nm erfassen (vgl. Goersch 2004, S. 168). Das sichtbare Farbenspektrum lässt sich gut und verständlich darstellen, indem man weißes Licht durch ein Prisma trennt und die verschiedenen Wellenlängen als Farben erscheinen (Regenbogen). Die Netzhaut verfügt über verschiedene Rezeptortypen, die jeweils für bestimmte Bereiche des Lichtspektrums empfindlich sind. Die Erregungsmuster dieser Rezeptorzellen bilden die Grundlage für eine komplexe Weiterverarbeitung in der Netzhaut und dem Gehirn, die schließlich zur Farbempfindung führt.

Neuronale Veränderungen und altersbedingte Linsentrübungen können eine Veränderung des Farbensehens hervorrufen. Ab dem 30. Lebensjahr nimmt das Farbunterscheidungsvermögen ab. Je nach Ursache können unterschiedliche Farbwahrnehmungen entstehen, z. B. führt eine Linsentrübung zu einer Farbschwächung (vgl. Grehn 2012, S. 150).

Anpassung (Adaptation) des Auges an verschiedene Lichtverhältnisse

Unter Adaptation versteht man die Fähigkeit der Augen, sich an verschiedene Lichtverhältnisse anpassen zu können. Altersbedingte optische Veränderungen sowie Veränderungen der Netzhaut haben Einfluss auf die Dunkeladaptation (niedrige Leuchtdichten). Demnach benötigt ein 70-Jähriger bis zu zehn Minuten länger, sich von einem hellen an ein dunkles Umfeld zu gewöhnen, als ein 40-Jähriger (vgl. Berke et al. 2007, S. 182 f.). Orientierungsschwierigkeiten und Unsicherheiten in komplizierten Alltagssituationen sind die Folge daraus und können beispielsweise zu Stürzen führen.

Die beschriebenen altersbedingten Veränderungen machen sich vor allem im Alltag eines älteren Menschen bemerkbar. In der folgenden Tabelle (▶ Tab. 1.3) sind diese nochmalig in der Übersicht gegenübergestellt.

Tab. 1.3: Altersbedingte Veränderungen des Sehens und Auswirkungen auf das alltägliche Leben

Altersbedingte Veränderung	Auswirkungen
Altersweitsichtigkeit	• Sehen in der Nähe (z. B. Lesen, Essen etc.) erschwert
Herabgesetzte Sehschärfe	• Sehen in der Nähe und Ferne erschwert • Unsicherheiten in der Orientierung und Mobilität (z. B. Stolpern, Stürze, Straßen nicht erkennen etc.) • Unsicherheiten beim Ausüben Lebenspraktischer Fähigkeiten (z. B. Einstellen Backofen, Radio, TV, Körperpflege etc.)
Herabgesetztes Kontrastsehen	• Erschwertes Erkennen von Personen • Erhöhter Lichtbedarf (Wunsch nach zusätzlicher Beleuchtung) oder reduzierter Lichtbedarf (Ablehnen von zusätzlicher Beleuchtung) • Unsicherheiten in der Orientierung und Mobilität (z. B. Stolpern, Stürze, Straßen nicht erkennen etc.) • Erschwertes Lesen der Tageszeitung
Blendungsempfindlichkeit	• Blendung • Verringerter Kontrast • Reduzierter Lichtbedarf (Ablehnen von zusätzlicher Beleuchtung) • Unsicherheiten in der Orientierung und Mobilität (v. a. bei Gegenlicht in der Dämmerung oder Dunkelheit)
Eingeschränktes Gesichtsfeld	• Unsicherheiten in der Orientierung und Mobilität (z. B. Stolpern, Stürze, Anstoßen an Gegenstände, verlangsamtes Gehen etc.)
Veränderungen im beidäugigen Sehen	• Sehen in der Nähe und Ferne erschwert • Schielen, u. U. Doppelbilder (z. B. Zukneifen eines Auges, Danebengreifen beim Trinkglas etc.)
Veränderungen im Farbensehen	• Farben können schwer voneinander unterschieden bzw. falsch zugeordnet werden (z. B. Probleme bei Tabletteneinnahme, TV etc.)
Adaptation	• Unsicherheiten in der Orientierung und Mobilität beim Wechsel von einer hellen in eine dunkle Räumlichkeit (z. B. aus dem sonnigen Garten ins Haus kommend) • Stolpern/Stürze, da Gegenstände zu spät erkannt werden etc.

1.5 Zusammenfassung

Für viele Menschen ist ein »gutes Sehen« selbstverständlich. Dass sich im Alter der Allgemeinzustand des Menschen verändert, ist vielen bewusst. Mit steigender Lebenserwartung sind immer mehr Menschen von einer Sehminderung bis hin zu einem Sehverlust betroffen. Früherkennung, Prävention und Aufklärung tragen maßgeblich dazu bei, eine im Alter erworbene Seheinschränkung zu erkennen und die Betroffenen durch diagnostische Verfahren, Therapien, Hilfsmittel, Rehabilitations- und Beratungsangebote zu unterstützen. Diese Angebote ermöglichen den sehbeeinträchtigten und blinden Menschen, ihren Alltag selbstbestimmt und aktiv zu gestalten, und tragen daher maßgeblich zur gesellschaftlichen Teilhabe bei.

Doch welche Veränderungen im Bereich Sehen auftreten, ist sowohl bei den Senioren als auch den Angehörigen und dem Pflegepersonal in der ambulanten und stationären Pflege wenig bekannt. Insofern ist hier eine Sensibilisierung über die Auswirkungen einer Seheinschränkung wichtig und diese sollte nicht als »Altersphänomen« hingenommen werden. Für die eigene Augengesundheit sind regelmäßige Kontrollen bei einem Facharzt zu empfehlen. Darüber hinaus ist es wünschenswert, die augenärztliche und augenoptische Versorgung von Senioren in Pflegeeinrichtungen zukünftig sicherzustellen, damit ein Sehverlust frühzeitig verhindert werden kann.

Literatur und Quellen

Amelung V E, Buchholtz N, Brümmer A, Krauth C (2012) Sehen im Alter, Versorgungsstrukturen und -herausforderungen in der Augenheilkunde. Berlin: MWV Medizinisch Wissenschaftliche Verlagsgesellschaft mbH & Co. KG

Berke A, Rauscher Ch (2007) Altern und Auge. Heidelberg: DOZ Verlag Optische Veröffentlichungen GmbH

Blackwell C, Blackwell H (1971) Visual performance data in 156 normal observers of various ages, Journal of the Illuminating Engineering Society of North America 1/1971

Blindeninstitutsstiftung (2015) Sehen im Alter, Leitfaden für Mitarbeiterinnen und Mitarbeiter in der stationären Altenpflege. Würzburg

Grüner F (2002) Prävalenz, Inzidenz und Ursache von Blindheit und wesentlichen Sehbehinderungen in Hessen, Inaugural-Dissertation. Marburg

Grehn F (2012) Augenheilkunde, Heidelberg: Springer Verlag

Hansen W (2007) Medizin des Alterns und des alten Menschen. Stuttgart: Schattauer GmbH

Kinski J J (1996) Lehrbuch der klinischen Ophthalmologie. 2. überarbeitete und erweiterte Aufl. Stuttgart: Georg Thieme Verlag

Thieme F (2008) Alter(n) in der alternden Gesellschaft. Eine soziologische Einführung in die Wissenschaft vom Alter(n). Wiesbaden: VS Verlag für Sozialwissenschaften

Wahl H-W, Heyl V, Langer N (2008) Lebensqualität bei Seheinschränkungen im Alter. Ophthalmologe 7/2008. Springer Medizinverlag

2 Augenerkrankungen im Alter

Dr. Luisa Thederan

Zusammenfassung

- Augenerkrankungen nehmen im Alter deutlich zu. Diese frühzeitig zu erkennen und rechtzeitig zu behandeln, ist ein wesentlicher Aspekt in der Grundversorgung von älteren Menschen.
- Die verschiedenen Erkrankungen können alle unterschiedlichen anatomischen Strukturen des Auges betreffen (bspw. Lider, Bindehaut, Hornhaut, Augenlinse, Glaskörper und Netzhaut).
- Welche Symptome diese Erkrankungen bei Betroffenen hervorrufen können und wie diese jeweils diagnostiziert und behandeln werden, ist im folgenden Beitrag aufgeführt.

2.1 Einleitung

Die Augenheilkunde (Ophthalmologie) nimmt generell eine erhebliche Rolle sowohl in der ambulanten als auch in der stationären Grundversorgung der Bevölkerung ein. Der Anteil älterer Patienten ist im Vergleich zu anderen medizinischen Fachgebieten dabei sehr hoch. Augenerkrankungen nehmen im Alter deutlich zu und damit steigt auch die Anzahl sehbeeinträchtigter Menschen. Zahlreiche Augenerkrankungen können die Sehfähigkeit verändern und beeinträchtigen. Zu den häufigsten Diagnosen im Alter zählen Erkrankungen der Augenlider mit Lidrandentzündungen (Blepharitis) und Lidfehlstellungen, Bindehauterkrankungen und das trockene Auge, der Graue Star (Katarakt), der Grüne Star (Glaukom) sowie verschiedene Netzhauterkrankungen wie die altersbedingte Makuladegeneration (AMD), die diabetische Retinopathie und Gefäßverschlüsse. Auch Gesichtsfeldeinschränkungen beispielsweise bedingt durch einen Schlaganfall oder Tumoren sind nicht zu vernachlässigen (vgl. Thederan et al. 2016, S. 113, 323 ff.). Andere Erkrankungen, die ebenfalls die Sehkraft und die Teilnahme am öffentlichen Leben einschränken können, werden hier nicht beschrieben.

Der Beitrag soll kein Lehrbuch der Augenheilkunde darstellen oder ersetzen und erfüllt auch nicht den Anspruch auf dessen Vollständigkeit. Dieses Kapitel über Augenerkrankungen im Alter stellt einen Auszug von häufig vorkommenden Augenerkrankungen im höheren Alter dar. Die im Alter ebenfalls auftretenden Fehlsichtigkeiten wie Kurz-, Weit- und Alterssichtigkeit werden in diesem Beitrag nicht gesondert behandelt (▶ Teil I, Kap. 1.3). Ziel ist es, für das Vorhandensein von Seheinschränkungen und Sehminderung im Alter zu sensibilisieren und zu informieren. Darüber hinaus werden einige Hilfestellungen sowie Anregungen für den pflegerischen Alltag gegeben. Die

Konsultation eines Augenarztes zur genauen Abklärung von Beschwerden und Therapieeinleitung kann durch dieses Buch nicht ersetzt werden.

2.2 Erkrankungen der Augenlider

2.2.1 Lidfehlstellungen

Wie lässt sich eine Lidfehlstellung erkennen und behandeln?

Lidfehlstellungen kommen sowohl am Ober- als auch am Unterlid vor. Die häufigsten Lidfehlstellungen betreffen jedoch das Unterlid. Die häufigste Ursache für eine Fehlstellung des Lids ist im Alter v. a. die nachlassende Lidspannung. Das Lid kann sich entweder nach innen zum Augapfel hin eindrehen (Entropium) oder vom Auge weg nach außen drehen (Ektropium). Da das Tränenpünktchen bei einem nach außen gedrehten Lid nicht mehr in den Tränensee eintaucht, läuft die Tränenflüssigkeit über den Lidrand und es kommt zu einem ständigen Tränen des Auges (Epiphora). Dies veranlasst Betroffene, mit einem Tuch das Auge trockenzureiben. Dieser Reibeeffekt verstärkt die Erschlaffung des Gewebes noch zusätzlich.

Auch am Oberlid treten Lidfehlstellungen auf. Durch eine Erschlaffung des Bindegewebes und dadurch entstehende Lockerung an der Sehnenplatte des Lidhebermuskels kann es vermehrt zum Herabhängen des Oberlids (Ptosis) über das Auge kommen.

Jeder Patient mit einer Lidfehlstellung an Ober- oder Unterlid sollte umgehend von einem Augenarzt kontrolliert werden, um langfristige Schäden am Auge zu verhindern.

Auswärtsdrehung des Augenlids (Ektropium)

Hierbei handelt es sich im Alter meistens um eine Auswärtsdrehung des Unterlids. Durch die im Alter fortschreitende Erschlaffung des Bindegewebes lässt die Lidspannung nach. Es kommt zu einer Auswärtsneigung des Lids bzw. der Lidkante. Auch Narben oder Lähmungen der Gesichtsmuskulatur (Fazialisparese s. u.) können ein Ektropium hervorrufen. Das Auge wird nicht mehr vollständig vom Augenlid geschützt, was zur Austrocknung der Augenoberfläche führen kann. Die Tränen können nicht wie üblich über die Tränenwege ablaufen, sondern es kommt zum Tränenlaufen und zur chronischen Reizung der Augenoberfläche. Die Therapie besteht aus benetzender Hornhautpflege mit Tropfen oder Salben und letztlich in einer chirurgischen Lidkorrektur (vgl. von Sonnleithner et al. 2015, S. 5(04):265 ff.; Klein-Theyer et al. 2015, S. 29:164 ff.).

Einwärtsdrehung des Augenlids (Entropium)

Bei einem Entropium kommt es vorwiegend zu einer Einwärtsdrehung des Unterlids. Dadurch können die Wimpern auf der Augenoberfläche reiben und dort schwere Schädigungen hervorrufen. Das Reiben der Wimpern ruft ein dauerhaftes Fremdkörpergefühl, eine chronische Rötung sowie Reizung des Auges und Tränenlaufen hervor.

Ursachen einer solchen Lidfehlstellung sind oft altersbedingte Erschlaffungen des Binde- und Muskelgewebes, die sich dann auch auf den Halteapparat des Unterlides auswirken. Aber auch Narben oder ein verstärkter Lidschluss können ein Entropium auslösen. Dauerhaft kann es zu schmerzhaften

Oberflächenverletzungen, schweren Infektionen und daraus resultierenden Narben auf der Augenoberfläche kommen.

Die Therapie besteht in Hornhautpflege und Infektionsprophylaxe. Vorübergehend kann ein Pflaster helfen, welches das Unterlid nach außen dreht und die Wimpern vom Auge wegzieht (evertiert). Eine chirurgische Lidkorrektur sollte angestrebt werden (vgl. von Sonnleithner et al. 2015, S. 5(04):265 ff.; Klein-Theyer et al. 2015, S. 29:164 ff.).

Tieferstand des Oberlids (Ptosis)

Es handelt sich hierbei um ein ein- oder beidseitiges Herabhängen des Oberlids. Im Alter entsteht die Ptosis meistens durch Erschlaffung des Bindegewebes und Lockerung an der Sehnenplatte des Lidhebermuskels (M. levator palpebrae sup.). Aber auch eine Schädigung der für den Lidhebermuskel zuständigen Nerven oder Muskeln kann zu einer Ptosis führen. Das Lid kann nicht mehr ausreichend gehoben werden. Die Augenbrauen werden zur Hilfe der Lidhebung nach oben gezogen und der Kopf nach hinten in den Nacken geneigt, was langfristig zu muskulären Verspannungen in diesem Bereich führen kann.

Ein herabhängendes Oberlid führt zu Einschränkungen des Gesichtsfeldes. Wenn das Oberlid die optische Achse zu sehr von oben verdeckt, wird der Kopf häufig nach hinten in den Nacken gelegt, um mit dem betroffen Auge besser sehen zu können. Eine Ptosis sollte dann durch eine Operation durch Kürzung und Neuannähung des Lidhebermuskels bzw. seiner Sehnenplatte behandelt werden (vgl. von Sonnleithner et al. 2015, S. 5(04):265 ff.; Klein-Theyer et al. 2015, S. 29:164 ff.).

Nicht selten tritt eine Ptosis zusammen mit einem Hautüberschuss (Dermatochalasis) am Oberlid auf.

Hauterschlaffung am Lid (Dermatochalasis)

Eine Dermatochalasis entsteht durch Erschlaffung des Bindegewebes und der Haut am Augenlid. Durch den Hautüberschuss wird die Hautfalte vergrößert und liegt schwer über dem Lidrand. Die Wimpern können von der Haut verdeckt sein. In sehr ausgeprägten Fällen ist das obere Gesichtsfeld durch eine Dermatochalasis eingeschränkt. Betroffene Patienten versuchen oft, zum Ausgleich die Augenbrauen hoch zu ziehen. Weitere Folgen können Lidentzündungen und ein trockenes Auge sein. Eine Dermatochalasis kann operativ versorgt werden, indem die überschüssige Haut chirurgisch entfernt wird.
In der folgenden Tabelle (▶ Tab. 2.1) sind die verschiedenen Lidfehlstellungen zusammengefasst.

Lähmung des Gesichtsnervs (Fazialisparese)

Durch eine Lähmung des Gesichtsnervs (Nervus facialis) kommt es auf der betroffenen Seite zu einer sog. Gesichtslähmung, welche am Auge einen ausreichenden Lidschluss erschwert. Wenn das Auge nicht mehr vollständig geschlossen werden kann, kann dies zu einer Austrocknung des Auges sowie zur Störung der Hornhauternährung und -benetzung führen. Der Lidschlag wird schwächer und seltener durch die Lähmung, dadurch fällt eine wichtige »Scheibenwischerfunktion des Lids« am Auge weg. Die potenzielle Infektionsgefahr erhöht sich. Es treten häufig Hornhautentzündungen bzw. -geschwüre auf, welche im schlimmsten Falle das Eindringen von Keimen in das Auge begünstigen können. Dies kann bis zum Verlust des Auges führen.

Eine regelmäßige Kontrolle beim Augenarzt ist bei diesem Krankheitsbild erforderlich. Wichtige Therapiemaßnahmen, wie die Pflege durch Tränenersatzmittel und Augensalbe sowie ein Uhrglasverband zur Nacht, müssen konsequent durchgeführt werden. Bei Auffälligkeiten, wie z. B. ausgeprägte Bindehautrötung oder Hornhautveränderungen, ist eine dringende Augenarztvorstellung unumgänglich (vgl. Emesz et al. 2013, S. 27:204 ff.; Grehn 2012, S. 68 f.).

Tab. 2.1: Häufige Lidfehlstellungen im Alter

	Ektropium	Entropium	Ptosis	Dermatochalasis
Erscheinungsbild	Auswärtsdrehung des Lides	Einwärtsdrehung des Lides	Herabhängen des Lides	Überschuss von Lidhaut
Betroffenes Lid	Häufig Unterlid	Häufig Unterlid	Oberlid	Häufig Oberlid
Ursache	Erschlaffen des Bindegewebes, Narbenzug, Lähmung	Erschlaffen des Bindegewebes, Narbenzug, Lähmung	Erschlaffen des Lidhebermuskels, Lähmung	Erschlaffen des Bindegewebes
Symptome	Trockene Augenoberfläche, Fremdkörpergefühl, Rötung und Reizung, Tränenlaufen, Sehverschlechterung	Trockene Augenoberfläche, Fremdkörpergefühl, Rötung und Reizung, Tränenlaufen, Wimpernreiben, Sehverschlechterung	Kopfzwangshaltung, Gesichtsfeldeinschränkungen, Sehverschlechterung	Kopfzwangshaltung, Gesichtsfeldeinschränkungen
Therapie	Pflegende Salben, chirurgische Lidkorrektur	Pflegende Salben, chirurgische Lidkorrektur	chirurgische Lidkorrektur	chirurgische Lidkorrektur

2.2.2 Entzündliche Lidschwellungen

Wie lässt sich eine entzündliche Lidschwellung erkennen und behandeln?

Hinter einer Verdickung und Rötung des Lids, welche zusätzlich juckt, nässt, schuppt und schmerzt, kann Vieles stecken. Die Ursachen und Ausprägungen können unterschiedlich sein. Eine entzündlich bedingte Lidschwellung kann an einer Stelle begrenzt oder am gesamten Lid auftreten, akut oder über längere Zeit (chronisch) vorhanden sein. Eine Lidschwellung kann ein oder beide Augen betreffen. Sie tritt sowohl am Oberlid, Unterlid als auch kombiniert auf. Der geschwollene Bereich kann durch eine Rötung oder andere Hautveränderungen auffallen und sich weich oder hart anfühlen. In manchen Fällen können auch benachbarte Strukturen (z. B. Bindehaut) mitbetroffen sein und sich ebenfalls durch Schwellung und Rötung bemerkbar machen. Klingen Lidschwellungen nach kurzer Zeit nicht wieder ab, sollten diese vom Augenarzt abgeklärt und behandelt werden.

Tränensackentzündung (Dakryozystitis)

Bei einer Dakryozystitis handelt es sich um eine Entzündung des Tränensacks und des umliegenden Gewebes. Ursache dafür ist meistens ein Verschluss des Tränengangs und der ableitenden Tränenwege. Es kommt zu einem Stau im Tränensack, wodurch sich Keime ansammeln und eine Entzündung hervorrufen können. Es entsteht eine schmerzhafte Rötung und Schwellung im inneren Lidwinkel, oft mit Entleerung von Eiter aus den Tränenpünktchen bei Druck. Bei Fortschreiten der Entzündung kann sich ein Abszess bilden und mit allgemeinem Krankheitsgefühl und Fieber einhergehen. Die Behandlung besteht in einer antibiotischen Therapie (lokal und systemisch) sowie desinfizierenden Umschlägen. Bei einer Abszessbildung muss dieser entleert werden. Die Engstelle der abführenden Tränenwege kann in einem entzündungsfreien Intervall chirurgisch behoben werden (vgl. Meyer-Rüsenberg et al. 2009, S. 106(3):193 f.; Erb & Schlote 2010, S. 101 ff.; Grehn 2012, S. 82 f.).

Gerstenkorn (Hordeolum)

Hinter einem Hordeolum steckt eine akute, schmerzhafte bakterielle Entzündung an der Lidkante durch Verstopfung und Entzündung der Drüsenausführungsgänge von Talg- oder Schweißdrüsen unmittelbar am Lidrand. Das Lid zeigt sich diffus gerötet, ist meist schmerzempfindlich und an den Drüsenausführungsgängen kann Eiter sichtbar sein. Auch das gesamte Lid kann mit gerötet und geschwollen sein. Da die Entzündung meistens durch Bakterien (u. a. Staphylokokken) hervorgerufen wird, besteht die Therapie aus lokaler antibiotischer Behandlung, Rotlicht, Lidrandhygiene und antiseptischen Augentropfen. Eine chirurgische Entfernung ist angezeigt, wenn die akute Entzündung abgeklungen ist und sich eine Abkapselung entwickelt hat oder sich keine Rückbildungstendenz zeigt (vgl. Loth et al. 2021, S. 1 ff.).

2.2.3 Lidrandentzündung

Wie lässt sich eine Lidrandentzündung (Blepharitis) erkennen und behandeln?

Man kann unterschiedliche Formen der Blepharitis unterscheiden: eine schuppende Lidrandentzündung, bei der es zu einer Übersekretion der Liddrüsen kommt, die infektiöse Lidrandentzündung, bei der der Lidrand immer feucht ist und ein gutes Milieu für verschiedenste Keime bietet, und die allergisch bedingte Blepharitis. Hier spielen Kosmetika, Augentropfen und -salben eine bedeutende Rolle, ganz besonders die enthaltenen Konservierungsmittel, die schlecht vertragen werden.

Zu den typischen Symptomen einer Blepharitis gehören verklebte Wimpern und Lider, oft morgens nach dem Schlafen, ein Fremdkörpergefühl im Auge und verstopfte Lidranddrüsen. Der Lidrand ist gerötet, geschwollen, brennt und juckt meistens. Nicht selten kommt es zum Wimpernverlust und auch zur Wimpernfehlstellung.

Bei der Therapie einer Blepharitis spielt eine gute und konsequente Lidrandhygiene eine zentrale Rolle. Die Augen sollten sauber gehalten und Kosmetika und Kontaktlinsen vermieden werden. Klingen die Symptome nach wenigen Tagen nicht ab, ist ein Besuch beim Augenarzt erforderlich. Bei einer infektiösen Blepharitis wird mit einer antibiotischen oder antiviralen Therapie behandelt. Im allergischen Fall kann eine gewisse Zeit Cortison erforderlich werden (vgl. Kaercher et al. 2004, S. 101(11):1135 ff.; Brewitt 2008, S. 225 (02):R15–R26).

2.2.4 Lidtumoren

Wie lässt sich ein Lidtumor erkennen und behandeln?

Am Augenlid können sich gutartige (benigne) und bösartige (maligne) Tumoren entwickeln. Gutartige Tumoren zeigen meist ein langsames Wachstum und breiten sich nur wenig in ihr umliegendes Gewebe aus. Bösartige Tumoren wachsen oft sehr schnell und zerstören ihr umliegendes Gewebe nach und nach. Bei Tumoren an der Lidkante kann es zum Verlust von Wimpern oder Blutungen kommen, was ein Anzeichen für Malignität darstellen kann. Verdächtig sind Veränderungen, die innerhalb kurzer Zeit nicht abheilen. Bei unklarem Befund sollte eine chirurgische Entfernung des Gewebes (Exzision) angestrebt werden und eine engmaschige Kontrolle des Befundes erfolgen. Zur Dokumentation eignet sich ein Foto sehr gut.

Gutartige Lidveränderungen

Benigne wachsende Lidtumoren können u. a. durch jahrelange Sonnenlichtbestrahlung (z. B. Aktinische Keratose) aber auch durch Viren (z. B. Papillome) entstehen. In den meisten Fällen können solche Veränderungen der Haut zunächst beobachtet werden, eine Umwandlung in ein malignes Wachstum ist durchaus möglich. Jede neu gewachsene Struktur an der Haut sollte von einem Facharzt beurteilt und kontrolliert werden (vgl. Grehn 2012, S. 69 f.).

Bösartige Lidveränderungen

Für alle verdächtigen Läsionen an den Lidern oder der Haut gilt, Veränderung und Wachstum sind oft Zeichen einer bösartigen Geschwulst. Auch Blutungen und Wimpernverlust sind Zeichen der bösartigen Veränderung. Eine Zeichnung oder ein Foto sind hilfreich bei der Verlaufsbeurteilung. Bei Verdacht auf Malignität ist eine vollständige Entfernung des Tumors anzustreben und eine histologische Diagnosesicherung erforderlich.

Basaliom

Das Basaliom oder auch Basalzellkarzinom ist der häufigste maligne Lidtumor (85–90 % der Fälle). Er nimmt eine Sonderstellung zwischen benignen und malignen Tumoren ein, da er typischerweise sehr stark in das umliegende Gewebe wächst, aber so gut wie keine Tochtergeschwulste (Metastasen) bildet. Oft treten wenig auffällige, unspektakuläre Veränderungen auf, die einem Pickel ähneln, oder ein rotes Wärzchen, ein glasiges Knötchen oder eine schuppende Stelle, wie eine kleine Wunde oder eine Narbe. Typischerweise wächst ein Basaliom hart, perlmuttfarben, knotig (nodulär) oder diffus infiltrierend. Es können sich erweiterte oder leicht blutende Gefäße auf der Oberfläche zeigen. Häufigster Auslöser für ein Basaliom ist die UV-Exposition der Haut, vor allem im Gesicht und an den Ohren.

Die Therapie besteht in der Entfernung der gesamten Geschwulst mit ausreichendem Sicherheitsabstand zum gesundem Gewebe und einer histologischen Untersuchung zur Diagnosesicherung (vgl. Kakkassery et al. 2018, S. 235(1):15–22).

Neben dem Basaliom gibt es weitere bösartige Veränderungen an den Augenlidern, wie das Plattenepithelkarzinom, schwarzer Hautkrebs (malignes Melanom) oder das Talgdrüsenkarzinom, welche nicht übersehen werden dürfen und therapiert werden müssen. Deshalb gilt es für Wucherungen an der Haut immer, dass ein Facharzt aufgesucht wird, um den Befund zu inspizieren und ggf. eine Probenentnahme zu veranlassen, anhand derer eine Therapieempfehlung ausgesprochen werden kann (vgl. Esser 2001 S. 35 ff.; Kakkassery 2017, S. 224 ff.).

2.3 Erkrankungen von Bindehaut und Hornhaut

2.3.1 Altersveränderungen und Blutung der Bindehaut

Wie lässt sich eine Altersveränderung der Bindehaut erkennen und behandeln?

Bei Veränderungen und Wucherungen mit und ohne Pigmentierung der Bindehaut kann es sich zum einen um gutartige (z. B. Papillom, Nävus), zum anderen aber auch um bösartige Bindehauttumoren (z. B. Karzinom, Melanom) handeln. Im Alter können diese sowohl ein- oder beidseitig auftreten.

Meistens handelt es sich um gutartige Veränderungen, die selten Beschwerden verursachen. Beispielsweise ist ein sog. Lidspaltenfleck (Pinguecula) eine im Alter häufig vorkommende, erhabene Struktur im Lidspaltenbereich der Bindehaut. Sie erscheint weiß-gelblich und kann ein- oder beidseitig auftreten. Es handelt sich um eine gutartige Wucherung, die durch UV-Licht hervorgerufen wird. Selten sind Reizungen, Rötung oder Entzündung an dieser Stelle möglich. Normalerweise ist keine Therapie erforderlich. Bei seltener Reizung dieser Stelle können Tränenersatzmittel Linderung verschaffen.

Ebenso handelt es sich bei einem Flügelfell (Pterygium) um eine gutartige Veränderung der Bindehaut. Hierbei wächst Bindehautgewebe (meistens von nasenwärts) auf die Hornhaut vor. Gefördert wird die Entstehung ebenfalls durch UV-Lichtexposition, aber auch nach Verletzungen, Verbrennungen oder Verätzung. Wenn das Pterygium Symptome wie Reizung, Rötung oder auch Sehminderung mit Hornhautverkrümmung hervorruft, ist eine operative Entfernung angezeigt (vgl. Erb & Schlote 2010, S. 119 ff.; Grehn 2012, S. 101 ff.).

Wie lässt sich eine Blutung unter der Bindehaut (Hyposphagma) erkennen und behandeln?

Bei einem Hyposphagma handelt es sich um eine Einblutung unter die Bindehaut. Durch ein geplatztes Blutgefäß in der Bindehaut kommt es zu einem oft scharf begrenzten roten Fleck, der meist einseitig auftritt und in der Regel harmlos ist. Das Auge ist ansonsten reizfrei und die Sehkraft ist unverändert. Eine Bindehauteinblutung tritt bei älteren Menschen v. a. unter der Therapie mit blutverdünnenden Medikamenten spontan auf, aber auch ein Bluthochdruck oder ein erhöhter Pressdruck wie beispielsweise beim Niesen kann dafür ursächlich sein. Die Einblutung kann zu einem Fremdkörpergefühl am Auge führen und die Betroffenen sehr beunruhigen. In der Regel verschwindet die Blutung von allein wieder. Die Applikation von Tränenersatzmitteln kann etwas Linderung verschaffen. Kommen diese jedoch wiederholt vor oder der Fleck bildet sich nicht zurück, sollte der Ursache nachgegangen werden (vgl. Grehn 2012, S. 103 f.).

2.3.2 Bindehaut- und Hornhautentzündung

Wie lässt sich eine Bindehautentzündung (Konjunktivitis) erkennen und behandeln?

Eine Konjunktivitis kann akut oder chronisch auftreten und unterschiedliche Ursachen haben. Sie äußert sich typischerweise durch rote Augen und verklebte Lider. Oft wird sie begleitet von einer Schwellung der Bindehaut und der Lider, Juckreiz, Brennen, Fremdkörpergefühl und verstärktem Tränenfluss.

Zu den wichtigsten Auslösern von Bindehautentzündungen gehören Infektionen durch

Bakterien, Viren, Pilze und Parasiten (infektiöse Konjunktivitis) sowie Allergien. Bindehautentzündungen können außerdem bei rheumatischen Erkrankungen auftreten oder Folge von Lidfehlstellungen sowie von unkorrigierten oder nicht richtig korrigierten Sehfehlern sein. Die Therapie richtet sich nach dem jeweiligen Auslöser. Bei einer bakteriell bedingten Konjunktivitis werden normalerweise antibiotische Augentropfen und Salben verordnet.

Eine virale Konjunktivitis ist hoch ansteckend. Sie wird durch Adenoviren (Typ 8 oder Typ 19) verursacht. In den meisten Fällen ist eine virale Konjunktivitis (Konjunktivitis epidemica) zunächst an einem Auge beginnend und dann auf das andere in milderer Ausprägung übergreifend. Es zeigt sich typischerweise ein klares, weißliches Sekret, Reiben und starker Juckreiz der Bindehaut. Auch Unterblutungen der Bindehaut können auftreten. Es kommt zur Schwellung der Karunkel (spezielle Bindehautstruktur im inneren Lidwinkel) und einer Beteiligung der Hornhaut durch Hornhauttrübungen (Nummuli). Nicht selten sind Lymphknoten im Halsbereich geschwollen und es kann ein allgemeiner Infekt mit Krankheitsgefühl bestehen.

Bei Verdacht auf eine virale Konjunktivitis sollte dringend ein Bindehautabstrich (PCR-Nachweis) erfolgen. Um einer Ansteckung vorzubeugen, müssen strikte Hygienemaßnahmen eingehalten werden: kein Händeschütteln, Gebrauch eigener Handtücher und Desinfektion der Hände. Eine spezifische antivirale Therapie ist nicht möglich. Die Behandlung erfolgt durch hornhautpflegende Salben und lokale Antibiotika zur Vermeidung einer Infektion durch Bakterien (vgl. Erb & Schlote 2010, S. 109 ff.; Grehn 2012, S. 95 ff.).

Wie lässt sich eine Hornhautentzündung (Keratitis) erkennen und behandeln?

Eine Hornhautentzündung kann sowohl die obersten, aber auch die tieferen Hornhautschichten betreffen und auf das Augeninnere übergehen. Im Alter stellt eine Herpesinfektion eine häufige Ursache für eine Keratitis dar. Eine Herpesinfektion kann zum einen die Lidränder, aber auch die Hornhaut des Auges betreffen und dadurch langfristig Narben zurücklassen. Es handelt sich fast immer um eine einseitige Rötung des Auges mit starken Schmerzen und Fremdkörpergefühl. Eine adäquate, an die Ursache angepasste Therapie mittels lokaler und gegebenenfalls systemischer Medikamente ist erforderlich. Eine korrekte und schnelle Diagnosesicherung mittels augenärztlicher Untersuchung ist dringend notwendig.

Bei verschiedenen rheumatischen Erkrankungen kann es zu einem Hornhautgeschwür (Ulkus) kommen. Dieses kann zentral oder auch am Rand der Hornhaut liegen und geht meistens mit einer weißlichen Trübung an dieser Stelle einher. In den meisten Fällen haben Betroffene subjektiv nur wenige Beschwerden dadurch. Es kommt deshalb nicht selten vor, dass ein rheumatisches Ulkus durchbricht und eine sofortige Hornhautverpflanzung erforderlich wird, um das perforierte Auge zu versorgen (vgl. Grehn 2012, S. 129 ff.).

2.3.3 Trockenes Auge

Wie lässt sich ein trockenes Auge (Keratoconjunctivitis sicca) erkennen?

Eines der häufigsten Augenprobleme bei älteren Menschen ist das trockene Auge. Dies bezeichnet eine Erkrankung des Tränenfilms und der Augenoberfläche mit einer Benetzungsstörung und einer damit verbundenen Austrocknung der Binde- und Hornhaut. Infolgedessen entzündet sich häufig die Augenoberfläche und es kommt zu Augenbeschwerden und Sehstörungen.

In internationalen Studien wird die Prävalenz des trockenen Auges mit 11–22 % der Bevölkerung angegeben (vgl. Brewitt & Sistani 2001, S. 45:199–202). Das Auftreten eines trockenen Auges steigt mit zunehmendem Alter an, besonders Frauen sind davon betroffen (vgl. Moss et al. 2000, S. 118:1264–1268; Schaumberg et al. 2009, S. 127:763–768). Es gibt verschiedene Ursachen, die zu einem trockenen Auge führen können (▶ Abb. 2.1).

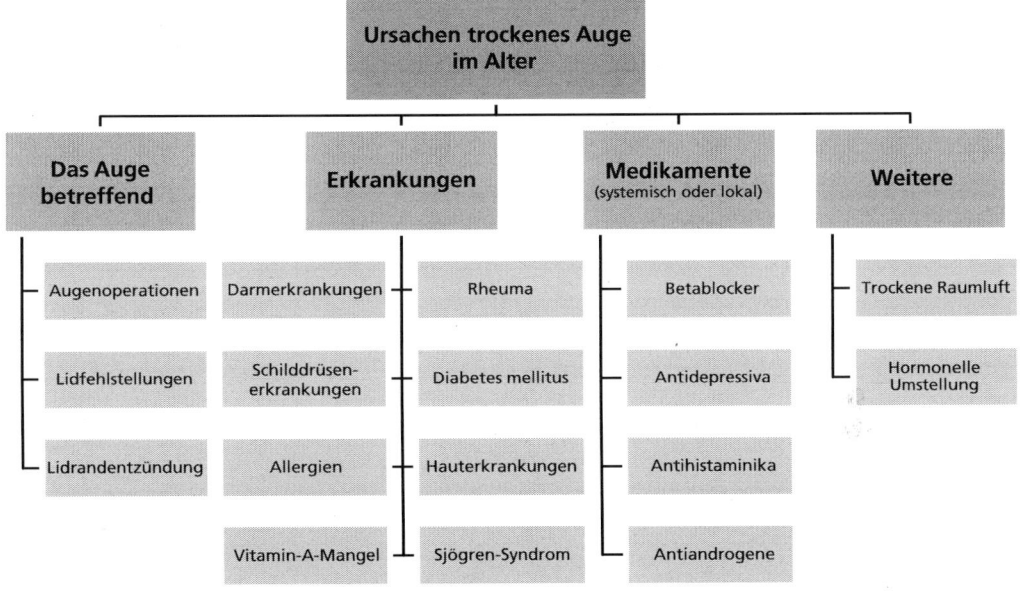

Abb. 2.1: Häufigste Ursachen für ein trockenes Auge im Alter

Patienten mit trockenen Augen klagen v. a. über Rötung, Brennen und Fremdkörpergefühl des Auges. Das trockene Auge kann zur Beeinträchtigung der Lebensqualität, Steigerung der lokalen Infektanfälligkeit und Sehminderung führen (vgl. Liu et al. 2005, S. 243:706–714; Goto et al. 2002, S. 133:181–186). Das trockene Auge ist eine Erkrankung des Tränenfilms und der Augenoberfläche, welche multifaktoriell erzeugt wird (vgl. DEWS 2007, S. 5:163–178).

Der Tränenfilm ist die Flüssigkeitsschicht, die den vorderen Teil des Augapfels bedeckt und schützt. Die Tränenproduktion erfolgt an unterschiedlichen Stellen. Den größten Teil der Tränenflüssigkeit produziert die Tränendrüse.

Wie ist der Tränenfilm aufgebaut?

Der Tränenfilm besteht aus drei Schichten, der Aufbau ist in der folgenden Tabelle (▶ Tab. 2.2) dargestellt. Stimmt die Zusammensetzung nicht, entsteht ein trockenes Auge (vgl. Heiligenhaus 1995, S. 92:6–11).

Tab. 2.2: Schichten des Tränenfilms

Schicht	Sekretionsort	Lokalisation
Fettschicht	Meibom-/Zeiss-Drüsen	äußere Schicht des Tränenfilms
Wässrige Schicht	Tränendrüse	mittlere Schicht des Tränenfilms
Muzinhaltige Schicht	Becherzellen in der Bindehaut	innere Schicht des Tränenfilms

Wie wird ein trockenes Auge behandelt?

Die Therapie des trockenen Auges besteht zum einen darin, den Tränenfilm zu verbessern und zum anderen in der lokalen und systemischen Behandlung der jeweiligen Grunderkrankung.

Es müssen künstliche Tränen verabreicht werden, um die fehlende Flüssigkeit zu ersetzen und die Hornhaut besser zu benetzen. Für die Therapie stehen verschiedene Präparate mit unterschiedlicher Zusammensetzung zur Verfügung.

Bei den meisten Patienten ist die schützende Fettschicht des Tränenfilms zu dünn oder löchrig. Das fördert die Verdunstung des Tränenfilms, er reißt schneller auf. Die sogenannten Meibom-Drüsen bilden das Fett und scheiden es an den Lidrändern aus. Sie können sich entzünden, zu viel oder zu wenig Fett oder eine falsche Mischung produzieren. Dann verstopft das Sekret oft die Ausführgänge. Es kommt zu einer chronischen Lidrandentzündung (Blepharitis, s. o.). Nicht selten liegt dem Ganzen eine Hauterkrankung zugrunde (vgl. Auw-Haedrich & Reinhard 2007, S. 104:817–826).

2.4 Grauer Star – Katarakt

Was sind typische Symptome des Grauen Stars?

Beim Grauen Star kommt es zu einer langsamen, schmerzlosen Sehverschlechterung mit verschwommenem Sehen und zunehmender Blendempfindlichkeit aufgrund einer zunehmenden Trübung der Augenlinse. Die Betroffenen sehen unschärfer und weniger kontrastreich. Manchmal kann es auch zu Doppelbildsehen kommen. Auch die Brillenwerte können sich bei der Entwicklung eines Grauen Stars häufiger ändern. Durch die entstehende Kurzsichtigkeit können betroffene Menschen in manchen Fällen wieder ohne Brille lesen.

Wie lässt sich ein Grauer Star erkennen und behandeln?

Als Grauer Star (Katarakt) werden Trübungen der Augenlinse bezeichnet, die das Sehen beeinträchtigen. Ab dem 60. Lebensjahr nehmen sie stetig zu. Verschiedene Erkrankungen und Medikamente können eine Entwicklung des Grauen Stars begünstigen (z. B. Diabetes mellitus, Cortison-Therapie). Die Struktureiweiße der Augenlinse verändern sich und es kommt zu einer Verdichtung der Linsenzellen. Die Elastizität der Linse lässt nach und sie trübt sich zunehmend ein. Das ins Auge einfallende Licht kann die Linse nicht mehr ungehindert durchdringen und wird zusätzlich vermehrt gestreut, die betroffene Person wird blendempfindlicher und in manchen Fällen werden auch Farben verändert und weniger intensiv wahrgenommen. Die Linsentrübung verläuft normalerweise sehr langsam über mehrere Jahre und kann im hohen Alter jeden betreffen. Bei beginnendem Grauen Star kann zunächst die Brille angepasst werden. Ist die Sehkraft mit einer ausreichenden Korrektur nicht mehr zu verbessern, ist eine Operation der Augenlinse indiziert. Die Operation der eingetrübten Augenlinse ist eine der ältesten operativen Eingriffe in der Geschichte der Augenheilkunde. Die getrübte Linse wird entfernt und durch mikrochirurgische Operationstechnik durch eine Kunstlinse ersetzt. Als Folge der Katarakt-Operation kann es nach einigen Wochen oder Monaten zu einem sogenannten Nachstar kommen. Dabei kommt es zu Trübungen an der Linsenkapsel, welche durch ein Laserverfahren entfernt werden können (Kapsulotomie) (vgl. Stürmer 2009, S. 176 ff.).

2.5　Grüner Star – Glaukom

Der Grüne Star (Glaukom) ist eine Erkrankung, die meist lange Zeit unbemerkt bleibt. Der Sehnerv an einem oder beiden Augen wird dauerhaft geschädigt und das Sehvermögen eingeschränkt. Die Schädigung des Sehnervs und der irreversible Untergang von Nervenfasern machen sich als Gesichtsfeldausfälle (Skotome) bemerkbar, welche von außen nach innen fortschreiten und schließlich auch das zentrale Sehen bedrohen. Im fortgeschrittenen Stadium ist auch eine Erblindung des betroffenen Auges möglich (vgl. Stellungnahme DOG 2015).

Das Glaukom bringt eine irreparable Schädigung des Sehnervs mit sich und kann durch unterschiedliche Ursachen bedingt sein. Hauptrisikofaktor ist ein individuell erhöhter Augeninnendruck. Dieser wird vom Augenarzt durch einen Federwaagenmechanismus durch Aufsetzen eines Messköpfchens genau gemessen (Einheit: Milimeter-Quecksilbersäule (mmHg)). Der normale Augeninnendruck liegt zwischen 10 und 21 mmHg. Das Kammerwasser baut den Druck im Auge auf, durch den Abfluss im Kammerwinkel reguliert sich der Augeninnendruck. Gebildet wird das Kammerwasser vom sogenannten Ziliarkörper in der hinteren Augenkammer. Von dort aus umfließt es die Augenlinse und gelangt dann durch die Pupille in die Vorderkammer des Auges zwischen Regenbogenhaut und Hornhaut. Im Kammerwinkel befindet sich ein geflechtartiges Gewebe, über das ein großer Teil des Kammerwassers abfließt. Von dort aus wird es dem allgemeinen Blutkreislauf zugeführt (vgl. Grehn 2012, S. 316 ff.; Spörl et al. 2007, S. 1 ff.; Kriegelstein 2007).

Die Erhöhung des Augeninnendrucks ist ein wichtiger Risikofaktor für die Glaukomentwicklung. Eine Form des Grünen Stars stellt jedoch auch das sog. Normaldruckglaukom dar, bei dem sich die Augeninnendruckwerte im Normalbereich befinden und trotzdem eine Schädigung des Sehnerven hervorrufen (vgl. Stellungnahme DOG 2015).

Zur Diagnostik eines Glaukoms gehören unterschiedliche Verfahren. Neben der Augeninnendruckmessung dient eine Gesichtsfeldprüfung (Perimetrie) sowohl in der Früherkennung als auch in der Verlaufskontrolle zum Aufdecken von kleinen und großen Defekten (vgl. Grehn 2012, S. 316 ff.; Spörl et al. 2007, S. 1 ff.; Kriegelstein 2007).

Man unterscheidet unterschiedliche Formen des Glaukoms, wie in der folgenden Tabelle (▶ Tab. 2.3) dargestellt (vgl. Grehn 2012, S. 324-339).

Tab. 2.3: Glaukomformen

Glaukomformen	Augeninnendruck	Merkmale
Offenwinkelglaukome	≥ 21 mmHg	Chronische Erkrankung; Schleichender Fortgang des Gesichtsfeldverlustes
Normaldruckglaukom	≤ 21 mmHg	Variante des Offenwinkelglaukoms; Sehnervenschädigung trotz Druckwerte im Normbereich
Winkelblockglaukom	bis zu 70 mmHg	Verschluss des Kammerwinkels; Notfallmäßige Therapie zur Drucksenkung erforderlich
Sekundärglaukom	≥ 21 mmHg	Abfluss sekundär verlegt; Am häufigsten durch Gefäßneubildungen (z. B. bei Diabetes oder nach Gefäßverschlüssen der Netzhaut)

Wie lässt sich ein Glaukom erkennen und behandeln?

Typisches Zeichen einer Sehnervenschädigung durch ein Glaukom ist eine Sehstörung, bei der das Gesichtsfeld eingeschränkt ist und die unbehandelt zum vollständigen Sehverlust führen kann. Meist sind die vom Glaukom betroffenen Patienten lange Zeit beschwerdefrei. Dies ist der Hauptgrund dafür, dass ein Glaukom häufig erst spät erkannt wird und sich dann schon meistens in einem fortgeschrittenen Stadium befindet. Anders ist es bei einem sogenannten »Glaukomanfall«, bei dem der Kammerwinkel verlegt ist (akuter Winkelblock) und das Kammerwasser nicht mehr adäquat abfließen kann. Es handelt sich hierbei um eine Notfallsituation, denn es droht der Verlust der Sehkraft. Oft schmerzen das Auge und die Kopfhälfte der betroffenen Seite. Das Auge fühlt sich sehr hart unter dem Augenlid an und kann gerötet sein. Betroffene klagen zusätzlich über trübes Sehen, Schleiersehen oder auch milchige Ringe um Lichtquellen. Nicht selten treten Übelkeit und Erbrechen auf.

Um irreversiblen Schäden durch ein Glaukom vorzubeugen, ist die Früherkennung wichtig. Diese beinhaltet einen Sehtest, die Augeninnendruckmessung und die Augenhintergrunduntersuchung und sollte bei Auffälligkeiten gegebenenfalls durch eine Gesichtsfelduntersuchung ergänzt werden (vgl. Stellungnahme DOG 2015).

Die Therapie richtet sich nach der jeweiligen Form des Glaukoms. Die Senkung des Augeninnendrucks ist eine zentrale Maßnahme bei der Behandlung. In der Regel wird der Augeninnendruck durch Verbesserung des Kammerwasserabflusses und Verminderung der Kammerwasserproduktion gesenkt. Dies wird durch Medikamente in Form von Augentropfen oder Tabletten, aber auch durch Lasertherapie oder chirurgische Eingriffe erreicht (vgl. Grehn 2012, S. 315 ff.).

2.6 Netzhauterkrankungen

2.6.1 Altersbedingte Makuladegeneration – AMD

Bei einer altersbedingten Makuladegeneration sind die Sehzellen der Netzhautmitte (Fovea centralis) betroffen. Durch Untergang der dortigen Zellen kommt es zum Nachlassen der zentralen Sehschärfe, was wiederum zu einer hochgradigen Sehbehinderung und Blindheit führen kann. Sie ist die häufigste Ursache für eine Sehbehinderung bei Menschen über 60 Jahren in der westlichen Welt. Mit zunehmendem Alter kommt es zu einer vermehrten Anhäufung von Stoffwechselprodukten (Lipofuszin) in den retinalen Pigmentzellen. Eine zu starke Ansammlung von Lipofuszin führt zur Beeinträchtigung und reduziert die Lebensfähigkeit der jeweiligen Zelle, welche letzten Endes abstirbt. Das Lipofuszin lagert sich als sogenannte Drusen ein. Der Untergang des retinalen Pigmentepithels führt dann zum Verlust von den darüber liegenden Sinneszellen der Netzhaut (Photorezeptoren), wodurch Sehfähigkeit und Gesichtsfeld beeinträchtigt werden. Außerdem können sich neben Veränderungen der trockenen Makuladegeneration unter der Makula neue Gefäße bilden, die zum Austritt von Blutflüssigkeit führen, die dann eine Schwellung der Makula bewirken. Dann hat sich eine feuchte Form der Makuladegeneration entwickelt. Sehzellen sterben ab und Vernarbungen entstehen (vgl. Hermann 2013, S. 110:377–389; Schrader 2006, S. 103:742–748).

Was sind typische Symptome einer altersbedingten Makuladegeneration?

Auf eine Makuladegeneration können vor allem Verzerrt- und Verschwommensehen im Sehzentrum hinweisen. Ein erstes Symptom ist die Verminderung der zentralen Sehschärfe. Menschen mit einer altersbedingten Makuladegeneration ist vor allem das Lesen erschwert, es wird hierzu mehr Licht oder eine Vergrößerung benötigt. Diese Schwierigkeiten fallen aber nicht nur beim Lesen in einem Buch oder in einer Zeitung auf. Auch alltägliche Tätigkeiten fallen schwer, da z. B. Zahlen an der Waschmaschine oder am Herd nicht erkannt werden. Grund dafür ist der Ausfall der zentralen Sehschärfe, die »Mitte« des Sehvermögens fehlt. So ist es auch für diese Personen erschwert z. B. Gesichter, den Teller oder Spielkarten zu erkennen und genau zu fixieren. Beim Blick am Objekt vorbei können Dinge mitunter besser wahrgenommen werden. Wandelt sich die trockene Form der AMD in eine feuchte Form um, kommt es durch die Schwellung der Makula zum »Verzerrt-sehen«. Linien erscheinen nicht mehr gerade, sondern verzerrt und wellig. Schreitet die AMD weiter fort, wird die Teilnahme am selbständigen, aktiven Leben zunehmend schwieriger. Auch Ängste, Unsicherheit und Depression können Auswirkungen einer AMD sein (vgl. Grehn 2012, S. 255 ff.).

Wie lässt sich eine Makuladegeneration erkennen und behandeln?

Zur frühzeitigen Diagnostik eignet sich der sog. Amsler-Gitter-Test, welcher mit einem Auge fixiert wird. Als Alternative dazu dienen auch ein kariertes Blatt Papier, ein Fensterkreuz oder Fliesen an der Wand (▶ Teil I, Kap. 4.3.1). Bei Verkrümmung oder Verzerrung der Linien, Fehlen der Kästchen oder verschwommenen Stellen sollte eine augenärztliche Abklärung erfolgen. Ist eine AMD bereits bekannt, kann dieser Selbsttest dazu dienen, Veränderungen zeitnah zu bemerken. Der Augenarzt kann dann diagnostizieren, um welche Form der AMD es sich handelt und entsprechend behandeln.

Trockene Makuladegeneration

In 80 % der Fälle ist die AMD eine trockene Form. Im fortgeschrittenen Stadium kommt es zu einem flächendeckenden Untergang des retinalen Pigmentepithels (geographische Atrophie). Diese Form verändert sich schleichend. Die Behandlung der trockenen Makuladegeneration besteht darin, beeinflussbare Risikofaktoren wie den Blutdruck, Blutfettwerte und das Gewicht im Normalbereich zu halten, sich ausreichend zu bewegen und gesund zu ernähren. Für manche, schwer betroffene Patienten können vom Augenarzt auch geeignete Präparate empfohlen werden (vgl. Grehn 2012, S. 255 ff.; Hermann 2013, S. 110:377 ff.; Schrader 2006, S. 103:742 ff.).

Feuchte Makuladegeneration

Bei der feuchten Makuladegeneration kommt es durch Eindringen von Flüssigkeit unter das retinale Pigmentepithel und die Netzhaut zu einer zentralen Schwellung (Ödem). Durch die Lücken im Pigmentepithel wachsen Gefäße ein, die zu Blutungen neigen und sich im Endstadium narbig umwandeln. Die feuchte Form der Makuladegeneration ist therapiebedürftig und wird mit intravitrealen Injektionen von Anti-VEGF (vascular endothelial growth factor = VEGF, z. dt. vaskulärer endothelialer Wachstumsfaktor) behandelt. Die Wachstumsfaktoren sind bei der Makuladegeneration ursächlich für die Gefäßneubildung. Die Injektionen in den Glaskörper werden bei der feuchten AMD verabreicht bis ein stabiles Stadium erreicht ist. Bei Wiederaufkommen der zentralen Netzhautschwellung können weitere

Behandlungen erforderlich werden (vgl. Schrader 2006, S. 103:742–748; DOG 2014).

Der Verlust der zentralen Sehfähigkeit und damit der Lesefähigkeit ist gerade bei älteren Menschen oft sehr gravierend. Vergrößernde Sehhilfen dienen hier als wichtiges Hilfsmittel und sollten mit spezieller Erfahrung angepasst werden (▶ Teil I, Kap. 4.3.1).

Charles-Bonnet-Syndrom

Es handelt sich beim Charles-Bonnet-Syndrom (CBS) um eine visuelle, wiederkehrende Halluzination bei psychisch unauffälligen Patienten mit visueller Beeinträchtigung. Die altersbedingte Makuladegeneration stellt eine der Hauptursachen dar, aber auch eine starke Sehbeeinträchtigung durch die diabetische Retinopathie oder Glaukom kann Auslöser dafür sein. Die Halluzinationen im Rahmen eines Charles-Bonnet-Syndroms können von einfachen Figuren oder Formen bis hin zu detailreichen Bildern reichen. Diese sind meist für wenige Sekunden sichtbar, können manchmal aber auch Stunden anhalten (Auswirkungen des CBS ▶ Teil I, Kap. 5.4.1). Durch Änderung der Lichtverhältnisse oder der Aktivität kann diese Halluzination gemindert werden. Auch eine ophthalmologische Rehabilitation durch eine geschulte Low-Vision-Behandlung kann diese Phänomene verbessern (vgl. Menkhaus 2003, S. 100:736 ff.).

2.6.2 Diabetische Retinopathie

Wie lässt sich eine diabetische Retinopathie erkennen und behandeln?

Eine diabetische Retinopathie entsteht aufgrund einer Zuckerkrankheit (Diabetes mellitus). Durch den schlecht eingestellten Blutzucker kommt es zu Veränderung an den Blutgefäßen. Die Zuckerkrankheit beeinträchtigt v. a. die kleinen Gefäße des Körpers (Mikroangiopathie) und somit auch die der Netzhaut. Austretendes Blut und Flüssigkeit können die Netzhautmitte (Makula) anschwellen lassen und eine Sehminderung hervorrufen. Die diabetischen Veränderungen der Netzhaut und Gefäßwucherungen können zu einer proliferativen diabetischen Retinopathie führen. Unterversorgte Netzhautbereiche (Netzhautischämie) bilden dabei gefäßneubildende Faktoren (vascular endothelial growth factors = VEGF, z. dt. vaskulärer endothelialer Wachstumsfaktor), um eine ausreichende Sauerstoffversorgung der Netzhaut zu bewirken. Dabei wachsen Blutgefäße in den Glaskörper des Auges ein und können dort Blutungen hervorrufen und in manchen Fällen eine Netzhautablösung verursachen. Auch in den Kammerwinkel können die neugebildeten Gefäße einwachsen und den Abfluss des Kammerwassers verlegen, sodass ein erhöhter Augeninnendruck resultiert (Sekundärglaukom). Eine optimale Blutzuckereinstellung und eine konsequente Therapie eines Bluthochdrucks (arterieller Hypertonus) dienen der Vorbeugung von krankhaften Veränderungen am Augenhintergrund. Die diabetische Retinopathie wird in unterschiedliche Stadien eingeteilt. Oft sind die Schädigungen am Anfang unbemerkt, können aber bei fortgeschrittenem Stadium zur Erblindung führen. Deshalb sind regelmäßige ophthalmologische Kontrollen bei Menschen mit Diabetes mellitus erforderlich, um eine frühzeitige, stadiengerechte Therapie und Kontrollen der diabetischen Retinopathie einzuleiten (vgl. Nentwich 2010, S. 491 ff.; DOG 2020/117, S. 755 ff.).

2.6.3 Retinale Gefäßverschlüsse

Wie lässt sich ein retinaler Arterienverschluss erkennen und behandeln?

Hierbei handelt es sich um einen Verschluss der Zentralarterie oder eines Arterienastes an der Netzhaut. Ein eingeschwemmtes Gerinnsel (Embolie) verursacht einen Verschluss im Blutgefäß, der nachliegende Netzhautbereich wird nicht ausreichend mit Sauerstoff versorgt. Es kommt zur plötzlichen schmerzlosen Sehminderung bzw. Erblindung. Risikofaktoren sind z. B. Bluthochdruck, Diabetes mellitus, Herzklappenfehler und Herzrhythmusstörungen sowie Verengungen an der Halsschlagader (Carotis). Eine Sonderstellung hat hier die Riesenzellarteriitis (Morbus Horton), hier muss nach abschließender Diagnosebestätigung sofort mit Cortison therapiert werden. Die Behandlung eines Arterienverschlusses muss schnell erfolgen und erfordert dringend eine interdisziplinäre Behandlung von Augenärzten, Internisten sowie Neurologen und eine gründliche Risikofaktorabklärung (vgl. Feltgen et al. 2017, S. 177 ff.; Heinz 2010, S. 806 ff.).

Wie lässt sich ein retinaler Venenverschluss erkennen und behandeln?

Es handelt sich um einen Verschluss der zentralen Venen oder eines Venenastes der Netzhaut durch einen an der Gefäßwand entstandenen Blutpfropf (Thrombus). Das ins Auge geführte Blut kann nur schwer abfließen und es bildet sich ein Blutstau. Es kommt zu einer schmerzlosen Sehverschlechterung, die sich über Minuten oder Stunden entwickelt. Manche betroffenen Patienten berichten über einen grauen Schleier im Sehfeld. Auch ein Venenverschluss kann bis hin zum Sehverlust führen. Der Blutstau bewirkt eine Schwellung und Einblutungen der Netzhaut und ggf. auch der Makula. Risikofaktoren für einen venösen Verschluss der Netzhautgefäße sind z. B. Bluthochdruck oder Diabetes mellitus. Auch erhöhter Augeninnendruck kann dies begünstigen. Die Behandlung eines Arterienverschlusses muss schnell erfolgen und erfordert dringend eine interdisziplinäre Behandlung von Augenärzten, Internisten sowie Neurologen und eine gründliche Risikofaktorabklärung (vgl. Weger et al. 2017, S. 194 ff.; BVA 2018, S. 842 ff.).

2.7 Auswirkungen von Medikamenten auf das Sehen

Medikamente zur Behandlung verschiedener Grunderkrankungen können Nebenwirkungen auf die Augen und das Sehen haben. Ebenso können Augentropfen selbst systemische Nebenwirkungen hervorrufen, d. h. Nebenwirkungen an anderen Organen.

Die Verordnung und Verwendung von Augentropfen sollte unbedingt mit dem Augenarzt abgeklärt werden. Wichtig ist auch, ob es sich bei den zu verwendenden Augentropfen um eine vorübergehende Maßnahme oder eine dringend erforderliche Dauertherapie handelt.

Viele Senioren leiden unter anderem an neurologischen Erkrankungen, wie z. B. Morbus Parkinson, Tumoren, psychischen Erkrankungen wie Depressionen, Alzheimererkrankung oder anderen Demenzformen. Viele Arzneimittel können gegebenenfalls das Sehvermögen beeinträchtigen. Die Sehstörungen reichen über Verschwommensehen, trockene Augen, Störungen des Farbsehens, Blendung und Lichtscheu bis hin zur Sehverschlechterung. Nebenwirkungen von Medikamenten entwickeln sich oft langsam und die Sehstörung tritt erst verzögert ein. Eine interdisziplinäre Zusammenarbeit zwischen den verschiedenen Fachbereichen (Augenarzt, Neurologe, Gerontologe, Internist) ist wichtig in der

Versorgung älterer Menschen, um mögliche Wechselwirkungen und Nebenwirkungen der verordneten Medikamente im Blick zu behalten. Falls der behandelnde Arzt im Zuge einer bestimmten Therapie eine vorsorgliche oder regelmäßige Kontrolle beim Augenarzt empfiehlt, sollte diese unbedingt wahrgenommen werden (vgl. Bmbf 2019, S. 1 ff.; Dtsch Arztebl 2012, S. 109:22–23:A-1118/B-962/C-954).

Medikamente, die häufig Sehstörungen hervorrufen, sind z. B. bestimmte Antibiotikasorten oder Anti-Pilz-Medikamente. Herz-Kreislaufmedikamente können neben Schwindel auch Sehstörungen verursachen. In der folgenden Tabelle (▶ Tab. 2.4) sind exemplarisch einige Medikamente aufgeführt, die unterschiedliche Veränderungen an den verschiedenen anatomischen Strukturen des Auges hervorrufen können (vgl. Bmbf 2019, S. 1 ff.; Dtsch Arztebl 2012, S. 109:22–23:A-1118/B-962/C-954; Blindeninstitutsstiftung 2015).

Tab. 2.4: Exemplarische Darstellung für Medikamente, die Veränderungen am Auge hervorrufen können

Anatomische Struktur	Symptome	Medikamente
Hornhaut	Trübungen, Sehstörung	z. B. Amiodaron bei Herzrhythmusstörungen
Hornhaut/Bindehaut	Trockenes Auge Augenjucken	z. B. Betablocker, Antidepressiva z. B. Novalgin
Pupille	Pupillenstörungen	z. B. Sympathomimetika, Parasympathomimetika
Linse/Ziliarkörper	Verlangsamung der Akkommodationsfähigkeit des Auges (zur Nah-/Ferneinstellung) Zunahme der Katarakt	u. a. Psychopharmaka z. B. Cortison
Glaskörper	Verschwommensehen	z. B. Blutung unter Antikoagulation
Netzhaut	Netzhautschäden	z. B. Tamoxifen zur Brustkrebstherapie, Chloroquin zur Malariaprophylaxe
Sehnerv	Farbsehstörungen	z. B. Ethambutol zur Tuberkulosetherapie
unspezifisch	Halluzinationen	z. B. Neuroleptika

2.8 Fazit für die Praxis

Eine Sehminderung kann das Leben und die damit verbundene Lebensqualität deutlich einschränken. Die Auswirkungen einer Augenerkrankung können so unterschiedlich sein wie die Erkrankungen selbst. Ursachen und Behandlungsmöglichkeiten sind individuell zu betrachten. Zur Prävention von Augenerkrankungen und daraus entstehender Sehminderung wird mindestens eine jährliche Kontrolle beim Facharzt für Augenheilkunde empfohlen. Senioren mit plötzlicher Sehverschlechterung, Wahrnehmung von Schatten,

Blitzen oder Rußregen, Schmerzen der Augen, Fremdkörpergefühl, Doppeltsehen, Verätzungen/Verbrennungen sowie Verletzungen sollten unverzüglich dem Augenarzt vorgestellt werden.

Von außen lassen sich Augenerkrankungen meist nicht erkennen! Eine akute Sehstörung, Sehverschlechterung oder ein Sehverlust ist immer ein Notfall. Jeglicher Form einer Sehverschlechterung sollte nachgegangen werden. Erste Ansprechpartner bei Problemen mit den Augen sind der Haus- oder Augenarzt. Bei der augenärztlichen Untersuchung wird das Sehvermögen überprüft. Mit Hilfe spezieller Geräte wird die Ursache für die jeweilige Störung abgeklärt. Das Spektrum der Augenerkrankungen im Alter umfasst zahlreiche unterschiedliche Diagnosen, die einer spezifischen fachärztlichen Diagnostik bedürfen, um eine individuelle Behandlung zu ermöglichen. Kann eine Augenerkrankung weder durch medizinisch-therapeutische Maßnahmen noch durch eine optische Korrektur insoweit verbessert werden, dass Lesefähigkeit und Alltagskompetenzen erhalten bleiben, können rehabilitative Angebote in Anspruch genommen werden. Dabei ist die interdisziplinäre Zusammenarbeit essenziell. Je nach Lebensphase der betroffenen Menschen stehen verschiedene Fachgruppen als Ansprechpartner zur Verfügung. Welche Unterstützungsangebote die Lebensqualität, Selbstständigkeit und Teilhabe insbesondere für Senioren stärken können, werden in den weiteren Beiträgen dieses Fachbuchs dargestellt.

Literatur und Quellen

Berufsverband der Augenärzte Deutschlands e. V. (BVA), Deutsche Ophthalmologische Gesellschaft (DOG), Retinologische Gesellschaft e. V. (RG) (2018) Stellungnahme von BVA, DOG und RG zur intravitrealen Therapie des visusmindernden Makulaödems bei retinalem Venenverschluss, Ophthalmologe 115, 842–854

Berufsverband der Augenärzte Deutschlands e. V. (BVA), Deutsche Ophthalmologische Gesellschaft (DOG), Retinologische Gesellschaft e. V. (RG) (2020) Ergänzende Stellungnahme der DOG, der RG und des BVA zur Therapie der proliferativen diabetischen Retinopathie, Ophthalmologe 117, 755–759

Berufsverband der Augenärzte Deutschlands e. V. (BVA), Deutsche Ophthalmologische Gesellschaft (DOG), Retinologische Gesellschaft e. V. (RG) (2014) Die Anti-VEGF-Therapie bei der neovaskulären altersabhängigen Makuladegeneration: Therapeutische Strategien, E-Pub

Berufsverband der Augenärzte Deutschlands e. V. (BVA), Deutsche Ophthalmologische Gesellschaft (DOG) (2015) Glaukomfrüherkennung, E-Pub

Blindeninstitutsstiftung (2015) Sehen im Alter, Leitfaden für Mitarbeiterinnen und Mitarbeiter in der stationären Altenpflege

Bundesministerium für Bildung und Forschung (Hrsg.) (2019) Medikamente im Alter: Welche Medikamente sind ungeeignet?, 1-45

Brewitt H, Sistani F (2001) Dry eye disease: the scale of the problem. Surv Ohtalmol, 45: 199–202

Brewitt H, Kaercher T, Rüfer F (2008) Trockenes Auge und Blepharitis, Klin Monbl Augenheilkd, 225(2): R15-R36

Auw-Haedrich C, Reinhard T (2007) Chronische Blepharitis. Ophthalmologe, 104:817–826

DEWS (2007) Management and Therapy of Dry Eye Disease. The Ocular Surface, 5: 163–178

Deutsches Ärzteblatt (Hrsg.) (2012) Sehstörungen als Arzneimittel-Nebenwirkung, 109(22-23): A-1118 / B-962 / C-954

Emesz M, Ettl A, Horvath-Winter J et al (2013) Leitlinien der Kommission für Okuloplastik (Orbita+ Dakryologie) der ÖGD. Spektrum der Augenhlkd 27: 204–215

Erb C, Schlote T (2010) Medikamentöse Augentherapie, 5. Aufl. Thieme Verlag

Esser P (2001) Therapie von Basaliomen der Lidregion. Deutsches Ärzteblatt, S. 35–38

Feltgen N, Pielen A (2017) Retinaler Arterienverschluss. Ophthalmologe, 114: 177–190

Goto E, Yagi Y, Matsumoto Y (2002) Impaired functional visual acuity of dry eye patients. Am J Ophthalmol, 133: 181–186

Grehn F (2012) Augenheilkunde, 31. Aufl. Springer

Heiligenhaus A, Koch J, Kruse F (1995) Diagnose und Differenzierung von Benetzungsstörungen. Ophthamologe, 92: 6–11

Heinz J (2010) Internistische Untersuchungen beim nichtarteriitischen retinalen Arterienverschluss. Ophthalmologe 107: 806–813

Herrmann P, Holz FG, Charbel Issa P (2013) Ätiologie und Pathogenese der altersabhängigen Makuladegeneration. Ophthalmologe, 110: 377–389

Hirschberg J (1908 a) Geschichte der Augenheilkunde Kapitel XXIII. Verlag W. Engelmann

Kakkassery V (März 2017) Aktuelle Diagnostik und Therapieempfehlungen beim Basalzellkarzinom am Auge. Opthalomolge, 114: 224–236

Kakkassery V, Heindl L (2018) SOP Standardisiertes Vorgehen in der Diagnostik und Therapie des periokulären Basalzellkarzinoms. Klin Monbl Augenhlkd, 235(01): 15–22

Kaercher T, Brewitt H (2004) Blepharitis. Ophthalmologe, 101: 1135–1148

Kriegelstein G (2007) Glaukom 2007: Die Papille beim Glaukom. Springer

Klein – Theyer A, Zimmermann – Roth C (2015) Lidfehlstellungen. Spektrum Augenhlkd, 29: 164–168

Liu L, Hartwig D, Harloff S et al.(2005) An optimised protocol for the production of autologous serum eye drops. Graefe`s Arch Clin Exp Ophthalmol, 243:706–714

Loth C, Miller C, Haritoglou C et al (2021) Hordeolum und Chalazion, Ophtalmologe, 1–11

Menkhaus S, Wallesch C-W, Behrens-Baumann W (2003) Charles-Bonnet-Syndrom . Ophthalmologe, 100: 736–739

Meyer-Rüsenberg HW, Emmerich KH (2009) Therapieoptionen bei Tränenwegserkrankungen. Ophthalmologe, 106: 193

Moss S, Klei R, Klein B (2000) Prevalence of and risk factors for dry eye syndrome. Arch Ophthalmol, 118: 1264–1268

Nentwich M, Ulbig M (2010) Diabetische Retinopathie. Diabetologe, 6: 491–502

Schaumberg D, Dana R, Buring J (2009) Prevalence of dry eye disease among US men: estimates from the Physicians`Health Studies. Arch Ophthalmol, 127: 763–768

Schrader W (2006) Altersbedingte Makuladegeneration. Ophthalmologe, 103:742–748

Stürmer J (2013) Katarakt – Grauer Star. Therapeutische Umschau, 66: 167–171

Thederan L, Steinmetz S, Kampmann s et al (2016) Prävalenz von Sehbeeinträchtigungen bei Bewohnen von Seniorenheimen. Deutsches Ärzteblatt, 113: 323–7

von Sonnleithner C, Brockmann T, Bergholz R et al (2015). Lidfehlstellungen. Augenheilkunde up2date, 5(04): 265–280

Weger M, Egger S (2017) Leitbild, Diagnose und Therapie retinaler Veneverschlüsse. Spektrum der Augenhlk, 31(5): 194–205

3 Auswirkungen neurologisch bedingter Sehstörungen im Alter

Iris Reckert

Zusammenfassung

- Neurologisch bedingte Sehstörungen entstehen durch Schädigungen des Sehnervs, der Sehbahn und der höheren visuellen Verarbeitung. Zudem sind Störungen der Augenbeweglichkeit und beidäugigen Zusammenarbeit möglich.
- Die Auswirkung neurologischer Sehstörungen auf den Alltag ist erheblich und umfasst Orientierungsstörungen, Übersehen von relevanten Informationen, Gangunsicherheit und Sturzgefahr sowie Störungen des Lesens.
- Hirnbedingte Sehstörungen unterscheiden sich von ophthalmologischen Erkrankungen, da sie Teil des gestörten cerebralen Netzwerkes sind und oft in Kombination mit der Vernachlässigung einer Raum- oder Körperhälfte (Neglect), motorischen, kognitiven und sprachlichen Symptomen auftreten. Ein Verständnis für die eigene Erkrankung und Kenntnisse über Kompensationsstrategien sind bei den Betroffenen nicht immer gegeben.

3.1 Zahlen, Fakten und ein erster Überblick

Der Hirnschlag ist eine neurologische Erkrankung, die meist jenseits des 60. Lebensjahres auftritt (vgl. Schweizerische Neurologische Gesellschaft). Auch der Morbus Parkinson sowie weitere neurodegenerative Erkrankungen manifestieren sich in aller Regel ab 60 Jahren (vgl. Parkinson Schweiz). Zudem können ältere Menschen auch neurologische Entzündungen, Sauerstoffmangel, Hirntumore oder Schädelhirntraumata erleiden.

Visuelle Störungen treten dabei sehr häufig auf und führen zu erheblichen Einschränkungen und Behinderungen im Alltag. Schlaganfallpatienten über 65 Jahren weisen ca. in 40–60 % der Fälle visuelle Störungen auf. Nach einem Schädelhirntrauma sind ca. 50 % der Patienten von neurovisuellen Problemen betroffen. Je nach Lokalisation der Hirnverletzung ist vor allem mit gleichseitigen (homonymen) Gesichtsfeldausfällen und den entsprechenden Störungen der visuellen Orientierung und der Lesefähigkeit zu rechnen. Einschränkungen der Sehschärfe, der Farbwahrnehmung, der Kontrastempfindung und der beidäugigen Zusammenarbeit sind ebenfalls möglich. Auch mit Störungen der Form- und Objekterkennung, der Raumwahrnehmung und der visuellen Aufmerksamkeit muss gerechnet werden. So können neurologische Patienten eine visuelle Vernachlässigung (Neglect) oder Störungen des visuellen Erkennens (Agnosie) zeigen (vgl. Neumann et al. 2016).

Neurologische Sehstörungen unterscheiden sich grundsätzlich von ophthalmologisch bedingten Sehproblemen. Während sich die ophthalmologische Erkrankung auf das Auge oder den Sehnerv beschränkt, sind neurovisuelle Störungen Teil eines gestörten neuronalen Netzwerkes: Ein erkranktes Auge ist etwas anderes als ein erkranktes Gehirn!

Menschen, bei denen eine ophthalmologische Erkrankung vorliegt, ist ihre Sehbehinderung oder Blindheit bewusst. Die Sehstörung kann je nach Tagesform etwas variieren und ist für Außenstehende bei guten Teilleistungen nicht immer nachvollziehbar. Grundlegend unterschiedlich können die Charakteristika cerebral bedingter Sehstörungen sein. Die Qualität der Sehleistungen kann sich je nach Aufmerksamkeitslevel des Betroffenen und je nach Darstellung oder Perspektive eines Sehobjektes verändern. Beispielsweise können Menschen mit cerebraler Sehbehinderung Gegenstände besser erkennen, wenn sie sich sehr darauf konzentrieren.

Je nach Ausmaß und Lokalisation einer Hirnläsion leiden neurologische Patienten neben der visuellen Symptomatik auch an motorischen, kognitiven oder sprachlichen Problemen. Neglect-Phänome führen zu einer Vernachlässigung einer Raum- und Körperhälfte und oft haben neurologisch Betroffene nur ein unzureichendes Konzept für die eigene Erkrankung. Ihre Selbsteinschätzung und ihre tatsächlichen Leistungen klaffen weit auseinander, was für Angehörige oder betreuende Personen zu verwirrenden Situationen führen kann. Beispielsweise geben Neglect-Patienten an, problemlos sehen zu können, essen aber nur die in der rechten Tellerhälfte gelegene Portion ihres Essens oder rasieren und schminken nur ihre rechte Gesichtshälfte.

Hinzu kommt, dass neurologische Sehstörungen visuell gesteuerte Alltagskompetenzen unterschiedlich betreffen. So können Hirnverletzungen zu Gesichtsfeldstörungen und ausgeprägten Raumwahrnehmungsstörungen führen, sodass der betroffene Mensch beispielsweise in Türpfosten läuft, aber problemlos kleine Schrift lesen kann. Diese Diskrepanz ist neurologisch erklärbar, für Außenstehende aber oft nicht nachvollziehbar.

3.2 Der Hirnschlag

Ein Schlaganfall entsteht durch die plötzlich eintretende Durchblutungsstörung von Hirnarealen, die in 85 % der Fälle durch ein verstopftes Gefäß entsteht. In 15 % der Fälle handelt es sich um eine Hirnblutung. Die Folgen eines Hirnschlages sind erheblich und führen nicht selten zum Tod. Jeder vierte Betroffene bleibt dauerhaft behindert und ist nicht mehr in der Lage, ein selbständiges Leben zu führen (vgl. Schweizerische Neurologische Gesellschaft).

Je nach Ausmaß und Lokalisation des Hirnschlages ergeben sich unterschiedliche Funktionsausfälle. Die Charakteristika von rechts- und linkshirnigen Läsionen werden im Folgenden kurz beschrieben, damit die neurovisuellen Schwierigkeiten eingeordnet werden können.

3.2.1 Der rechtshirnige Infarkt

Die rechte Hirnhälfte ist vermehrt bei der Raumwahrnehmung, der Analyse von Positionen und Abständen beteiligt (vgl. Goldenberg 2017, S. 4). Folglich muss bei einem rechtshirnigen Infarkt mit einer Störung der räumlichen Orientierung gerechnet werden. Oft besteht ein Neglect zur Gegenseite der Hirnläsion, also eine Vernachlässigung von linksseitigen visuellen, akustischen oder körperbezogenen Informationen. Der visuelle

Neglect bewirkt zwar erhebliche visuelle Probleme, seine Ursache ist aber keine Sehstörung, sondern ein Aufmerksamkeitsdefizit. Das erklärt, warum ein Neglect im Ausmaß variieren kann. Ebenso wie bei einer gesunden Person schwankt die Aufmerksamkeit bei einem Hirnschlagpatienten je nach Müdigkeit, Stress, Überforderung etc. In stressfreien, wenig komplexen Situationen kann die Orientierung nach links einigermaßen problemlos stattfinden. Ist der Betroffene aber müde, abgelenkt oder muss eine komplexe Situation bewältigen, so wird die linke Seite vernachlässigt (vgl. ausführliche Darstellung in Kerkhoff et al. 2008).

Beispiele im Alltag:

- Betroffene Personen beachten Gesprächspartner auf der linken Seite kaum.
- Sie laufen in Hindernisse links oder stoßen auf der linken Seite an.
- Sie verpassen Abzweigungen links.
- Sie essen in manchen Fällen nur die rechte Hälfte der Speisen auf ihrem Teller.
- Sie rasieren ausschließlich die rechte Gesichtshälfte.
- Beim Lesen verpassen sie den Zeilenanfang und lassen Wörter aus.
- Der linke Brillenbügel hängt oft neben dem Ohr.

Eine weitere Besonderheit der rechtshirnigen Störung und des linksseitigen Neglectes ist die fehlende oder unzureichende Krankheitseinsicht, die Anosognosie. Die Betroffenen nehmen ihre Krankheitssymptome nicht wahr bzw. interpretieren sie um. Beispielsweise merken sie, dass sie häufiger in Personen oder Hindernisse laufen, führen dies jedoch nicht auf ein eigenes Defizit zurück.

Ist bei einem rechtshirnigen Infarkt die Sehbahn betroffen, entstehen homonyme, also gleichseitige Gesichtsfelddefekte (sogenannte Hemianopsien oder Quadrantenanopsien) nach links (▶ Abb. 3.1; ▶ Abb. 3.2).

3.2.2 Der linkshirnige Infarkt

Die sprachdominante Funktion der linken Hirnhälfte ist seit langem bekannt (vgl. Goldenberg 2017, S. 3 f.). Linkshirnige Infarkte verursachen Aphasien, also Störungen der Sprachfähigkeit, wobei die Sprachproduktion, aber auch das Sprachverständnis und das Erkennen geschriebener Sprache gestört sein können.

Neglectphänomene sind bei linkshirnigen Infarkten möglich, aber deutlich seltener und auch weniger lang andauernd als bei rechtshirnigen Läsionen. Aufgrund der Sprachstörung (Aphasie) können die Betroffenen oft nicht differenziert über ihren Zustand Auskunft geben.

Störungen des visuellen Erkennens, also Agnosien, finden sich deutlich häufiger bei linkshirnigen Läsionen, wobei es teilweise schwerfällt zu differenzieren, ob ein betroffener Patient etwas nicht erkennt oder ob ihm – aufgrund der Aphasie – der richtige Begriff nicht zur Verfügung steht (vgl. ebd., S. 176 ff.).

Ist bei einem linkshirnigen Infarkt die Sehbahn betroffen, entstehen homonyme Gesichtsfeldstörungen nach rechts (▶ Abb. 3.3; ▶ Abb. 3.4).

Beispiele im Alltag:

- Betroffene übersehen Hindernisse auf der rechten Seite.
- Sprachstörungen sind häufig.
- Die visuellen Probleme sind oft bewusst, können aber aufgrund der Sprachstörung nicht mitgeteilt werden.
- Das Lesen ist erheblich erschwert, da Wort- und Satzenden im Gesichtsfeldausfall verschwinden.
- In Kombination mit der Sprachstörung können Wörter nicht erkannt werden.

Teil I Diagnostik und rehabilitative Maßnahmen

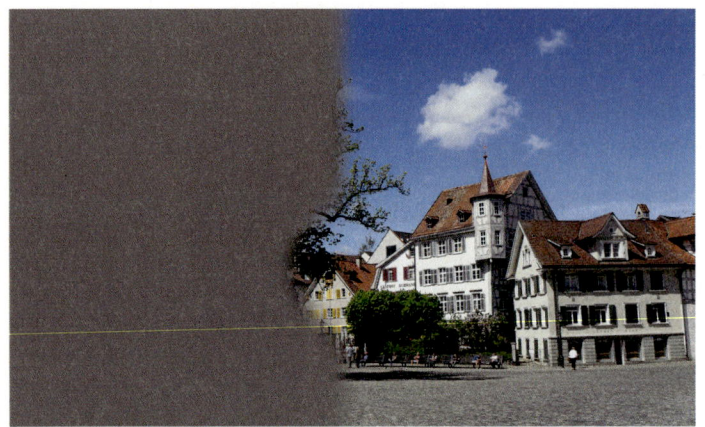

Abb. 3.1:
Hemianopsie nach links

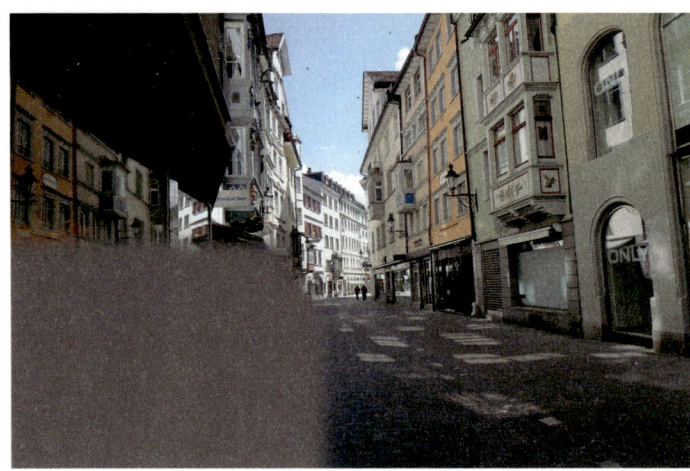

Abb. 3.2:
Quadrantenanopsie nach links

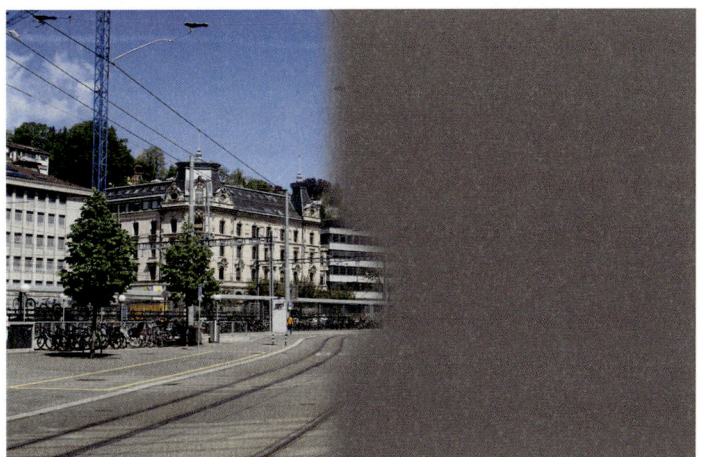

Abb. 3.3:
Hemianopsie nach rechts

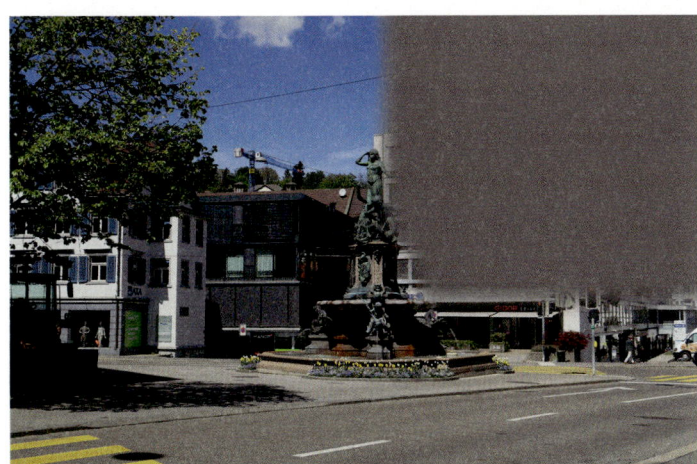

Abb. 3.4:
Quadrantenanopsie nach rechts

3.3 Gesichtsfeldstörungen

Homonyme (gleichseitige) Hemianopsien, Quadrantenanopsien (Teilgesichtsfeldausfälle) und Skotome (fleckförmige Ausfälle) sind Gesichtsfeldstörungen, die immer beide Augen betreffen. In den betroffenen Gesichtsfeldarealen kann die Wahrnehmung vollständig oder teilweise ausgefallen sein.

Gesichtsfeldausfälle sind die häufigste Folge einer Hirnverletzung (vgl. Neumann et al. 2016). Sie können sich ganz oder teilweise zurückbilden, vor allem in den ersten Tagen und Wochen nach der Läsion. Beeinflussbar ist die Rückbildung eines Gesichtsfeldausfalles nicht. Sogenannte Restitutionsverfahren, also Versuche, Gesichtsfeldausfälle durch Stimulation zu verbessern, konnten der wissenschaftlichen Überprüfung nicht standhalten (vgl. Reinhard et al. 2004).

Da der Gesichtsfeldausfall nicht beeinflussbar ist, werden zur Bewältigung des Alltags Kompensationsverfahren angewendet. Betroffene Personen erlernen, durch effiziente Blickbewegungen (Sakkaden) den ausgefallenen Gesichtsfeldbereich aktiv zu überblicken (zum Vergleich ▶ Abb. 3.5a; ▶ Abb. 3.5b; ▶ Abb. 3.5c). Kompensationsverfahren verbessern nicht das Gesichtsfeld selbst, sondern die visuellen Strategien im Alltag. Ihre Wirksamkeit wurde nachgewiesen (vgl. Roth et al. 2009).

3.3.1 Gesichtsfeldstörungen im Alltag

Störungen der Orientierung

Das periphere Gesichtsfeld, also unser visueller »Weitwinkel«, dient im Alltag vor allem der Orientierung (visuelle Exploration). Die Gesichtsfeldperipherie liefert relevante Informationen und löst den Blickwechsel zu wichtigen visuellen Reizen aus. Wenn wir im peripheren Gesichtsfeld etwas Relevantes wahrnehmen, schauen wir hin. Folglich führen Gesichtsfeldausfälle, wie homonyme Hemi- oder Quadrantenanopsien, zu erheblichen Orientierungsproblemen. Aus dem ausgefallenen Feld erhält der Betroffene keine Informationen, wenn er nicht bewusst dieses Areal absucht.

Beispiele im Alltag:

- Gegenstände, Personen, Möbelstücke oder Abzweigungen werden übersehen.
- Betroffene erschrecken, wenn eine Person »plötzlich« aus dem Gesichtsfeldausfall auftaucht.
- Visuelle Reaktionen auf die ausgefallene Seite sind verlangsamt, sodass in einer dynamischen Umgebung nicht schnell genug reagiert werden kann, beispielsweise auf schnell laufende Passanten.
- In unbekannter und komplexer Umgebung wie einem Krankenhaus, einer Arztpraxis oder einem Bahnhofsareal sind Betroffene verunsichert.
- Erhöhtes Sturzrisiko wegen übersehener Gegenstände.

Störungen des Lesens

Gesichtsfeldausfälle machen sich beim Lesen störend bemerkbar. Den Zeilenanfang treffen, die Linien halten, bei jedem Zeilenende auf die folgende Zeile und deren Anfang eine zielgerichtete Blickbewegung ausführen – das alles sind Leistungen, die vor allem Personen mit linksseitiger Hemianopsie schwerfallen. Die zugrunde liegende rechtshirnige Störung verursacht häufig eine zusätzliche Schwierigkeit, die räumliche Ausdehnung eines Textes korrekt zu erfassen. Besteht neben der Hemianopsie auch ein Neglect, werden am Zeilenanfang relevante Textanteile ausgelassen, sodass ein sinnhaftes Erfassen des Textes nicht möglich ist.

Menschen mit rechtsseitigem Gesichtsfeldausfall haben aufgrund unserer Leserichtung von links nach rechts erhebliche Schwierigkeiten, da sie Wort- und Zeilenende nicht sehen und sozusagen ins Nichts lesen. Erschwerend kommt hinzu, dass eine Läsion der linken, sprachdominanten Hirnhälfte vorliegt und das Erfassen und Verstehen eines Textes auch durch Störungen der Sprachverarbeitung beeinträchtigt sein können.

Beispiele im Alltag:

- Trotz ausreichender Sehschärfe falsch gelesene Wörter.
- Oft Lesefehler am Wortende.
- Auslassungen am Zeilenende.
- Stark verlangsamte Lesegeschwindigkeit.
- Insgesamt kein sinnhaftes Erfassen des Textes.

3 Auswirkungen neurologisch bedingter Sehstörungen im Alter

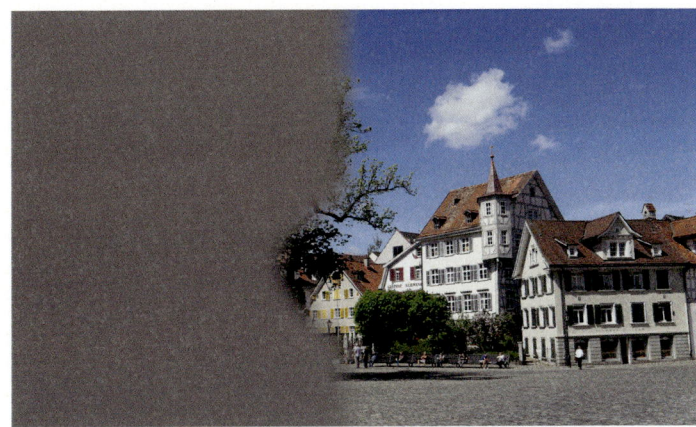

Abb. 3.5a:
Gesichtsfeldausfall nach links

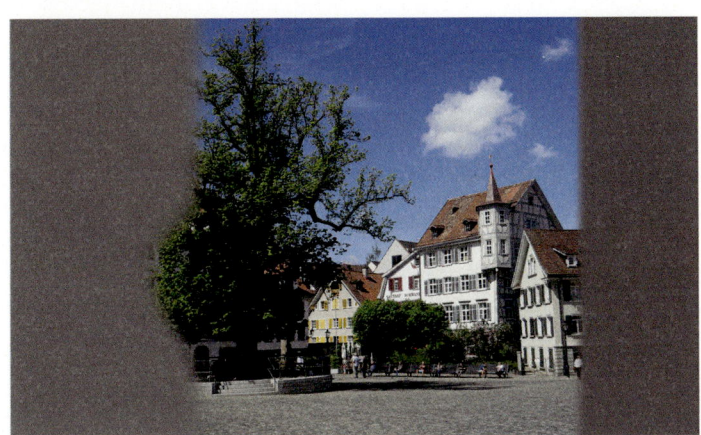

Abb. 3.5b:
Blickbewegung nach links

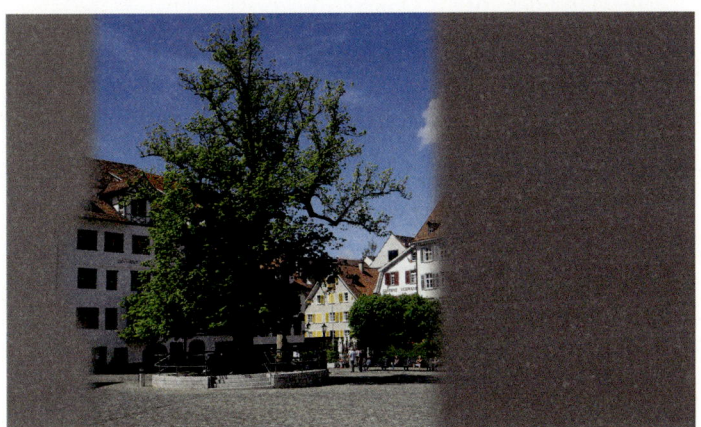

Abb. 3.5c:
Erfassen der linken Raumhälfte

3.3.2 Therapie bei homonymen Gesichtsfeldstörungen: Kompensationstraining

Das Prinzip der Gesichtsfeldkompensation besteht darin, aktiv in den ausgefallenen Gesichtsfeldbereich zu schauen. Dafür werden große, effiziente Blickbewegungen (Sakkaden) eingesetzt, um diesen zu überblicken.

So einfach dieses Prinzip erscheint, so schwierig ist dessen Umsetzung. Zuverlässig dorthin zu schauen, wo man nichts sieht, ist eine Leistung, die neben einer effizienten Blicktechnik dauerhafte Konzentration und Aufmerksamkeit erfordert. Menschen mit einer homonymen Gesichtsfeldstörung müssen eine grundlegende Verhaltensänderung erlernen. Sie sind darauf angewiesen, ständige Blickbewegungen auszuführen, um die Orientierung sicherzustellen. Dies ist ein Lernprozess, der nach einer Hirnverletzung meist Anleitung und Übung erfordert. Ergotherapeuten und Orthoptisten können ein entsprechendes Training durchführen.

Methoden des Kompensationstrainings

Ziel des visuellen Explorationstrainings ist der visuelle Überblick durch gezielte Blickbewegungen. Dieses Training wird auch Sakkadentraining genannt, da die Blicksakkade die wesentliche Technik dabei ist.

Es stehen vielfältige Trainingsmethoden unterschiedlicher Komplexität zur Verfügung, die je nach Trainingsziel und je nach Niveau der Betroffenen eingesetzt werden (vgl. Reckert 2014).

Beispiele für Sakkadentraining:

- Absuchen oder Zählen von Gegenständen auf dem Tisch.
- Computerspiele, die rasche Blickbewegungen fordern, wie zum Beispiel Mahjongg oder Solitaire.
- Therapeutische Trainingssoftware, wie zum Beispiel das Trainingsprogramm Visiocoach. Die Wirksamkeit des Trainings wurde in einer kontrollierten Studie nachgewiesen (vgl. Roth 2009).

Mobilität

Ob man zu Fuß oder mit dem Rollstuhl unterwegs ist, die Kompensation eines Gesichtsfeldausfalles erfordert sinnvolle Strategien.

Wichtig für Betreuende und Betroffene:

- Bewusst langsamer laufen! Dies lässt mehr Zeit, Blickbewegungen auszuführen und macht die Ausnahmesituation bewusst. Motto: »Langsam laufen, schnell schauen«.
- Gespräche und Ablenkung beim Laufen vermeiden. Volle Konzentration auf die Blickstrategien.
- Beim Aufstehen von einem Stuhl, Loslaufen bzw. mit dem Rollstuhl Losfahren, sofort Blick zur ausgefallenen Seite.
- Nach jedem Richtungswechsel und beim Betreten eines Raumes, sofort Blick zur ausgefallenen Seite.

Lesestörungen

Durch einen Gesichtsfeldausfall verursachte Lesestörungen können mit gezielten Strategien verbessert werden.

Wichtig für Betreuende und Betroffene:

Gesichtsfeldausfall nach links:

- Um die Ausdehnung der Seite oder des Textes zu erfassen, bewusst mit dem Finger die vier äußeren Ecken berühren.
- Ein Lineal an den linken Rand legen oder eine farbige Markierung links anbringen, um den Zeilenanfang zu markieren.

- Mit einem Zeilenhalter arbeiten. Blatt oder Lineal unter die zu lesende Zeile legen.
- Zeilen mit dem Finger begleiten.
- Bewusst langsam lesen.

Gesichtsfeldausfall nach rechts:

- Den letzten Buchstaben jedes Wortes in einem Text streichen. Mit dieser Technik werden mehr Buchstaben in das sehende linke Gesichtsfeld verschoben, sodass das Erkennen eines Wortes besser gelingt.
- Wörter oder Buchstaben wiedererkennen: Ausstreichen von einzelnen Buchstaben oder hochfrequenten Wörtern.
- Bewusst langsam lesen.
- Zeilen mit dem Finger begleiten.

3.4 Beidseitige Hirnschädigungen

Die Verarbeitung in den höheren visuellen Zentren ist äußerst komplex. Die Abbildung gelangt von der Netzhaut über die Sehnerven und die Sehbahn in die primäre Sehrinde und wird von dort in einem rasend schnellen und komplexen Vorgang weitergeleitet und analysiert. Ausrichtung von Linien, Form, Farbe, Bewegung etc. werden in verschiedenen neuronalen Strukturen aufgeschlüsselt und an höhere Zentren weitergegeben, die für die Zuordnung von Bedeutung und die Raumwahrnehmung zuständig sind (vgl. Goldenberg 2017, S. 167 ff.).

Die ungestörte visuelle Wahrnehmung, die wir für gewöhnlich nicht hinterfragen, ist das Produkt eines komplexen Analysevorgangs mit diversen spezialisierten Zentren, die im Rahmen einer neurologischen Schädigung ganz oder teilweise ausfallen können. Ursachen dafür sind Hirnschläge, Entzündungen, Tumorerkrankungen oder degenerative Erkrankungen. Oft ist auch ein Sauerstoffmangel nach Herz-Kreislauf-Stillstand die Ursache für eine cerebrale Sehstörung.

3.4.1 Cerebral Visual Impairment (CVI) – Klinisches Bild

CVI bedeutet eine fehlerhafte oder völlig ausgefallene Verarbeitung von Seheindrücken im Gehirn. Charakteristisch ist, dass verschiedene Sehfunktionen unterschiedlich gestört sein können. Je nach Ausmaß der Läsion kann das klinische Bild vom Ausfall einzelner visueller Komponenten, wie zum Beispiel Farb- oder Formerkennung, Lokalisation von Objekten oder Bewegungssehen, bis zur vollständigen Erblindung reichen.

Die Wahrnehmung von Licht und Bewegung ist oft erhalten. Die visuellen Einschränkungen können variieren, sich unter Aufmerksamkeitszuwendung verbessern und sich im Verlauf ganz oder teilweise erholen. Das klinische Bild ist daher individuell sehr verschieden und im Verlauf variabel. Therapiemaßnahmen und Hilfsmittel werden der jeweiligen Situation entsprechend angewendet (vgl. Leitlinie Visuelle Wahrnehmungsstörung 2017).

Beispiele im Alltag:

- Betroffene können Farben, Formen oder Gegenstände erkennen, nicht aber lokalisieren, wo und in welchem Abstand zueinander sich diese befinden. Die Orientierung im Raum ist erheblich gestört.
- Andere können sich bestens im Raum orientieren, aber Zahlen oder Buchstaben unabhängig von ihrer Größe nicht erkennen.

- Wiederum andere nehmen einzelne Buchstaben und Zahlen wahr, haben aber Probleme, sobald diese eng zusammenstehen. Diese Kontureninteraktion ist ein typisches Merkmal cerebraler Sehstörungen. Nah beieinander gelegene Zeichen können nicht getrennt wahrgenommen werden, weshalb auch das Lesen von Texten nicht gelingt.

Besonderheit: Die fehlende Krankheitseinsicht (Anton-Syndrom)

Im Gegensatz zu Menschen mit einer ophthalmologischen Sehbehinderung nehmen cerebral sehbehinderte oder blinde Personen ihre eigene Sehstörung oft nicht wahr. Sie schildern vermeintliche Seheindrücke, die nicht real sind, und geben an, keine Probleme zu haben.

Das Anton-Syndrom ist eine Form der Anosognosie, also der fehlenden Krankheitseinsicht. Es ist die Folge einer schweren beidseitigen Hirnverletzung und Desorientierung und kann sich im Verlauf zurückbilden.

Wichtig für Betreuende und Betroffene:

- Das Phänomen des Nichterkennens der eigenen Sehstörung richtig werten.
- Tatsächliche Sehleistungen des Betroffenen beobachten.
- Sich durch die Schilderungen der vermeintlichen Sehleistungen nicht über die tatsächliche Sehbehinderung hinwegtäuschen lassen.

Besonderheit: Plusphänomene

Nach einer Hirnverletzung können nicht reale visuelle Erscheinungen entstehen, wie visuelle Reizerscheinungen, z. B. Flimmern, Blitze, geometrische Figuren etc. (▶ Abb. 3.6). Es können aber auch ganze Bilder wahrgenommen werden, die als Halluzination als real interpretiert werden oder deren irrealer Charakter als Pseudohalluzination erkannt wird. Auch das Wiederauftauchen von vorher wahrgenommenen Seheindrücken, die so genannte Palinopsie, ist möglich (▶ Abb. 3.7).

Wichtig für Betreuende und Betroffene:

- Den nicht realen Charakter der geschilderten Seheindrücke erkennen.
- Den Betroffenen informieren und Ängste nehmen.

3 Auswirkungen neurologisch bedingter Sehstörungen im Alter

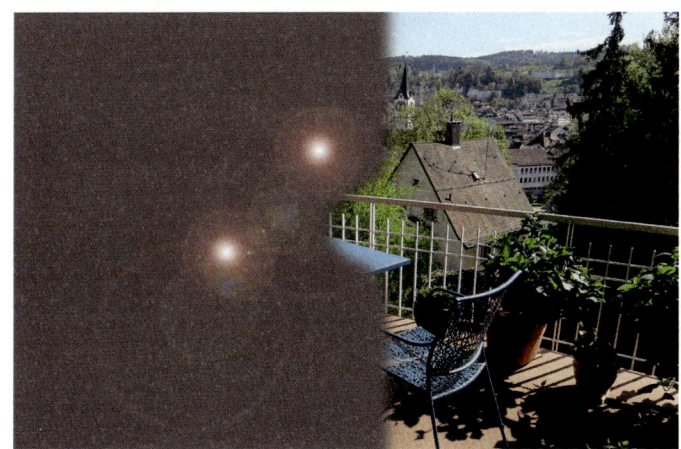

Abb. 3.6:
Gesichtsfelddefekt mit visuellen Reizerscheinungen

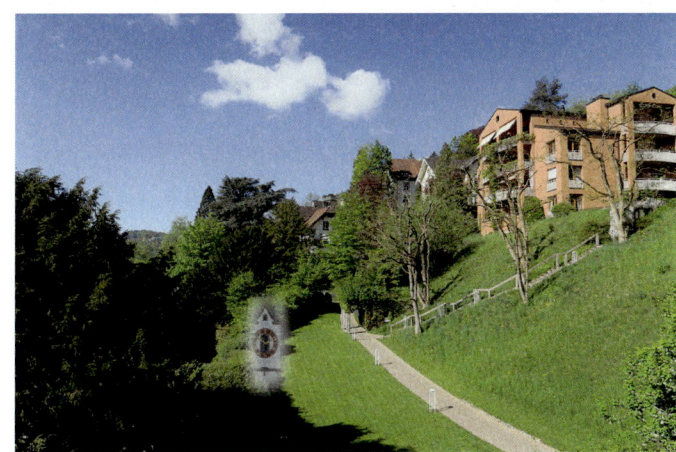

Abb. 3.7:
Palinopsie

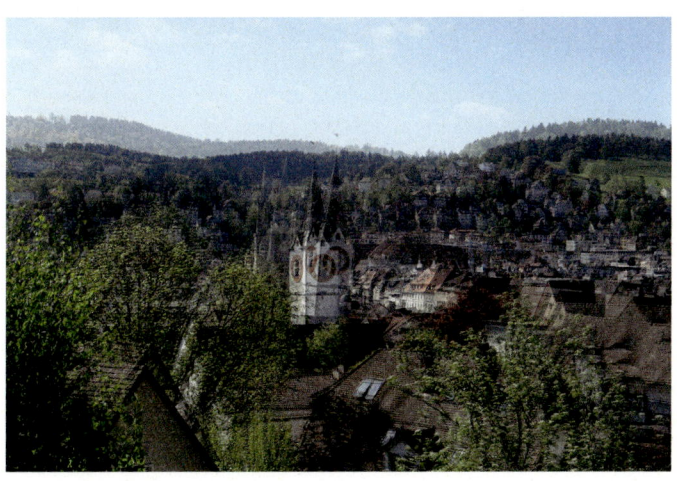

Abb. 3.8:
Doppelbilder

3.5 Okulomotorikstörungen und Doppelbilder

Das Zusammenspiel beider Augen erfordert eine präzise Koordination der Augenbewegungen, damit eine nahezu punktgenaue Abbildung entsteht, die im Gehirn zu einem Bild verschmolzen werden kann (Fusion). Die Augenmuskeln jedes Auges werden von drei Hirnnerven versorgt und von zentralen Blickzentren gesteuert, damit sich beide Augen in gleichem Maße in eine Blickrichtung bewegen. Zudem ist es erforderlich, dass sich das Augenpaar auf verschiedene Distanzen ausrichten kann. So stehen die Augen bei Blick in die Ferne parallel und müssen sich beim Blick in die Nähe zueinander ausrichten (konvergieren), was ebenfalls einer zentralen Steuerung bedarf. Funktionieren diese komplex aufeinander abgestimmten Mechanismen nicht, entsteht ein Augenstellungsfehler, der bei Erwachsenen in aller Regel Doppelbilder verursacht (▶ Abb. 3.8).

3.5.1 Klinisches Bild und Ursachen für Doppelbilder

Je nach Ausmaß einer Augenfehlstellung variieren Doppelbildabstand und die Art der Bildverschiebung. In einer gezielten Diagnostik können durch Orthoptisten oder Augenärzte Augenstellung und -beweglichkeit analysiert werden.

Schielen im Senium kann verschiedene Ursachen haben. Vorbestehende Schielstellungen können im Alter zum Teil nicht mehr ausgeglichen werden. Durchblutungsstörungen können die für die Augenbeweglichkeit zuständigen Hirnnerven oder höheren Blickzentren lädieren, sodass dann vorübergehend auftretende oder dauerhafte Einschränkungen der Augenbeweglichkeit entstehen.

Wichtig für Betreuende und Betroffene:

- Menschen mit Hirnverletzung benennen das Doppelbild häufig nicht als solches. Sie umschreiben es als Verschwommensehen, Durcheinander oder Verschiebung.
- Das Zukneifen eines Auges ist oft ein Hinweis auf eine Störung des beidäugigen Sehens.
- Betroffene greifen häufig daneben, da sowohl beim Doppeltsehen als auch bei der einäugigen Sichtweise das beidäugige Tiefensehen fehlt.

3.5.2 Therapie bei Doppelbildern

Falls möglich, werden Doppelbilder nach einer augenärztlichen und orthoptischen Untersuchung mit einem Press-on-Prisma auf dem Brillenglas korrigiert. Diese prismatische Aufklebelinse korrigiert die verschobene Abbildung beider Augen über eine optische Bildverschiebung, damit wieder ein Bild entsteht. Handelt es sich im Verlauf um eine geringe und stabile Schielstellung, kann der Prismeneffekt auch in eine Brille integriert werden.

Besteht jedoch eine große und dauerhaft vorhandene Schielstellung, kommt eine Schieloperation in Frage. Ist eine Prismenkorrektur nicht möglich, wird zur Doppelbildvermeidung ein Auge abgedeckt. Dafür kommen Augenpflaster, Abdeckklappen oder Klebefolien auf dem Brillenglas in Frage. Bei Erwachsenen ist es nicht nötig, die Augen abwechselnd abzudecken, da eine Minderung der Sehschärfe durch dauerhaftes Okkludieren nicht zu befürchten ist (dies verhält sich bei Kindern anders). Auch wird das abgedeckte Auge hinter der Okklusion mitbewegt, sodass ein ständiger Bewegungsimpuls stattfindet und die Rückbildung der Lähmung unabhängig von der Okklusion möglich ist. Ein Abwechseln der Okklusion ist somit nicht erforderlich und würde nur die Hand-Augenkoordination und die Geradeausempfindung im Raum stören (vgl. Reckert u. Müri 2017).

Wichtig für Betreuende und Betroffene:

- Das gelähmte oder das visusschwächere Auge abdecken.
- Die Okklusion auf der für den Betroffenen angenehmeren Seite lassen und nicht wechseln.

3.5.3 Besonderheit: Die Blicklähmung

Die Blicklähmung entsteht durch Störungen der zentralen Steuerungszentralen und ist beidseitig, d. h. beide Augen können nicht in eine oder mehrere Blickrichtungen bewegt werden. Charakteristisch für Blicklähmungen ist, dass verschiedene Blickbewegungen unterschiedlich gestört sein können. Vor allem rasche Blickzielbewegungen (Sakkaden) sind nicht möglich oder stark verlangsamt. Die Augenbewegung über eine Kopfbewegung, also dem vestibulookulären Reflex, gelingt hingegen meist.

Im höheren Lebensalter ist die progressive supranukleäre Parese besonders zu erwähnen. Es handelt sich um eine neurodegenerative Erkrankung, die zunächst mit parkinsonähnlichen Symptomen auftritt (vgl. Parkinson Schweiz). Die Erkrankung beginnt mit einer Blicklähmung nach unten, d. h. Alltagshandlungen wie Essen, Lesen und Laufen, insbesondere Treppen hinunterlaufen, sind erheblich gestört. Im Verlauf ist die Augenbeweglichkeit zunehmend in alle Richtungen eingeschränkt.

Blicklähmungen verursachen keine Doppelbilder, wenn die Augenbeweglichkeit symmetrisch eingeschränkt ist. Bei asymmetrisch gestörter Okulomotorik können Doppelbilder hinzukommen, die entsprechend behandelt werden.

Wichtig für Betreuende und Betroffene:

- Die Veränderung der Blickrichtung über die Kopfbewegung versuchen.
- Lesegut auf einem Notenständer oder Lesepult positionieren, damit der Betroffene im Geradeausblick lesen kann.
- Die Brille für die jeweilige Tätigkeit und Arbeitsdistanz anpassen. Eine Gleitsichtbrille kann bei einer Blicklähmung nach unten nicht genutzt werden.

3.6 Morbus Parkinson

Der Morbus Parkinson ist eine neurodegenerative Erkrankung des höheren Lebensalters, charakterisiert durch Bewegungsverlangsamung, Steifheit und Ruhetremor sowie Haltungsinstabilität. Diese Symptome können je nach Medikamenteneinstellung variieren. Im Verlauf der Erkrankung kann die medikamentöse Symptomkontrolle instabiler werden und die Patienten zeigen Phasen mit einer Überbeweglichkeit (vgl. Parkinson Schweiz).

3.6.1 Visuelle Störungen bei Parkinson

So variantenreich der Morbus Parkinson im Verlauf sein kann, so vielseitig sind auch die möglichen visuellen Störungen. Neben Doppelbildern, trockenen Augen und Blendempfindlichkeit klagen Parkinsonpatienten auch immer wieder über ein Nachlassen der Bildschärfe beim Lesen. Da die Netzhaut ebenfalls auf den parkinsontypischen Dopaminmangel reagiert, macht sich dies in Form von verminderter Kontrastempfindung bemerkbar (vgl. Kerschhaggl 2012).

Störungen des beidäugigen Sehens

Doppelbilder können durch die Dekompensation von Augenfehlstellungen entstehen.
Durch das parkinson-typische Blickverhalten mit geringer Blinzelfrequenz und starrem Blick erhält das Augenpaar wenig Impulse, leichte Ungenauigkeiten der Augenstellung zu korrigieren. Hinzu kommt beim Morbus Parkinson oft eine Schwäche in der Nahausrichtung des Augenpaares (Konvergenzinsuffizienz), wodurch Doppelbilder in der Nähe auftreten.

Wichtig für Betroffene und Betreuende:

- Ist die Augenfehlstellung eher gering, hilft es, immer wieder bewusst zu blinzeln, die Blickrichtung zu ändern und die Augen zu bewegen. Mit dieser Technik, also blinzeln, wegschauen und neu zielen, können Doppelbilder oft wieder gut kompensiert werden.
- Bei ausgeprägten Schielstellungen ist eine augenärztlich-orthoptische Untersuchung und Korrektur der Doppelbilder mit einer Prismenbrille nötig.

Reduzierte Blinzelfrequenz und das trockene Auge

Der unwillkürliche Blinzelreflex lässt bei Parkinsonpatienten oft soweit nach, dass sie auffällig selten oder gar nicht mehr blinzeln. Der cerebrale »Taktgeber« für die Blinzelfrequenz ist ausgefallen und durch die fehlende Oberlidbewegung beim Blinzeln reißt der Tränenfilm ab und die Augen sind trocken.

Wichtig für Betreuende und Betroffene:

- Aktiv an das Blinzeln denken oder dazu auffordern.
- Regelmäßig ein Tränenersatzmittel anwenden.
- Ein Tränenersatzmittel ohne Konservierungsstoff wählen.

Licht, Blendung und Beleuchtung

Der individuelle Lichtbedarf kann bei Parkinsonpatienten sehr unterschiedlich ausgeprägt sein. Unabhängig vom Morbus Parkinson weisen ältere Menschen Trübungen der Augenlinse oder des Glaskörpers auf, was zu Blendempfindlichkeit führt. Das trockene Auge in Kombination mit dem reduzierten Blinzelreflex und dem instabilen Tränenfilm begünstigt das Blendgefühl. Auch ist der Lichtbedarf bei älteren Menschen generell höher (▶ Teil I, Kap. 4.1).

Wichtig für Betreuende und Betroffene:

- Eine angepasste Sonnenbrille oder einen Sonnenvorhänger vor der eigenen Brille tragen.
- Im Freien eine Kopfbedeckung nutzen.
- Lesegut beleuchten; dadurch verbessert sich das Kontrastsehen.
- LED oder Kaltlichtlampen nutzen.

Brille

Bei fortschreitender Parkinsonerkrankung ist die Körperhaltung vornüber gebeugt. Der Kopf ist dabei nach unten geneigt und die Augen sind im Aufblick. Eine Gleitsichtbrille lässt sich daher zum Lesen nicht nutzen. Auch bei weniger ausgeprägter Parkinson-Problematik können Gleitsichtbrillen oft nicht adäquat eingesetzt werden. Unwillkürliche kleine Kopf- und Körperbewegungen fallen bei Parkinsonbetroffenen weg. Und genau diese wären erforderlich, um das korrekte Fixieren durch die Gleitsichtgläser immer wieder herzustellen. Parkinsonpatienten schauen häufig durch einen der jeweiligen Sehdistanz nicht entsprechenden Teil der Gleitsichtbrille und sehen somit verschwommen. Der unwillkürliche Korrekturmechanismus fehlt.

Wichtig für Betreuende und Betroffene:

- Gleitsichtbrillen bei fortgeschrittener Parkinsonerkrankung durch Einstärkenbrillen ersetzen.
- Bei Lesebrillen den individuellen Leseabstand berücksichtigen. Oft ist dieser bei Parkinsonpatienten sehr nah.

3.7 Fazit

Hirnbedingte Sehstörungen unterscheiden sich grundsätzlich von einer augenbedingten Sehbehinderung. Sie gehen einher mit verschiedenen Symptomen eines gestörten cerebralen Netzwerkes, sodass Betroffene neben der visuellen Störung auch motorische, kognitive und sprachliche Defizite aufweisen können. Ein angemessenes Konzept für den Umgang mit der eigenen Erkrankung ist nicht immer vorhanden.

Die visuellen Symptome umfassen Gesichtsfeldstörungen, vor allem Hemianopsien oder Quadrantenausfälle mit charakteristischen Störungen der Orientierung und des Lesens, die über ein Kompensationstraining verbessert werden können. Beim Cerebral Visual Impairment sind unterschiedliche visuelle Leistungen variabel gestört. Die Therapie ist dabei individuell. Störungen der Augenbeweglichkeit führen zu einem fehlenden Tiefensehen und somit zu einer Gefährdung im Alltag.

Insgesamt gilt es, die visuellen Symptome hirnverletzter Menschen zu erfassen und über geeignete Maßnahmen zu verbessern. Die befremdlich erscheinenden Phänomene, wie die fehlende Krankheitseinsicht, aber auch Halluzinationen oder das Wiederauftauchen von gesehenen Objekten, können mit der Hirnverletzung erklärt und somit besser verstanden werden.

Literatur und Quellen

Fresh Minder-Vertrieb Dr. Ralf Hoffmann (http://www.freshminder.de, Zugriff am: 6.1.2021)

Goldenberg G (2017) Neuropsychologie. 5. Auflage. München: ELSEVIER

Kerkhoff G, Neumann G, Neu J (2008) Ratgeber Neglect. Hogrefe Verlag Göttingen

Kerschhaggl-Linder A (2012) Visuelle Probleme bei Parkinson, Orthoptik-Pleoptik 35: 30–35

Neumann G, Schaadt A-K, Reinhart S, Kerkhoff G (2016) Häufigkeit subjektiver Sehbeschwerden und objektiver neurovisueller Defizite nach Hirnschädigung – Eine quantitative Analyse bei 656 Patienten, Neurol Rehabil, 22(2): 93–97

Parkinson Schweiz (https://www.parkinson.ch/index.php?id=181#c645, Zugriff am: 10.1.2020)

Reckert I (2014) Was kann man für Hemianopsie-Patienten in der Praxis tun? Z. Prakt. Augenheilkd. 35: 323–328

Reckert I, Müri R (2017) Neurologische Rehabilitation – Diagnostik und Therapie neurovisueller Störungen, Therapeutische Umschau 74 (9), S. 511–515

Reinhard J, Schreiber A, Schiefer U, Vonthein R, Trauzettel-Klosinski S (2004) Visuelles Restitutionstraining bei homonymer Hemianopsie, Z. prakt. Augenheilkd. 25: 305–312

Roth T, Sokolov AN, Messias A, Roth P, Weller M, Trauzettel-Klosinski S (2009) Sakkadentraining verbessert visuelle Exploration bei Hemianopsie. Eine randomisierte kontrollierte Studie, Z. prakt. Augenheilkd.30:403–410

Schweizerische Neurologische Gesellschaft. (https://www.swissneuro.ch/view/Content/schlaganfall, Zugriff am: 10.1.2020)

S2k Leitlinie Visuelle Wahrnehmungsstörung, Stand 04 /2017, AWMF-Register Nr. 022/020

Visiocoach Trainingssoftware (https://www.visiocoach.de, Zugriff am: 10.1.2020)

4 Low-Vision-Rehabilitation und Netzwerk Sehen

Anna-Maria Koob-Matthes

Zusammenfassung

- Die Low-Vision-Rehabilitation älterer sehbeeinträchtigter und blinder Menschen umfasst die medizinische, augenoptische und soziale Versorgung. Ziel ist die Verbesserung der Lebenssituation, sodass Senioren trotz Sehbeeinträchtigung selbständig und mobil ihren Alltag gestalten und am gesellschaftlichen Leben teilhaben können.
- Um zu gewährleisten, dass sehbeeinträchtigte und blinde Menschen adäquate Beratung und Unterstützung erhalten, ist eine fachkompetente interdisziplinäre Zusammenarbeit nötig.
- Pflegeeinrichtungen sollten Kooperationen mit Augenärzten, Augenoptikern und weiteren zugehörigen Berufsgruppen schließen und die eigenen Mitarbeitenden zum Thema Sehen sensibilisieren.

4.1 Einleitung

Mit dem Zuwachs der Bevölkerungsgruppe der über 65-Jährigen ist eine Zunahme von altersbedingten Sehbeeinträchtigungen durch krankhaft bedingte Sehverschlechterungen bis hin zur Erblindung verbunden, weshalb immer mehr Menschen einer augenärztlichen und augenoptischen Versorgung bedürfen.

Im ersten Teil dieses Beitrags werden allgemeine Informationen zu Sehbehinderung und Blindheit sowie deren Auswirkungen dargestellt, die grundlegend für die Low-Vision-Rehabilitation sind.

Im zweiten Teil werden neben dem Ablauf der optischen Rehabilitation und einem Überblick über verschiedene Hilfsmittel auch die daraus entstehenden sozialrechtlichen Ansprüche näher beschrieben und anhand von grafischen Übersichten dargestellt. Handlungsempfehlungen unterstützen Angehörige, Pflege- und Betreuungskräfte und damit auch die betroffenen Menschen selbst.

Um sehbeeinträchtigte und blinde Senioren bedarfsorientiert und ganzheitlich beraten und begleiten zu können, bedarf es der Zusammenarbeit verschiedener Fachdisziplinen. Im dritten Teil wird daher auf die Arbeit der unterschiedlichen Fachgruppen näher eingegangen sowie Inhalte einer interdisziplinären Netzwerkgestaltung werden dargestellt.

4.2 Grundlagen Low Vision

Neben physiologisch bedingten Alterungsprozessen (▶ Teil I, Kap. 1.4.1) am Auge und im Gehirn können auch pathologische Erkrankungen (▶ Teil I, Kap. 2.1) zu einer herabgesetzten Sehschärfe führen. Doch was ist zu tun, wenn mit den vorhandenen Sehhilfen (Brillen, Kontaktlinsen etc.) das Lesen nicht mehr möglich ist oder alltägliche Aufgaben nicht mehr durchgeführt werden können?

Neben einem Termin beim Augenarzt sollte ebenso eine Low-Vision-Beratung (ganzheitliche Beratung bei geringem Sehvermögen) zum Erhalt oder zur Förderung der Selbständigkeit der Senioren in die Wege geleitet werden.

4.2.1 Sehbehinderung und Blindheit

Aufgrund des demografischen Wandels, des medizinischen Fortschritts und der somit steigenden Lebenserwartung nimmt auch die Vorkommenshäufigkeit von Augenerkrankungen zu. Sehbehinderung und Erblindung können die Folge von Augenerkrankungen im Alter sein.

Eine Beeinträchtigung des Sehvermögens kann ganz unterschiedliche Ursachen haben. Für eine Beurteilung, ob nach deutschem Recht eine Sehbehinderung oder Blindheit vorliegt, ist in erster Linie die korrigierte Sehschärfe auf dem besseren Auge maßgebend. Jedoch kann sich nicht nur der Verlust der zentralen Sehschärfe, sondern auch eine Einschränkung des Gesichtsfeldes auf das räumliche Orientierungsvermögen auswirken und dieses stark beeinträchtigen (vgl. Berke & Rauscher 2007, S. 185 ff.). Das deutsche Sozialrecht definiert hierbei die Begriffe Sehbehinderung, hochgradige Sehbehinderung und Blindheit (vgl. Robert Koch-Institut 2017, S. 6). Die geltenden Definitionen sowie die daraus folgenden Ansprüche in Deutschland werden in folgender Tabelle (▶ Tab. 4.1) dargestellt (vgl. Blindeninstitutsstiftung 2015).

Tab. 4.1: Übersicht Definition Sehbehinderung und Blindheit in Deutschland

Bestkorrigierter Visus des besseren Auges		Definition nach deutschem Recht	Sozialrechtliche Ansprüche
Dezimalvisus	Gesichtsfeld		
≤ 0,3 (≤ 1/3)	bei ≤ 10°	sehbehindert	Kostenbeteiligung der Krankenkasse bei Sehhilfen/Hilfsmittel
≤ 0,05 (≤ 1/20)	> 5° ≤ 10°	hochgradig sehbehindert	Sehbehindertengeld (bundeslandabhängig) Schwerbehindertenausweis
≤ 0,02 (≤ 1/50) keine Lichtwahrnehmung	≤ 5°	blind	Kostenbeteiligung der Krankenkasse bei Sehhilfen/Hilfsmittel sowie Rehabilitationsmaßnahmen Blindengeld Schwerbehindertenausweis

Die Sehschärfe wird als Parameter zur Bestimmung des Sehsinns genutzt. Was als »normaler« Visus gilt, ist altersabhängig unterschiedlich. Während bei einem jungen Menschen die Sehschärfe zwischen 1,0 und 1,6 im Normalbereich liegt, ist sie bei einem 80-Jährigen zwischen 0,6 und 1,0 als altersentsprechend einzustufen.

Oftmals wird zum einfacheren Verständnis der Wert von 1,0 mit 100 % gleichgesetzt. In Deutschland gilt als sehbehindert, wer trotz Brillen- oder Kontaktlinsenkorrektur auf dem besseren Auge höchstens 0,3 (30 Prozent), aber mehr als 0,05 (5 Prozent) Sehschärfe erreicht. Eine hochgradige Sehbehinderung liegt vor, wenn die Sehschärfe auf dem besseren Auge 0,05 (5 Prozent) beträgt, jedoch über 0,02 (2 Prozent) oder eine Einengung des Gesichtsfelds zwischen 5° und 10° besteht. Mit einer Sehschärfe von 0,02 (2 Prozent) und weniger, gilt man in Deutschland im Sinne des Gesetzes als blind. Diese Einordnung kann ebenso zutreffen, wenn eine Gesichtsfeldeinengung von 5° und weniger diagnostiziert wurde.

Die ausgeprägteste Form eines Sehverlustes ist die Blindheit. Man unterscheidet hier zwischen Hell- und Dunkelwahrnehmung oder der vollständigen Form der Blindheit (Amaurose). Bei der Amaurose ist keine Lichtwahrnehmung und optische Reizverarbeitung vorhanden.

Der Anspruch auf sozialrechtliche Leistungen (z. B. Blindengeld) sowie auf Sehhilfen und Hilfsmittel (z. B. Lupen) ist in Deutschland gesetzlich geregelt.

Die von der Sehschärfe oder dem Gesichtsfeld abhängigen sozialen Ansprüche werden in den kommenden Abschnitten ausführlicher beschrieben.

4.2.2 Äußere Anzeichen von Sehbeeinträchtigungen

Oftmals werden Veränderungen der Sinneswahrnehmungen im Vergleich zu offensichtlichen Beeinträchtigungen wie Bewegungsstörungen von älteren Menschen selbst nicht erkannt oder verneint.

Durch eine Verminderung der Seh- und/oder Hörfähigkeit können Informationen aus der Umwelt nur noch unvollständig aufgenommen werden. Die daraus resultierenden Verständigungsprobleme können zu einer erschwerten Kommunikation führen.

Um den Senioren entsprechend ihrer Sinnesbeeinträchtigung zu begegnen, sollten alle Menschen aus ihrem Umfeld (z. B. Angehörige, mobiler Pflegedienst, Betreuungskräfte, Therapeuten, Pflegekräfte) darüber informiert sein.

Das notwendige Vorgehen wird im folgenden Zitat noch einmal eindrücklich beschrieben:

»Bei Patienten mit Seh- und Hörstörungen ist die Gefahr der sozialen Isolation erhöht. Daher wird bereits beim geringsten Verdacht eine diagnostische Abklärung durch den Augen- oder HNO-Arzt eingeleitet. Therapieziel ist die ursächliche Beseitigung der Störung oder, wenn dies nicht möglich ist, die Anpassung geeigneter Hilfen (z. B. Brille, Hörgerät), um dem Patienten die Teilnahme am gesellschaftlichen Leben (wieder) zu ermöglichen« (Schäffler et al. 2000, S. 487).

Wie kann man eine Sehbeeinträchtigung rechtzeitig erkennen?

Für einen Außenstehenden ist es häufig sehr schwierig, eine Sehbeeinträchtigung zu erkennen. In der Gesellschaft wird davon ausgegangen, dass durch eine Brille oder Kontaktlinse die volle Sehschärfe erreicht wird. Dies trifft nicht immer zu, da verschiedene Erkrankungen trotz Korrektur nur eine gewisse oder auch keine Verbesserung der Sehleistung zulassen.

Können Senioren Sehverschlechterungen oder Schmerzen der Augen nicht selbst kommunizieren, helfen verschiedene äußere Anzeichen auch Außenstehenden dabei, eine Veränderung des Sehens zu beobachten. Welche Anzeichen dies sein können, sind dem folgenden Kasten (▶ Kasten 4.1) zu entnehmen.

Kasten 4.1: Erste direkte Äußerungen und äußere Anzeichen auf Veränderung des Sehens

> **Direkte und äußere Anzeichen**
>
> Erste direkte Äußerungen und äußere Anzeichen, die auf eine Veränderung des Sehens hinweisen können:
>
> **Direkte Äußerungen**
>
> - Herabgesetzte Sehschärfe, akut oder schleichend*
> - Schmerzen an einem oder beiden Augen*
>
> **Äußere Anzeichen**
>
> - Blendempfindlichkeit bis hin zu gewünschter Dunkelheit
> - Erhöhter Lichtbedarf
> - Gesichter und Gegenstände werden nicht immer erkannt*
> - Unlust zum Lesen und Fernsehen
> - Starkes Annähern an Objekte, Zeitung
> - Sozialer Rückzug
> - Augenblinzeln, Auge zukneifen
> - Unterstützungsangebote werden abgelehnt (z. B. Einsatz oder Erprobung von Sehhilfen)
> - Augentränen – Rotes Auge – Verklebtes Auge*
> - Gangunsicherheiten (z. B. vermehrtes Anstoßen an Gegenstände oder Stürze)
>
> * Akuter Handlungsbedarf

Welcher Handlungsbedarf besteht beim Feststellen von ersten Anzeichen?

Werden diese Anzeichen vom Pflege-, Betreuungspersonal oder Angehörigen beobachtet, sollte eine Vorstellung beim Augenarzt in die Wege geleitet werden. Bei direkten Äußerungen wie schmerzenden Augen oder akutem Sehverlust liegt ein dringender Handlungsbedarf vor. Ein Termin beim Augenarzt ist zwingend erforderlich.

Nach medizinischer Abklärung und benötigter Therapie wird in der Regel eine Überprüfung beim Augenoptiker empfohlen. Stellt dieser hierbei fest, dass das Herstellen der Sehfähigkeit für Ferne und Nähe mittels normaler Brillenkorrektur nicht mehr möglich ist, sollte eine Low-Vision-Beratung zum Erhalt bzw. Herstellen der Selbständigkeit und damit verbundenen Verbesserung der Lebensqualität in die Wege geleitet werden.

4.3 Low-Vision-Rehabilitation

Rehabilitation beinhaltet alle Maßnahmen, die der Vermeidung oder Verringerung von Beeinträchtigungen dienen, die durch eine Fähigkeitsstörung entstehen. Zu den geriatrischen Rehabilitationszielen zählen die dauerhafte Wiedergewinnung, die Verbesserung und/oder der Erhalt der Selbstständigkeit bei den alltäglichen Aufgaben und dem Vermeiden von Pflegebedürftigkeit (vgl. von Renteln-Kruse 2009, S. 185). Die Rehabilitation älterer sehbeeinträchtigter und blinder Menschen umfasst verschiedene Bereiche (▶ Abb. 4.1).

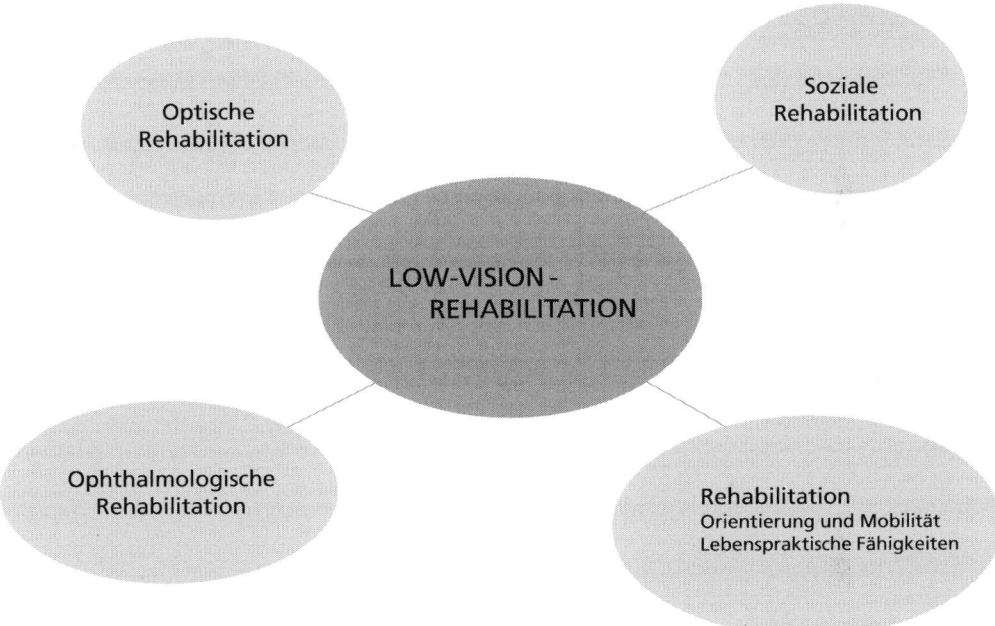

Abb. 4.1: Bereiche der Low Vision-Rehabilitation

Der Augenarzt begleitet nach der Diagnosestellung die nötigen medizinischen Therapien und führt regelmäßige augenärztliche Kontrollen durch. Parallel zu dieser ophthalmologischen Rehabilitation sollte eine optische Rehabilitation in die Wege geleitet werden.

Diese wird auch Sehhilfenberatung oder Low-Vision-Beratung genannt. Der Betroffene erhält dabei neben der Anpassung optisch und elektronisch vergrößernder Sehhilfen zusätzliche Informationen zu weiteren Hilfsmitteln und weiterführenden Rehabilitationsmaßnahmen wie beispielsweise die sozialrechtlichen Ansprüche (▶ Tab. 4.2).

Zu den weiterführenden Maßnahmen zählt ebenso die Rehabilitation für Lebenspraktische Fähigkeiten (LPF) und/oder für Orientierung und Mobilität (O&M). Hier werden Strategien zur Bewältigung alltäglicher Aufgaben vermittelt, die für den Erhalt der Selbstständigkeit wichtig sind (▶ Teil II, Kap. 9.1).

Die zur sozialen Rehabilitation gehörende psychosoziale Beratung und Therapie beinhaltet den Umgang mit den Auswirkungen einer Sehbehinderung oder Blindheit. Wird eine Sehbehinderung oder Erblindung diagnostiziert, kann dies für die Betroffenen sehr beängstigend sein, weil sich der Lebensalltag stark verändert. Daher bedarf es oftmals einer professionellen Begleitung bei der Krankheitsbewältigung. Psychotherapeuten, speziell ausgebildete Personal Coaches sowie Psychiater können hier die richtigen Ansprechpartner sein. Um den Betroffenen entsprechend beraten oder an professionelle Therapeuten weiterleiten zu können, ist es wichtig herauszufinden, wie hoch der Leidensdruck aufgrund der Krankheit und damit verbundenen Sehverschlechterung ist. Erst wenn die Erkrankung verarbeitet und akzeptiert ist, können weiterführende Maßnahmen, wie zum Bespiel eine Anpassung von Sehhilfen und Hilfsmitteln oder ein Training in Orientierung und Mobilität, erfolgreich umgesetzt werden. Der Kontakt zu Selbsthilfegruppen kann ebenfalls einer physischen wie emotionalen Isolation entgegenwirken. Zeit für Gespräche im Hinblick auf Sorgen und Fragen werden hier in der Regel bei Einzelgesprächen oder gemeinsamen Veranstaltungen für Betroffene (z. B. Stammtische) möglich gemacht (vgl. von Livonius 2016, S. 54, 56 f.).

Tab. 4.2: Übersicht Rehabilitationsangebote im Bereich Low Vision

Low-Vision-Rehabilitation			
Ophthalmologische Rehabilitation	Optische Rehabilitation	Rehabilitation Orientierung und Mobilität Lebenspraktische Fähigkeiten	Soziale Rehabilitation
• Augenärztliche Untersuchung • Augenärztliche Therapie	Sehüberprüfung und Beratung • Beleuchtung • Optisch und elektronisch vergrößernde Sehhilfen • Hilfsmittel	Beratung und Training für • Orientierung und Mobilität (O&M) • Lebenspraktische Fähigkeiten (LPF)	Beratung zu • Anspruch Hilfsmittel • Schwerbehindertenausweis • Sehbehinderten- und Blindengeld • Selbsthilfe • Psychischer Gesundheit
Interdisziplinäres Netzwerk Sehen			

Die Basis für die weiteren Reha-Maßnahmen ist das Wissen um das Sehvermögen, das zum einen aus dem Augenarztbefund hervorgeht (z. B. Visus, Gesichtsfeld) und zum anderen in der Sehhilfenberatung individuell in seinen konkreten Auswirkungen mit den Betroffenen besprochen wird (z. B. Hilfsmittelbedarf).

4.3.1 Optische Rehabilitation

Sehhilfenberatung – Ablauf und Inhalte

Zeit spielt bei der Beratung eine große Rolle, um auf die Bedürfnisse der Patienten eingehen zu können. In der Regel dauert eine Sehhilfenberatung zwischen 60 und 90 Minuten. Die Ergebnisse sind nicht nur für eine bedarfsorientierte Hilfsmittelversorgung wichtig, sondern auch für die individuelle Unterstützung im Umfeld der Senioren. Daher sollten Angehörige, Pflegedienst, Betreuungs- und Pflegekräfte und weitere über die nötigen Angebote und Anpassungen informiert sein.

Als Grundlage für die weiterführenden Maßnahmen sind folgende Erhebungen und Messungen notwendig:

Anamnese

Zu einer vollständigen Low-Vision-Beratung gehört eine ausführliche Anamnese. Durch diese kann die Krankengeschichte eines Betroffenen erhoben werden. Sie schließt nicht nur medizinische, sondern auch psychische und soziale Fragen ein. Die Anamnese sollte der Untersuchung vorausgehen, da diese Informationen enthält, die für die Rehabilitation sowie bedarfsgerechte Beratung von Bedeutung sind. Hierdurch kann auch die individuelle Lebenssituation des Betroffenen berücksichtigt werden (vgl. Hansen 2007, S. 12 f.; Koob 2010, S. 59).

Bestimmung der Sehschärfe für Ferne und Nähe sowie Brillenstärke

Die Bestimmung der Sehschärfe sowie das Überprüfen der Brillenstärke erfolgt mittels Sehtest. Hierbei wird ein großes Augenmerk auf eine sehbehindertengerechte Kommunikation (Ansagen von Handlungsschritten) sowie reizarme Umgebung (separater Raum mit wenig Umgebungsgeräuschen) gelegt.

Durch die erhobene Sehschärfe erhält man einen ersten Einblick in die Sehsituation der Senioren und es ergibt sich der Anspruch für die Verordnung von Sehhilfen und Hilfsmitteln sowie weitere sozialrechtliche Leistungen (s. u.).

Kontrastempfindlichkeitsmessung und Lichtbedarf

Das Kontrastsehen wird anhand eines Kontrasttests unter verschiedenen Beleuchtungssituationen (Intensität und Lichtfarbe) geprüft. Dieses Ergebnis ist einerseits für die Auswahl der Sehhilfen und Hilfsmittel nötig, andererseits liefert es auch Informationen für Unterstützungsangebote zu lebenspraktischen Aufgaben. So könnte beispielsweise ein herabgesetztes Kontrastsehen den Hinweis geben, dass für den Betroffenen bei Beschäftigungsangeboten kontrastreiche Materialien (Beispiele ▶ Teil II, Kap. 10.3) und eine zusätzliche Beleuchtung wichtig sind. Auch bei der barrierefreien Gestaltung des Wohnumfeldes, sowohl Zuhause als auch in der Pflegeeinrichtung, sollte der Bedarf nach stärkeren Kontrasten berücksichtigt werden (▶ Teil II, Kap. 8.3).

Ermittlung Vergrößerungsbedarf, Lesefähigkeit und Textverständnis

Der Vergrößerungsbedarf ist für die Auswahl und die anschließende Erprobung der Sehhilfen und Hilfsmittel ein wesentlicher Parameter. Er gibt an, wie hoch die Lupenvergrößerung für eine sehbeeinträchtigte Person sein muss, um Zeitungsdruck (vergleichbar mit Arial 8 Pt.) anstrengungsfrei, fließend und sinnentnehmend lesen zu können. Weitere Ursachen für Lesestörungen, z. B. Schlaganfall oder lange Leseabstinenz, sollten mitberücksichtigt werden und bedürfen einer weiteren Abklärung (▶ Teil I, Kap. 3.2).

Die Höhe des Vergrößerungsbedarfs grenzt die Auswahl der infrage kommenden Sehhilfen und Hilfsmittel ein. Liegt ein geringer Vergrößerungsbedarf vor (z. B. 2- bis 5-fache Vergrößerung), kommen vermehrt optische Hilfsmittel, z. B. Lupen, zum Einsatz. Bei einer erhöhten Vergrößerung (z. B. 6-fach und höher) greift man in der Regel auf elektronisch vergrößernde Hilfsmittel zurück.

Die benötigte Größe der Schrift kann auch für jegliche Beschriftungen ein hilfreicher Wert sein. Entsprechend können Medikamenten- oder auch Speisepläne und weitere Informationen für den Betroffenen vergrößert werden. Beträgt der Vergrößerungsbedarf beispielsweise 6-fach, bedeutet das, dass eine Schriftgröße von mindestens Arial 66 Pt. benötigt wird, um ein anstrengungsfreies Lesen zu ermöglichen.

Prüfung des Gesichtsfeldes – zentral und peripher

Eine medizinische Prüfung des Gesichtsfeldes (Perimetrie) erfolgt beim Augenarzt durch das Perimeter. Zusätzlich können der Amsler-Gitter-Test oder die Fingerperimetrie zum Einsatz kommen, um Gesichtsfeldeinschränkungen einzuschätzen. Der Amsler-Gitter-Test (▶ Abb. 4.2a–f) ist ein einfacher Funktionstest zur Beurteilung der Netzhaut.

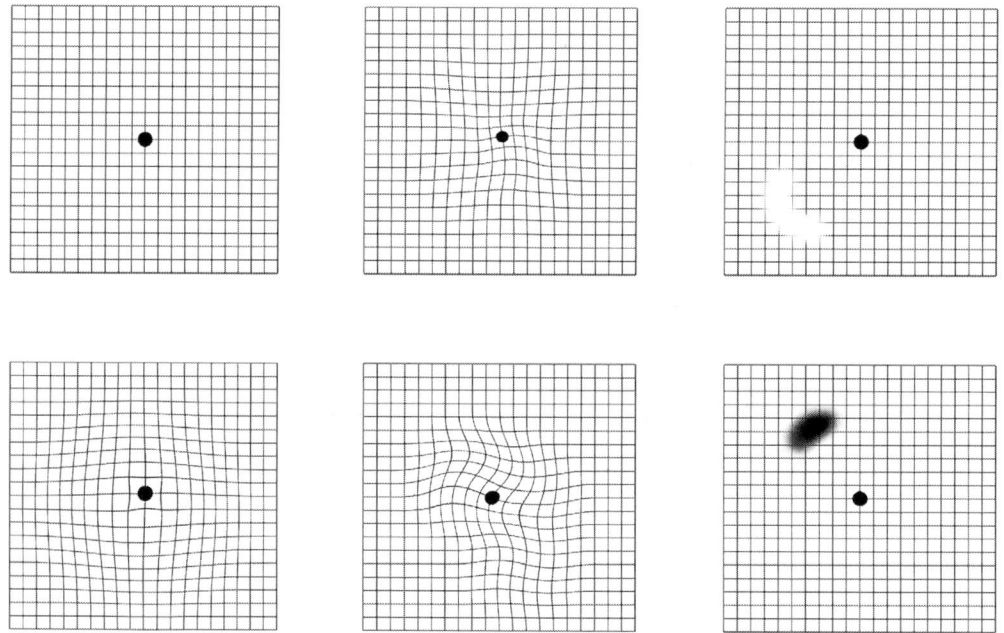

Abb. 4.2a–f: Amsler-Gitter-Test (a) mit verschiedenen simulierten Sehbeeinträchtigungen (b-f)

Mit seiner Gitterstruktur können Störungen der Makula im zentralen Gesichtsfeldbereich von 10° aufgedeckt werden. Auffälligkeiten äußern sich durch wellige, verzerrte oder fehlende Linien. Dieser Test ist demnach ein wichtiges Screening-Instrument zur ersten Feststellung von pathologischen Veränderungen an der Netzhaut. Werden Veränderungen im Sehen festgestellt, ist ein Kontrolltermin bei einem Augenarzt zu veranlassen. Aufgrund der einfachen Handhabung (geprüft in 30–40 cm in Verbindung mit der Nahbrille) kann die Durchführung dieses Tests leicht in den Alltag integriert werden.

Die Ursachen peripherer Gesichtsfeldausfälle können unterschiedlich sein, z. B. Augenerkrankungen wie Glaukom oder Retinitis Pigmentosa, aber auch neurologische Erkrankungen (▶ Teil I, Kap. 3.3). Die Auswirkungen betreffen in besonderem Maß die Orientierung und Mobilität.

Sehhilfen und Hilfsmittel

Sehhilfen und Hilfsmittel sollen die Lesefähigkeit (z. B. Zeitung) sowie die Orientierung und Mobilität erhalten oder verbessern. Daher ist es wichtig, frühzeitig eine Beratung durchzuführen. Je früher Hilfsmittel genutzt werden, desto höher ist nachweislich deren Akzeptanz (vgl. Sadowski et al. 2000, S. 278).

Anhand der zuvor erhobenen Daten werden in der Low-Vision-Beratung verschiedene optische sowie elektronische Sehhilfen erprobt und weitere Hilfsmittel vorgeführt.

Im Folgenden werden Sehhilfen und Hilfsmittel, die in erster Linie von Senioren genutzt werden, vorgestellt:

Brillen

Bei der Auswahl von Brillen sind verschiedene Kriterien von Bedeutung, die insbesondere bei Senioren berücksichtigt werden sollten. Bei der Versorgung älterer Menschen ist nicht nur auf den Glastyp, sondern auch auf die Eigenschaften der Brille zu achten. Besonders das Gewicht spielt bei der Brillenauswahl eine große Rolle, weshalb leichte Fassungen und Glasmaterialen zu empfehlen sind. Durch die Veränderungen der Haut und des Bindegewebes im höheren Alter können Brillen mit einem zu hohen Gewicht zu schmerzhaften Druckstellen führen. Bei der Korrektur der Altersweitsichtigkeit stehen neben Einstärkengläsern (nur für eine bestimmte Entfernung) auch verschiedene andere Glastypen zur Verfügung. Bei den Bifokal- und Trifokalgläsern handelt es sich um Mehrstärkengläser für zwei bis drei Entfernungen (Ferne – Zwischenbereich – Nähe). Um in alle Entfernungen ein scharfes Sehen zu ermöglichen, werden Gleitsichtgläser genutzt. Vor allem ältere Menschen zeigen häufig Probleme beim Wechsel von Einstärken- oder Bifokalbrillen zu Gleitsichtgläsern. Liegt eine Sehbeeinträchtigung vor, sollte auf eine Korrektur der Fehlsichtigkeit mit Gleitsichtgläsern größtenteils verzichtet werden. Die Unschärfen in den Randbereichen dieses Glastyps können das Sehen zusätzlich beeinträchtigen und auch zu Unsicherheiten in der Orientierung und Mobilität führen (vgl. Berke & Rauscher 2007, S. 229 ff., 265).

Beleuchtung

Die Beratung in Bezug auf eine bedarfsgerechte Beleuchtung ist ebenfalls wesentlich, da diese zu einer Verbesserung des Sehens in verschiedenen Alltagssituationen führen kann. Während die allgemeine Deckenbeleuchtung vor allem die räumliche Orientierung unterstützt (▶ Teil II, Kap. 8.2.3), sind für Tätigkeiten in der Nähe oftmals zusätzliche Leuchten empfehlenswert.

Es gibt spezielle Low-Vision-Leuchten, die sich in ihrer Lichtfarbe unterscheiden und mit einer Blendungsbegrenzung (Abschirmung der Lampen in Richtung Beobachter) ausgestattet sind. Die Lichtfarbe kann in 2700K Warmweiß, 4500K Neutralweiß und 6500K Tageslichtweiß gewählt werden. Es gibt verschiedene Modelle mit konstanter Lichtfarbe oder auch variable Ausführungen (alle Lichtfarben in einer Lampe). Sie leuchten das Lesegut flächig und nicht punktuell aus und können zu einer Steigerung des Kontrastes führen. Je nach Augenerkrankung wird in der Beratung die individuell benötigte Beleuchtungsart erprobt.

Lichtschutz

Nicht nur ein erhöhter Lichtbedarf, sondern auch eine zunehmende Blendempfindlichkeit werden häufig in der Anamnese angegeben.

Licht besteht aus verschiedenen elektromagnetischen Strahlungen. Das menschliche Auge kann nur einen Teil des Lichtes wahrnehmen (sichtbarer Teil des Lichtes). Außerhalb des vom Auge wahrnehmbaren Lichtes befindet sich im kurzwelligen Bereich die schädliche Ultraviolettstrahlung (UV) und im längerwelligen Bereich die ebenso schädliche Infrarotstrahlung. Vor diesen Strahlen gilt es die Augen mit entsprechenden Lichtschutzgläsern zu schützen.

Kanten- oder Comfortfilter blockieren und filtern störende Anteile des sichtbaren Lichtes, beseitigen dadurch Blendung und führen zu einer Kontraststeigerung. Zusätzlich bieten diese Brillen einen Schutz vor UV-Strahlung sowie weiteren äußeren Umwelteinflüssen, wie z. B. Wind, durch einen zusätzlichen Seitenschutz.

Lichtschutzbrillen haben ebenso eine positive Wirkung auf die altersbedingte verlangsamte Anpassungsfähigkeit des Auges an wechselnde Helligkeitsunterschiede (Adaptation) (▶ Teil I, Kap. 4.2). Bei einer ausgeprägten Blendung kann neben einer klassischen Sonnenbrille auch eine Kopfbedeckung mit Krempe Abhilfe schaffen.

Optisch vergrößernde Sehhilfen

Zu optisch vergrößernden Sehhilfen zählen Lupenbrillen, Hand-, Aufsetz- sowie Standlupen und Fernrohre. Muss die Schrift eines Zeitungstextes noch nicht stark vergrößert werden (Vergrößerungsbedarf ≤ 6-fach), ist es sinnvoll auf optisch vergrößernde Sehhilfen zurückzugreifen. Die Auswahl an optisch vergrößernden Sehhilfen ist sehr vielfältig. Wie und wann diese eingesetzt werden, ist in Abbildung 4.5 (▶ Abb. 4.5) dargestellt.

Elektronisch vergrößernde Sehhilfen

Bei erhöhtem Vergrößerungsbedarf (≥ 6-fach), Gesichtsfeldeinschränkungen sowie stark herabgesetztem Kontrastsehen kommen elektronisch vergrößernde Hilfsmittel zum Einsatz. Elektronische Lupen können eine bis zu 10-fache und Bildschirmlesegeräte bis zu 75-fache Vergrößerung der Schrift ermöglichen. Nicht nur Schriftstücke, sondern auch Bilder können betrachtet werden. Während elektronische Lupen hauptsächlich für das Lesen von Schriftstücken und den mobilen Einsatz (Einkaufen etc.) genutzt werden können, ermöglichen Bildschirmlesegeräte bei einem größeren Arbeitsabstand Tätigkeiten wie Schreiben oder Rätseln (▶ Abb. 4.3). Die Anzeige kann in Echtfarben sowie schwarz-weiß und invertiert manuell eingestellt werden.

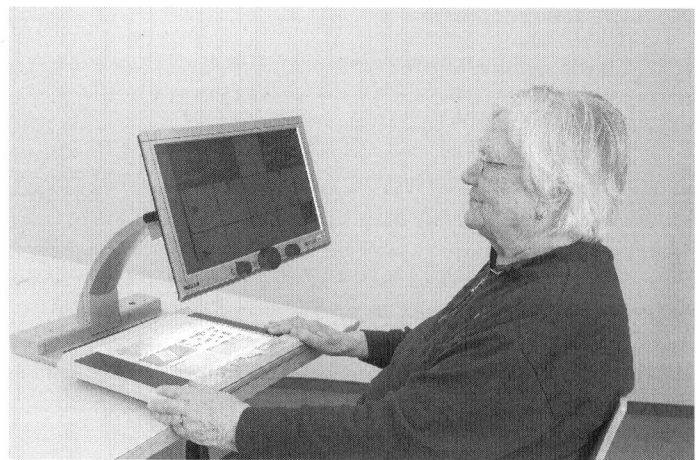

Abb. 4.3:
Lesen am Bildschirmlesegerät

Hilfsmittel mit Vorlesefunktion

Ist aufgrund einer starken reduzierten Sehschärfe oder Erblindung eine visuelle Aufnahme von Schrift nicht mehr möglich, können Hilfsmittel wie Vorlesegeräte genutzt werden. Neuere Techniken können durch den Einsatz von Vorlesekameras sogar das Erkennen von Personen ermöglichen.

Weitere Hilfsmittel

Optische und elektronische Hilfsmittel haben einen positiven Einfluss auf das Leseverhalten der Betroffenen. Kann das Lesegut aufgrund eines Tremors, Gelenkserkrankungen oder veränderter Körperhaltung (z. B. im Rollstuhl) nicht im richtigen Abstand zur Sehhilfe genutzt werden, erleichtert der Einsatz eines Lesepultes das Lesen (▶ Abb. 4.4). Ebenso wird eine ergonomische Körperhaltung gewährleistet.

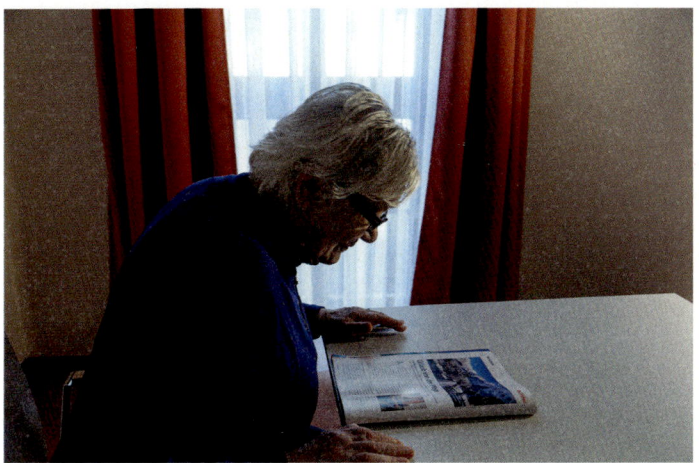

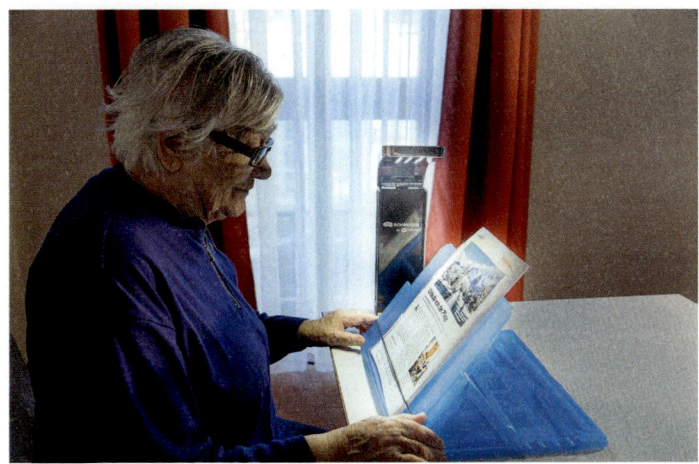

Abb. 4.4 a+b:
Lesen in nicht optimierter und optimierter Leseentfernung und Körperhaltung

Wird aufgrund einer Sehminderung das Fernsehbild im gewohnten Abstand nicht mehr erkannt, empfiehlt sich eine Annäherung an das Fernsehgerät oder der Einsatz eines größeren Bildschirms. Die neue Technik hat keinen schädigenden Einfluss auf die Gesundheit der Augen.

Smartphones, Tablets sowie das Arbeiten am Computer gewinnen immer mehr an Bedeutung im Alltag von Senioren. Hier kann durch verschiedene Apps, Großschriftprogramme und Vorlesefunktionen das Lesen bzw. Verrichten verschiedener alltäglicher Aufgaben (z. B. Erkennen von Preisschildern) unterstützt werden.

Unterstützung bei der Nutzung von Hilfsmitteln

Hilfsmittel wie Brillen und Hörgeräte gleichen eine Sinneseinschränkung aus. Aus diesem Grund sollte die Pflege dieser Hilfsmittel (d. h. Reinigung und Überprüfung der Funktionsfähigkeit) genauso selbstverständlich sein wie die tägliche Körperpflege. Kann dies nicht mehr selbstständig durchgeführt werden, sollten Pflegende diese Aufgabe übernehmen (▶ Teil I, Kap. 6.2). Da verlangsamte Reaktionszeiten sowie vermindertes Seh- und Hörvermögen die Sturzgefahr erhöhen können, ist sicherheitsförderndes Verhalten der Pflegenden, wie z. B. Training zum Umgang mit Hilfsmitteln und das Erinnern an das Tragen der Brille, von großer Bedeutung, um das Unfallrisiko zu senken (vgl. Schäffler et al. 2000, S. 491). Hierbei spielt auch die sehbezogene Barrierefreiheit eine große Rolle.

In der folgenden Grafik (▶ Abb. 4.5) werden die Sehhilfen und Hilfsmittel noch einmal zusammengefasst.

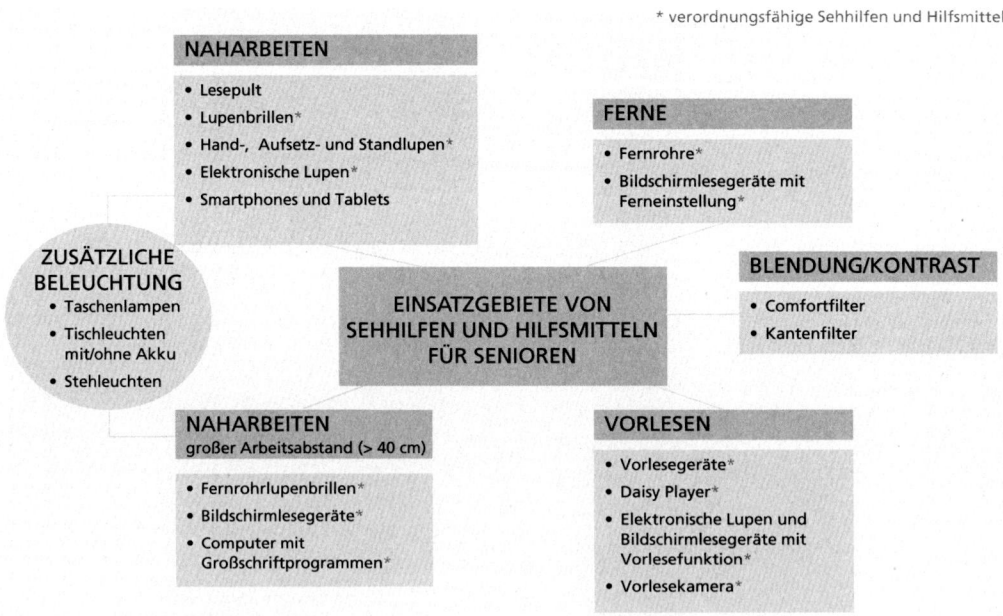

Abb. 4.5: Übersicht Einsatzgebiete Sehhilfen/Hilfsmittel und Verordnungsfähigkeit

Verordnungsfähigkeit von Sehhilfen und Hilfsmitteln

Sehhilfen sollen die Auswirkungen einer Sehbeeinträchtigung ausgleichen, die Rehabilitation fördern und die Betroffenen bei der Bewältigung ihres alltäglichen Lebens unterstützen.

Grundsätzlich sollen Hilfsmittel allen Menschen unabhängig von deren finanziellen Mitteln zur Verfügung stehen. Oft ist nicht bekannt, dass Sehhilfen und Hilfsmittel durch den Augenarzt verordnet werden können (Möglichkeiten der Verordnungsfähigkeit ► Abb. 4.5). Jeder sehbehinderte und blinde Mensch hat Anspruch auf sozialrechtliche Leistungen. Diese werden im nachfolgenden Abschnitt näher beschrieben.

4.3.2 Sozialrechtliche Ansprüche bei Sehbehinderung und Blindheit

Sozialrechtliche Ansprüche dienen der Absicherung sozialer Risiken wie insbesondere Krankheit, Alter oder Pflegebedürftigkeit. Bei Menschen mit einer Sehbehinderung oder Blindheit werden Hilfsmittel gesetzlich bezuschusst und Rehabilitationsmaßnahmen finanziert. Der Schwerbehindertenausweis dient dem Nachteilsausgleich ebenso wie das Blindengeld und in einigen Bundesländern auch das Sehbehindertengeld.

Kostenbeteiligung Sehhilfen und Hilfsmittel

Die Sehschärfe ist ein Kriterium für die Verordnung und damit auch die Bezuschussung von vergrößernden Sehhilfen. Ab einem Visus von 0,3 oder weniger beteiligen sich die Krankenkassen an den Kosten für Sehhilfen wie Brillen, Kontaktlinsen oder vergrößernden Sehhilfen (SGB V § 33 Hilfsmittel). Auch wenn das beidäugige Gesichtsfeld 10° und kleiner ist, besteht Anspruch auf eine Kostenübernahme (► Tab. 4.1). Eventuell entstehende Kosten durch eine Anschaffung von Hilfsmitteln sollten immer im Verhältnis zum Nutzen gesehen werden. Aus diesem Grund ist eine Low-Vision-Beratung mit Erprobung wichtig, da der Patient selbst entscheiden sollte, welches Hilfsmittel für ihn im Alltag einen Vorteil bringt.

Verordnung von Sehhilfen und Hilfsmitteln

Im Anschluss an oder parallel zu einer augenmedizinischen Therapie sollte eine Low-Vision-Beratung durchgeführt werden. Die erfolgreich erprobten und empfohlenen Sehhilfen bzw. Hilfsmittel können vom behandelnden Augenarzt verordnet werden, sofern die sozialrechtlichen Voraussetzungen dafür gegeben sind (► Abb. 4.5).

Um einen Anspruch auf Nachteilsausgleich geltend machen zu können, muss ein Nachweis über eine medizinische Notwendigkeit aufgrund einer gesundheitlichen Beeinträchtigung (hier Sinnesbeeinträchtigung) vorliegen. Die Versorgung mit Sehhilfen und Hilfsmitteln für sehbehinderte und blinde Menschen zum Einsatz im häuslichen oder pflegerischen Bereich unterliegt der Genehmigungspflicht der Gesetzlichen Krankenkassen. Um die Bezuschussung zu erhalten, ist es erforderlich, dass der Augenarzt eine spezielle Verordnung für vergrößernde Sehhilfen (8a Verordnung) ausstellt, die durch den Leistungserbringer bei der Krankenkasse eingereicht wird. Bei den Leistungserbringern handelt es sich um den Augenoptiker, Rehabilitationslehrer oder Medizinproduktberater. Elektronische Hilfsmittel wie Smartphones und Computerhardware sowie weitere Hilfsmittel wie beispielsweise Lampen sind für Senioren nicht verordnungsfähig.

Folgende Grafik (► Abb. 4.6) stellt den Weg von der Verordnung bis zum Erhalt der

Sehhilfe oder des Hilfsmittels dar. Warum es wichtig ist, die Betroffenen auf diesem Weg zu unterstützen, wird im Abschnitt Netzwerke näher beschrieben.

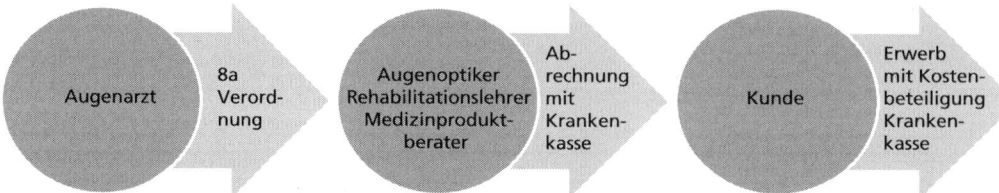

Abb. 4.6: Der Weg zum Erhalt einer Sehhilfe oder eines Hilfsmittels

Tipp: Kommt es zu einer Kostenablehnung seitens der Krankenkasse, sollte mit Unterstützung des Leistungserbringers ein Widerspruch eingelegt werden.

Blinden- und Sehbehindertengeld

Beim Blinden- und Sehbehindertengeld handelt es sich um eine monatliche finanzielle Zuwendung, die dem blinden bzw. sehbehinderten Menschen zum Ausgleich für Mehraufwendungen gewährt wird, die durch die Behinderung entstehen. Dies können z. B. hauswirtschaftliche Hilfen, blinden-/sehbehindertengerechte technische Ausstattung usw. sein, grundsätzlich ist der Betrag aber nicht zweckgebunden. Blindengeldanspruch besteht bei einer Sehschärfe von 2 % und weniger oder Gesichtsfeldeinschränkung von 5° und weniger und ist unabhängig vom Einkommen und dem Vermögen des Betroffenen. Das Blindengeld wird im Gegensatz zum Sehbehindertengeld von allen Bundesländern gezahlt, jedoch in unterschiedlicher Höhe. Liegt noch keine Blindheit, aber eine bestehende hochgradige Sehbehinderung vor (▶ Tab. 4.1), kann in einigen Bundesländern Sehbehindertengeld beantragt werden.

Befindet sich der Antragsteller in einer Einrichtung (z. B. Pflegeeinrichtung) oder bezieht häusliche Pflege, werden die Leistungen teilweise mit der Pflegeversicherung verrechnet. Sehbehinderten- oder Blindengeld wird vom Betroffenen selbst beim zuständigen Versorgungs- bzw. Landesamt (Antragstelle bundeslandabhängig) beantragt.

Schwerbehindertenausweis

Liegt ein »Grad der Behinderung« (GdB) von 50 oder mehr vor, hat man Anspruch auf einen Schwerbehindertenausweis. Dieser dient in Deutschland als bundeseinheitlicher Nachweis, um Rechte und Nachteilsausgleiche, die Menschen mit einer Behinderung per Gesetz zustehen, in Anspruch nehmen zu können.

Je nach Schweregrad des Sehverlustes können z. B. Befreiung von Rundfunkgebührenpflicht, Ermäßigung von Kurtaxen und öffentlichem Personennahverkehr, Schutz vor Wohnungskündigung, Mobilitätshilfen sowie Steuerermäßigungen geltend gemacht werden. Die Antragstellung entspricht der des Sehbehinderten- und Blindengeldes (vgl. von Handorff & Kießling 2010, S. 25).

Tipp: Die Beratungsstellen der Selbsthilfe und der EUTB (ergänzende unabhängige Teilhabeberatung), Seniorenberatungsstellen sowie Pflegestützpunkte sind gute Ansprechpartner bei Fragen zu gesetzlichen Ansprüchen bei vorliegender Sehbehinderung oder Blindheit.

4.4 Netzwerk Sehen

Um sehbeeinträchtigte und blinde Senioren bedarfsorientiert und ganzheitlich unterstützen zu können, bedarf es der Zusammenarbeit verschiedener Fachdisziplinen. Im zweiten Teil dieses Beitrags werden die unterschiedlichen Fachgruppen aufgezeigt sowie Inhalte einer interdisziplinären Netzwerkgestaltung dargestellt.

Ziel einer bedarfsgerechten Rehabilitation sehbehinderter und blinder Senioren ist, die Lebenssituation dieser zu verbessern, sodass sie selbstständig und mobil ihren Alltag gestalten und am sozialen Miteinander teilhaben können. Rehabilitation ist eine multiprofessionelle Aufgabe, die die Zusammenarbeit von verschiedenen Berufsgruppen aus unterschiedlichen Fachbereichen erfordert. Die Aufgabe eines Netzwerks Sehen besteht aus gegenseitigem Informationsaustausch sowie der Sensibilisierung der Fachdisziplinen untereinander. Dadurch erhöht sich nicht nur die eigene Fachkompetenz, sondern auch die Beratungskompetenz wird erweitert, da Betroffene auf weitere für sie relevante Angebote hingewiesen werden können. Die Vernetzung kommt somit allen zugute.

Die Zusammenführung der unterschiedlichen Fachdisziplinen und Institutionen kann durch regionale Veranstaltungen gelingen (▶ Teil III, Kap. 12.4.2). Alle Fachgruppen und Institutionen aus den Bereichen Pflege, Therapie, Fachmedizin, Augenoptik und Beratung (▶ Abb. 4.7) sollten sich als Kooperationspartner in einem Netzwerk Sehen für Senioren zusammenschließen.

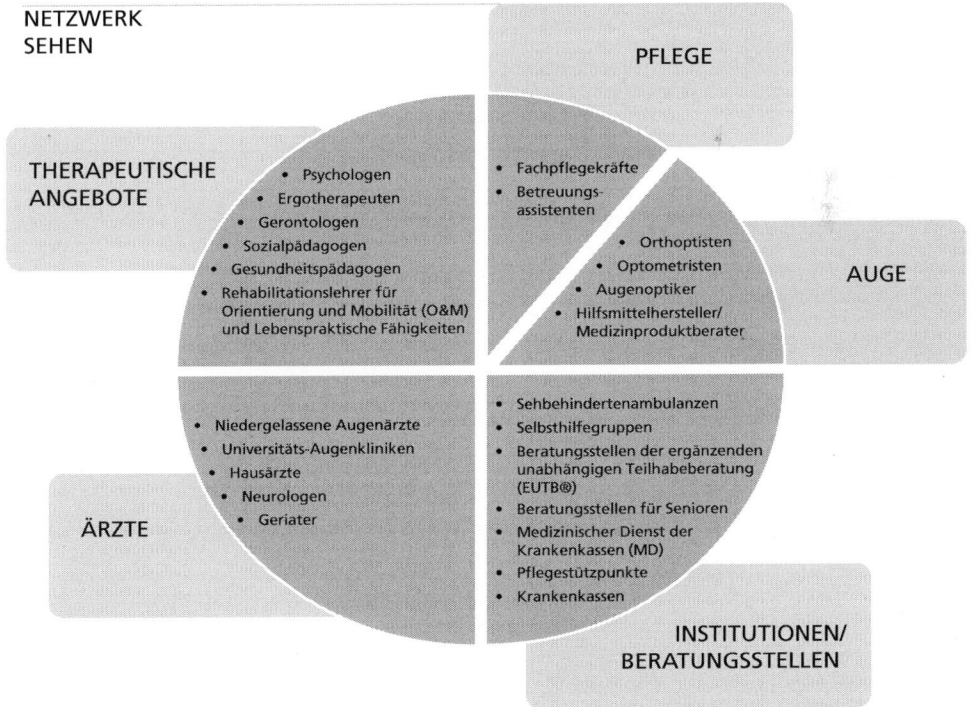

Abb. 4.7: Interdisziplinäres Netzwerk rund um das Thema Sehen und Pflege

Wie finde ich den richtigen Ansprechpartner?

Nicht nur Betroffene und ihre Angehörigen, sondern auch Therapeuten und Pflegekräfte, die sehbehinderte oder blinde Menschen begleiten, benötigen gezielte Informationen zur weiteren Unterstützung.

Neben der Low Vision-Beratung ist auch die Selbsthilfe ein wichtiger Wegweiser und kann aufgrund ihres bundesweiten Netzwerkes Kontakte und Ansprechpartner in jeder Region vermitteln. Die haupt- und ehrenamtlichen Berater informieren kostenfrei zu Unterstützungsangeboten und rechtlichen sowie finanziellen Ansprüchen. Zudem ermöglichen Selbsthilfeverbände den Austausch von Betroffenen untereinander und verweisen an die verschiedenen Fachdisziplinen rund um das Thema Sehen.

Darüber hinaus stehen auch weitere Institutionen und Beratungsstellen, wie z. B. Seniorenberatungen, Pflegeberater, Teilhabeberatung (▶ Abb. 4.7), Betroffenen und Interessierten für eine Beratung zur Verfügung.

Die Koordination eines Netzwerkes sollte regional erfolgen (▶ Teil III, Kap. 12.3.2), damit blinde und sehbeeinträchtigte Senioren vor Ort Unterstützung erhalten. Viele verschiedene Wege, an denen jeder Einzelne mitwirken kann, tragen zur Gestaltung eines regionalen Netzwerks bei und bereichern dieses (▶ Abb. 4.8).

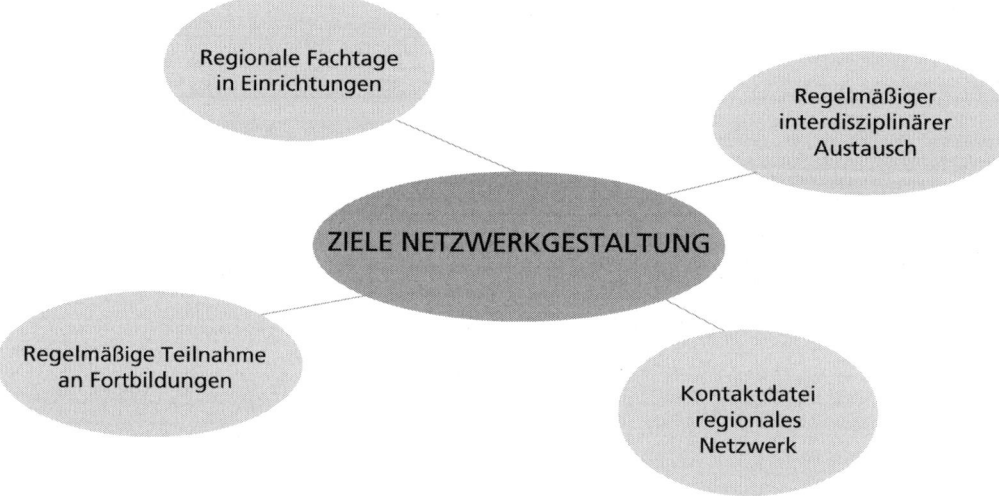

Abb. 4.8: Netzwerkgestaltung

4.5 Zusammenfassung

Eine Sinnesbeeinträchtigung, beispielsweise durch eine herabgesetzte Sehschärfe oder reduziertes Kontrastsehen, hat Einfluss auf die Selbständigkeit, Mobilität, psychische Gesundheit und die Lebensqualität von Senioren. Um adäquate Unterstützungs- und Rehabilitationsangebote zur Verfügung zu stellen, sind die Vernetzung der unterschiedlichen Fachbereiche sowie deren Sensibilisierung für Sinnesbeeinträchtigungen im Allgemeinen wesentlich.

In den letzten Jahren hat sich in diesem Bereich bereits einiges getan, beispielsweise durch das Aktionsbündnis »Sehen im Alter«. Für eine optimale flächendeckende Versorgung sollten regionale Netzwerke weiterhin etabliert werden. Wichtiger Bestandteil eines solchen Netzwerks ist die Low-Vision-Rehabilitation, die die Senioren in ihrer Augengesundheit berät und unterstützt.

Literatur und Quellen

Becker C, Eichner B et al.: Fähigkeiten und Einschränkungen von Heimbewohnern, Zeitschrift für Gerontologie und Geriatrie 36

Berke A, Rauscher Ch (2007) Altern und Auge. Heidelberg: DOZ Verlag Optische Veröffentlichungen GmbH

Berufsverband der Augenärzte Deutschlands e.V. (Hrsg.) (2012) »Mehr als 100 Prozent sind möglich – Was gesunde Augen mit der optimalen Sehhilfe leisten können« (http://cms.augeninfo.de/hauptmenue/presseinfo/bva-pressemitteilung/article/mehr-als-100-prozent-sind.moeglich.html, Zugriff am: 23.11.2021)

Blindeninstitutsstiftung (2015) Sehen im Alter, Leitfaden für Mitarbeiterinnen und Mitarbeiter in der stationären Altenpflege. Würzburg

Brandenburg H (2004) Altern in der modernen Gesellschaft, Interdisziplinäre Perspektiven für Pflege- und Sozialberufe. Hannover: Schlütersche Verlagsgesellschaft mbH+Co.KG

Brandstädter J, Renner G: Tenacious goal pursuit and flexible goal adjustment: Explication and age-related analysis of assimilative and accommodative strategies of coping, Psycology and Aging 5

Christiaen M P (2005) Sehbehinderte Menschen in Alterseinrichtungen. St. Gallen: Schweizerischer Zentralverein für das Blindenwesen SZB

Deutscher Blinden- und Sehbehindertenverband e. V., BAGSO e. V., BZGA (2015) Broschüre Sehen im Alter – Informationen und Tipps. Berlin

Dietze H (2008) Die optometrische Untersuchung. Stuttgart: Thieme Verlag

Freiberg E (2006) Stürze, in: Oswald WD, Lehr U, Sieber C, Kornhuber J (Hrsg.) Gerontologie. Stuttgart: Kohlhammer: 368–373

Freund K.: Fallbuch Alter Mensch, Vernetzt denken-Pflege verstehen, Urban+Fischer Verlag, München 2010

Fröhlich St. (2005) Augenärztliche Rehabilitation bei Patienten mit Altersbedingter Makuladegeneration, Fachbeitrag Optometrie 4/2005

Gsottschneider A, Baumann U, Messer R (2006) Integration von Angehörigen in Seniorenheime, Zeitschrift für Gerontopsychologie+-psychiatrie, Vol. 19 (No.3)

Hallauer J, Bienstein C, Lehr U, Rönsch H (2005) SÄVIP-Studie zur ärztlichen Versorgung in Pflegeheimen. Hannover: VINCENTZ NETWORK Marketing Service

Hansen W (2007) Medizin des Alterns und des alten Menschen. Stuttgart: Schattauer GmbH

Koob A-M (2010) Sehen im Seniorenheim, Berlin: Beuth Hochschule für Technik

Owsley C, McGwin G et al. (2007) The Visual Status of Older Persons Residing in Nursing Homes, Archives of Ophthalmology Vol. 125 (No.7)

Ratner-Reiter U (2006) Zukünftige demographische Entwicklung und die daraus resultierende Konsequenz für eine bedürfnisgerechte, stadtteilorientierte Altenarbeit, Fachhochschule St. Pölten

Rinnert T, Lindner H, Behrens-Baumann W (1999) Nutzungshäufigkeit vergrößernder Sehhilfen im Wohnbereich von Sehbehinderten, Klinisches Monatsblatt der Augenheilkunde 1999; Stuttgart/New York: Georg Thieme Verlag: 215

Sadowski B, Grüb A, Trauzettel-Klosinski S (2000) Lesefähigkeit und Hilfsmittelbedarf, Unterversorgung in einer Altenheimpopulation, Klin. Monatsblatt Augenheilkunde 2000; Stuttgart/New York: Georg Thieme Verlag

Schäffler A, Menche N et al.: Pflege Heute, München/Jena: Urban+Fischer Verlag

Schäufele M, Weyerer S. Psychopharmakagebrauch und Sturzhäufigkeit bei Alten- und Pflegeheimbewohnern, European Journal of Geriatrics 1

Sutter M, Wahl H-W (2010) Rehabilitationsrelevantes Low-Vision-Assessment bei altersabhängiger Makuladegeneration, Verband für Blinden- und Sehbehindertenpädagogik e.V., blind sehbehindert, 130. Jahrgang-1/2010

Thederan L, Steinmetz S, Kampmann S, Koob-Matthes A-M, Grehn F, Klink T (2016) The prevalence of visual impairment in retirement home residents, Dtsch Arztebl 2016

Thielisch J, Javitt J et al.: The prevalence of blindness and visual impairment among nursing-home residents in Baltimore, The New England Journal of Medicine 332

Thieme F (2008) Alter(n) in der alternden Gesellschaft, Eine soziologische Einführung in die Wissenschaft vom Alter(n). Wiesbaden: VS Verlag für Sozialwissenschaften von Handorff C, Kießling F (2010) Endlich wieder Lesen, Ratgeber für Sehbehinderte Menschen. Mainz: Wissenschaftliche Vereinigung für Augenoptik und Optometrie e. V.

von Livonius B (2016) Sehen im Alter, orthoptik-pleoptik 39/2016, Reutlingen: Berufsverband Orthoptik Deutschland e. V.

von Renteln-Kruse W (2004/2009) Medizin des Alterns und des alten Menschen. Stuttgart: Steinkopf Verlag

von Renteln-Kruse W, Ebert D. Merkmale hospitalisierter geriatrischer Patienten, Zeitschrift für Gerontologie und Geriatrie 36

Wahl H-W (2004) Zur Psychologie von Seheinbußen im höheren Lebensalter, Ausgewählte Grundlagenbefunde und Anwendungsaspekte, Low Vision Stiftung, 2. Interdisziplinärer LowVision-Kongress; Diagnostik, Therapie, Rehabilitation. Deutscher Spurbuchverlag

Wahl H-W, Heyl V, Langer N (2008) Lebensqualität bei Seheinschränkungen im Alter, Ophthalmologe 07/2008. Springer Medizinverlag

Wahren-Krüger K (2004) Die Notwendigkeit neuer Rehabilitationskonzepte für Menschen mit altersbedingter Low Vision im Fokus einer zunehmenden alternden Gesellschaft, Low Vision Stiftung, 2. Interdisziplinärer LowVision-Kongress; Diagnostik, Therapie, Rehabilitation. Deutscher Spurbuchverlag

Wu De-Z, Wu L, Chang F-X, Padula W (1995) Visual rehabilitation in low vision patients with aging macular degeneration. Am Optometric Assoc

5 Sehen und kognitive Einschränkungen

Magdalena Seibl und Fatima Heussler

Zusammenfassung

- Visuelle Wahrnehmungen gehören zu den zentralen Informationsquellen für kognitive Prozesse. Werden visuelle Beeinträchtigungen nicht kompensiert, wirkt sich das auch auf die kognitiven Leistungen aus.
- Die verbreiteten Arbeitsinstrumente im medizinisch-pflegerischen Kontext basieren auf typischen Symptomkonstellationen. Demenz ist dabei berücksichtigt, nicht aber Sehbeeinträchtigung mit ihren direkten und indirekten Folgen.
- Das führt in der Praxis der Langzeitpflege zu Fehlbeurteilungen und zum Ausbleiben rehabilitativer Leistungen. Hier sind Anpassungen dringend erforderlich.

5.1 Einleitung

Informationsverarbeitende Prozesse funktionieren nicht mehr richtig, wenn die Inputs mangelhaft sind oder fehlen. Solange der Mangel nicht kompensiert wird, ist der Prozess beeinträchtigt. Kognitive Leistungen sind informationsverarbeitende Prozesse. Zu ihren zentralen Informationsquellen gehören die Sinneswahrnehmungen.

Beispiele zeigen die Zusammenhänge bei eingeschränkter Sehfähigkeit anschaulich: Bei Frau Tanner (alle Namen in diesem Beitrag sind geändert) entfallen aufgrund ihrer Altersbedingten Makuladegeneration (AMD) visuelle Informationen im zentralen Gesichtsfeld. In der Folge erkennt sie Gesichter in ihrem Umfeld kaum mehr und kann auch ihr eigentlich bekannte Personen nicht mit Namen ansprechen. Oder: Herr Brinone vergisst immer wieder Termine, weil er die Einträge in der Agenda wegen seiner Augenprobleme nur mit größter Anstrengung und unzuverlässig entschlüsseln kann. Oder: Frau Steiner verhält sich in Gruppensituationen oft unangenehm auffällig, spricht, wenn sie nicht angesprochen ist, schweigt, obwohl sie alle erwartungsvoll ansehen – es wird von ihr eine Antwort erwartet und sie merkt nicht, dass sie nonverbal zum Sprechen aufgefordert wurde. Wenn sie darauf hingewiesen wird, reagiert sie ungehalten. Oder: Herr Masser kann sich am Tisch nicht für ein Menü entscheiden und schiebt die Auswahl seinen Begleitpersonen zu. Seine schlechte Sehfähigkeit erlaubt es ihm nicht, die Menükarte zu lesen.

Bei einer Sehbeeinträchtigung fehlen visuelle Informationen, die somit für die kognitiven Prozesse nicht zur Verfügung stehen. Ohne Kompensation der visuellen Einbuße können deshalb Personen mit Sehbeeinträchtigung nicht die kognitiven Leistungen erbringen, die ihre kognitive Leistungsfähigkeit eigentlich erlauben würde, können also ihr kognitives Potenzial nicht ausschöpfen.

In der Langzeitpflege ergibt sich nun die Problematik, dass in den am weitesten verbreiteten Pflegebedarfserfassungsinstrumenten Phänomene (Erscheinungsbilder) möglichst ohne Interpretationen, also ohne Verknüpfung mit der Ursache, beobachtet und erfasst werden sollen. Diese Instrumente berücksichtigen kognitive Einschränkungen aufgrund von demenziellen Entwicklungen, nicht aber kognitive Einschränkungen aufgrund einer Sinnes- (Seh- oder Hör-)Beeinträchtigung.

5.2 Exkurs: Schädigung – Beeinträchtigung – Behinderung

In diesem Beitrag werden die Begriffe »Schädigung«, »Beeinträchtigung« und »Behinderung« verwendet, die genauer zu klären sind. V. a. in der Abgrenzung von »Beeinträchtigung« und »Behinderung« gibt es einige Unschärfen. Auf den Behinderungsbegriff zu verzichten, ist aber keine Option, weil mit ihm ein rechtlicher Anspruch auf Unterstützung und Reduktion von Barrieren abgesichert ist, den andere Begriffe nicht bieten.

Grundsätzlich betrifft eine physiologische Sehschädigung zunächst die Aktivitäten des Individuums, kann aber gleichzeitig auch die Teilhabemöglichkeiten tangieren (▶ Abb. 5.1).

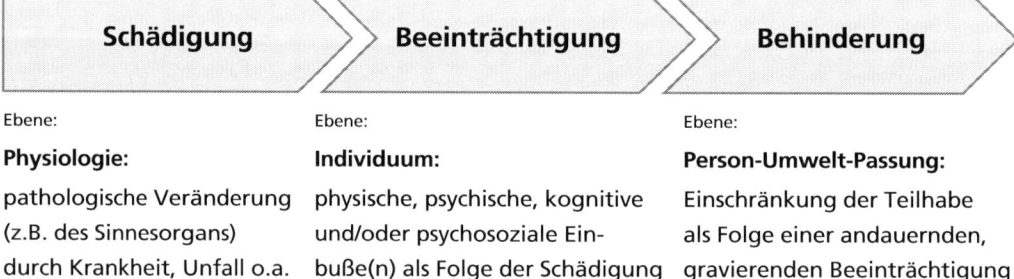

Abb. 5.1: Abgrenzung der Begriffe Schädigung, Beeinträchtigung, Behinderung

Sehschädigung bezeichnet die pathophysiologische Veränderung (Erkrankung am Auge, am Sehnerven oder im Gehirn). Gemäß der Internationalen Klassifikation der Funktionsfähigkeit, Behinderung und Gesundheit (International Classification of Functioning, Disability and Health – ICF) der Weltgesundheitsorganisation sind Schädigungen »Beeinträchtigungen einer Körperfunktion oder -struktur«, wobei diese als »physiologische Funktionen von Körpersystemen« definiert sind (WHO 2005, S. 16).

Sehbeeinträchtigung bezeichnet die Minderung von Fähigkeiten und Kompetenzen infolge der physiologischen Schädigung, also z. B. motorische oder kognitive Einschränkungen. In der Begrifflichkeit der ICF handelt es sich hier um »Beeinträchtigungen der Aktivität« (Durchführung einer Aufgabe oder Handlung), also um »Schwierigkeiten, die ein Mensch bei der Durchführung einer Aktivität haben kann« (ebd.).

Sehbehinderung bezeichnet die individuelle Situation einer sehbeeinträchtigten Person in Bezug auf ihre Umwelt. Denkbar ist, dass eine stark sehbeeinträchtigte, auch eine blinde Person in einer angepassten und ihr bekannten Umgebung völlig selbständig und selbstbestimmt lebt, sie in diesem Kontext also nicht behindert ist. Denkbar ist umgekehrt, dass eine sehbeeinträchtigte Person in ihrem Alltag stark behindert ist, wenn das Umfeld etwa unbekannt oder unangepasst ist. Von einer Behinderung wird nur gesprochen, wenn die Beeinträchtigungen gravierend und andauernd sind, wobei für die Bestimmung des rechtlichen Anspruchs »gravierend« jeweils genau definiert wird. In der ICF wird Behinderung beschrieben als »das Ergebnis oder die Folge einer komplexen Beziehung zwischen dem Gesundheitsproblem eines Menschen und seinen personenbezogenen Faktoren einerseits und den externen Faktoren, welche die Umstände repräsentieren, unter denen das Individuum lebt, andererseits« (ebd., S. 22).

Die Definition der Sehschädigungen richtet sich nach der Internationalen statistischen Klassifikation der Krankheiten und verwandter Gesundheitsprobleme (International Statistical Classification of Diseases and Related Health Problems – ICD) der Weltgesundheitsorganisation (vgl. WHO 2019) und ist u. a. für den versicherungsrechtlichen Anspruch maßgebend. Für die Beurteilung der Sehbeeinträchtigung sind Blendung und Kontrastsehen einzubeziehen.

Davon unabhängig kann die Behinderung subjektiv verschieden wahrgenommen werden. Personen, bei denen eine Sehbehinderung im Alter auftritt, verstehen sich oft nicht als behindert und möchten sich auch nicht so bezeichnen lassen. Dennoch ist die Verwendung des Begriffs wichtig, um auf den Anspruch auf Minderung diskriminierender Barrieren gemäß Gesetzgebung und UN-Behindertenrechtskonvention zu verweisen (▶ Teil I, Kap. 5.4.3).

5.3   Sehen als kognitiver Prozess

Sehen bietet dem Gehirn Informationen, die es für die Steuerung und Kontrolle fast aller Lebensbereiche braucht. Ist die visuelle Wahrnehmung eingeschränkt, dann betrifft dies auch neurologische Steuerungs- und Kontrollfunktionen bezüglich Kognition, Emotion und bei den grob- und feinmotorischen Aktivitäten.

Nur ein kleiner Teil der visuellen Information wird bewusst als Seheindruck wahrgenommen (vgl. Melloni & Schwiedrzik 2010, S. 1). Visuelle Impulse haben wesentliche Funktionen, auch ohne dass sie ins Bewusstsein gelangen, etwa als Basis für das Erinnerungsvermögen, die Entscheidungsfähigkeit, das Auslösen von Emotionen, die Steuerung der Aufmerksamkeit und für das Sprachverständnis. Wo also die bewusste oder die unbewusste visuelle Wahrnehmung eingeschränkt ist, kann eine Reihe kognitiver Funktionen beeinträchtigt sein.

Unter Kognition wird die Gesamtheit der – teils bewussten, meist unbewussten – informationsverarbeitenden internen Prozesse und Strukturen in den Bereichen Wahrnehmung, Aufmerksamkeit, Gedächtnis, Denken und Problemlösen, Lernen sowie Sprachverstehen und Sprachproduktion verstanden. Kognition ist Voraussetzung für flexibles, adaptives Verhalten in einer vielfältigen, sich verändernden Umgebung und für Lernen in Auseinandersetzung mit dem Umfeld (vgl. Kluwe 2000, S. 1). Kognition bedeutet also die Fähigkeit, Information, die wir durch die Wahrnehmung aufnehmen (Stimuli aus den verschiedenen Sinnen), zu verarbeiten.

5.3.1 Sehen weckt Emotionen

Visuelle Wahrnehmungen wecken Gefühle und bewirken Verhalten oder Einstellungen. Emotion wird in der Psychologie definiert als »Komplexes Muster von Veränderungen, das physiologische Erregung, Gefühle, kognitive Prozesse und Verhaltensreaktionen als Antwort auf eine Situation, die als persönlich bedeutsam wahrgenommen wurde, umfasst« (Gerrig 2018, S. 724). Emotionen haben demnach einen wesentlichen kognitiven Anteil: Kognition kann Emotionen auslösen, beeinflussen oder durch sie beeinflusst werden – Denken und Fühlen sind eng miteinander verknüpft. In welcher Art sie zusammenhängen, untersuchen und beschreiben kognitive Emotionstheorien der Psychologie, zu denen auch die sogenannten Bewertungstheorien gehören (vgl. u. a. Arnold, Lazarus, Roseman, Frijda, Scherer).

Nach den Bewertungstheorien werden Emotionen von Situationsbewertungen hervorgerufen: Die kognitive Einschätzung einer Situation durch das Individuum beeinflusst seine emotionale Reaktion darauf. Dabei löst ein hohes Maß an Vorhersagbarkeit eher positive Emotionen aus, während in unerwarteten Situationen eher Angst entsteht (vgl. Scherer 2001, S. 114 f.). Auch die Bewertung in positiv bzw. negativ und die Einschätzung der Bewältigbarkeit einer Situation spielen eine Rolle. Das alles geschieht sehr schnell, automatisch und weitgehend unbewusst (vgl. Scherer 1997, S. 139).

Aus diesen Überlegungen wird deutlich, dass sich eine Sinnesbeeinträchtigung über die direkten psychisch-emotionalen Auswirkungen (Verarbeitung des Verlustes) hinaus auch wegen der oben beschriebenen kognitiven Prozesse auf die Emotionen auswirkt: Wer als sehende Person im Verlauf des Lebens visuelle Informationen in die Bewertung einer Situation einbezieht, wird mit einer später im Leben auftretenden Sehbeeinträchtigung Situationen, die früher als bewältigbar beurteilt wurden, häufiger als unerwartet und schlecht oder nicht bewältigbar einschätzen. Das kann etwa zur Folge haben, dass eine Person es als schwierig und belastend erlebt, einen öffentlichen Raum zu betreten, weil die Unmöglichkeit, visuell die Situation abzuschätzen, negative Gefühle hervorruft.

5.3.2 Sehbeeinträchtigung und Demenz

Immer wieder wird in Studien auf einen Zusammenhang zwischen Sinnesbeeinträchtigungen und kognitiver Leistung hingewiesen. Personen mit stark verminderter Sehkraft weisen häufiger Symptome von Demenz auf als gut sehende Personen. Ob dabei die Sehschädigung oder die demenzielle Entwicklung zu den Symptomen geführt hat und wie der Ursache-Wirkungszusammenhang aussieht, ist dabei noch offen (vgl. Lee et al. 2020, S. 2165 f.). Ebenso offen ist die Frage, inwieweit die kognitive Leistungsfähigkeit aufrechterhalten oder wiedererlangt werden kann, wenn die Wahrnehmungsdefizite, die für die kognitiven Prozesse relevant sind, rehabilitativ kompensiert werden. Erfahrungen aus der Praxis lassen darauf schließen, dass sehbehinderungsbedingte kognitive Einschränkungen reversibel sind.

Bei der Demenz handelt es sich um ein Syndrom als Folge einer chronischen degenerativen oder nichtdegenerativen Erkrankung des Gehirns (vgl. WHO 2019, Kap. V, F00–F09), die zu Einbußen an kognitiven, emotionalen und sozialen Fähigkeiten führt. Einige wenige Formen von Demenz sind reversibel, bei einigen sind in begrenztem Umfang therapeutische Interventionen möglich, die eine Verzögerung des Auftretens bestimmter Symptome bewirken können. Demenz wird gemäß ICD-10 (vgl. WHO 2019) anhand einer Symptomkonstellation bestimmt, wobei Gedächtnisstörung als Leitsymptom gilt. Betroffen sind Gedächtnis, Merkfähigkeit, Denken, Orientierung, Auffassung, Rechnen, Lernfähigkeit, Sprache und Sprechen sowie Urteilsvermögen (Fähigkeit zur Entscheidung), gewöhnlich begleitet von Auffälligkeiten der emotionalen Kontrolle und der Gemütslage, des Sozialverhaltens und/oder der Motivation. Der diagnostische und statistische Leitfaden psychischer Störungen DSM-5 (vgl. American Psychiatric Association 2018) verwendet nicht den Begriff Demenz, sondern neurokognitive Störungen (NCD).

Statistische Zugänge wie ICD und DSM bestimmen eine gesundheitliche Situation auf der Basis von Symptomen. Die beobachtbaren Symptomkonstellationen bei Sehbeeinträchtigung und bei Demenz stimmen aber weitgehend überein (▶ Tab. 5.1). Ein wesentlicher Unterschied liegt in der Reversibilität der Symptome: Bei Sehbeeinträchtigung ist diese mit medizinischer und rehabilitativer Unterstützung gegeben, bei Demenz nur in Ausnahmefällen. Daher ist die Ursache der Symptome in der pflegerischen oder betreuerischen Bedarfserfassung relevant. In den üblichen Bedarfserfassungsinstrumenten der Pflege (z. B. BESA, RAI) wird sie im Assessment aber nicht berücksichtigt. Beim Resident Assessment Instrument (RAI) handelt es sich um ein international verbreitetes Pflege-Bedarfserfassungs- und -Abrechnungsinstrument für den stationären oder den ambulanten Bereich. Das Bewohner/innen-Einstufungs- und Abrechnungssystem BESA für den stationären Langzeitpflegebereich wird in der Schweiz verbreitet, in Deutschland und Österreich teilweise genutzt.

- Zu den häufigen *physischen Folgen* von Sehbeeinträchtigung gehören eingeschränkte Bewegungskompetenz im fein- und grobmotorischen Bereich, Stürze, Bewegungsmangel und die Folgen für den Kreislauf, Mangelernährung sowie Hautprobleme und bei starker Sehbeeinträchtigung Tag-Nacht-Rhythmusstörungen (Störung des Melatoninhaushalts) (▶ Teil I, Kap. 5.4.1).
- Zu den häufigen *psychischen Folgen* von Sehbeeinträchtigung gehören Kontrollverlust, Leugnen und Nicht-Wahrhaben-Wollen, heftige Gefühle wie Wut und Verzweiflung, Depressionen, Angststörungen, Suizidalität u. a.
- Zu den häufigen *psychosozialen Folgen* von Sehbeeinträchtigung gehören Misstrauen, Scham, Rückzug, Isolation, Verhaltensauffälligkeit, Aggression u. a.

Tab. 5.1: Ähnliche/gleiche Symptome – verschiedene Ursachen

Demenz (frühe/mittlere Phase)	Sehbeeinträchtigung
• Beeinträchtigung Merkfähigkeit, Gedächtnis • Kognitive Einbußen • Beeinträchtigungen in der Alltagsbewältigung • Orientierungsstörungen (örtlich, zeitlich, situativ) • Beeinträchtigungen im Sozialverhalten (z. B. Rückzug, Distanzlosigkeit) • Veränderung der Persönlichkeit • Visuelle Halluzinationen	• Kognitive Einbußen (z. B. Personen nicht mehr erkennen, inadäquates Verhalten, verminderte Merk- und Entscheidungsfähigkeit) • Beeinträchtigungen in der Alltagsbewältigung • Orientierungsstörungen (örtlich, zeitlich, situativ) • Beeinträchtigungen im Sozialverhalten (z. B. Rückzug, Aggression, Verhaltensauffälligkeiten) • Veränderung der Persönlichkeit • Gangauffälligkeiten • Visuelle Halluzinationen (Charles-Bonnet-Syndrom)

Die Symptome einer Sehbeeinträchtigung gehen mehrheitlich auf eine Augenerkrankung, seltener auf eine physiologische Schädigung der Sehzentren im Gehirn zurück. Sehschädigung wird in diversen Studien (vgl. z. B. Lee et al. 2020; Paik et al. 2020; Rogers & Langa 2010; Mayerhofer & Resch 2020) als Risikofaktor für eine demenzielle Entwicklung, teils gar als Früherkennungsmerkmal für Demenz diskutiert. Solche Studien werden oft durchgeführt, um für die Medizin weitere hilfreiche Hinweise zur Früherkennung von Demenz zu etablieren und um der Gesundheitspolitik Grundlagen zu bieten. Augenmedizinische Interventionen wirken nachweislich verzögernd auf Symptome einer etwaigen demenziellen Erkrankung (vgl. Rogers & Langa 2010, S. 734). Nach aktuellem Kenntnisstand der Autorinnen wurde die Reversibilität dieser Symptome durch zusätzliche spezialisierte rehabilitative Unterstützung bislang nicht in Bezug auf Demenz untersucht. Demenzähnliche Symptome von Sehbehinderung (wie etwa psychosoziale Belastungen, kognitive Leistungseinbußen oder Beeinträchtigungen in der Alltagsbewältigung) sind mit rehabilitativem Training weitgehend reversibel.

5.3.3 Kognitive Einbußen bei Sehbeeinträchtigung

Kognitive Leistungen können direkt oder indirekt durch eine Sehbeeinträchtigung gemindert sein:

a) Wahrnehmung:
Je nach Krankheitsbild können sich die Reduktion oder der Ausfall visueller Informationen verschieden auswirken. So haben Personen mit einem zentralen Gesichtsfeldausfall (z. B. einer AMD) Probleme mit dem Lesen, mit dem Essen, mit Hand- oder Werkarbeiten, mit dem Erkennen der Gesichter und Gesichtsausdrücke anderer Personen oder dem Identifizieren von Lebensmittelverpackungen, Tuben usw., sie finden sich aber in Räumen oder draußen meistens noch gut zurecht. Personen mit einem peripheren Gesichtsfeldausfall (Tunnel- oder Röhrenblick, z. B. aufgrund eines Glaukoms) können teilweise nach wie vor Texte in einer Zeitung, einem Buch oder auf einer Verpackung lesen, sie können noch werken oder stricken, finden aber ihren Weg in Innen- oder Außenräumen nicht mehr. Die Wahrnehmungseinbuße kann die Bewältigung von Alltagsaufgaben in allen Lebensbereichen betreffen: die grundlegenden Aktivitäten des täglichen Lebens (ATL bzw. englisch »Activities of Daily Living« – ADL) wie sich waschen, sich kleiden, sich bewegen, essen, trinken, kommunizieren und auch instrumentelle Aktivitäten des täglichen Lebens (IATL bzw. englisch »Instrumental Activities of Daily Living« – IADL) wie einkaufen, kochen, Haushaltsführung, die Erledigung von administrativen und finanziellen Angelegenheiten, Benutzung des öffentlichen Verkehrs usw. Zudem wirkt sie sich deutlich auch in sozialen Situationen aus.

b) Aufmerksamkeit:
Die hohe Anforderung an Konzentration durch eingeschränkte Sinneseindrücke reduziert die zur Verfügung stehenden Kapazitäten für andere Bereiche und führt sehr häufig zu starker Ermüdbarkeit und rascher Erschöpfung.

c) Gedächtnis:
Merkfähigkeit und Gedächtnis sind einerseits beeinträchtigt, weil nur eingeschränkt visuelle Anker zur Stützung von Erinnerungsleistungen genutzt werden können (Frau Tanner sieht das bereitgelegte Kuvert auf der Kommode neben der Eingangstür nicht und vergisst es deshalb, in den Briefkasten zu werfen). Andererseits verringern starke Ermüdbarkeit und Erschöpfung sowie depressive Verstimmungen Gedächtnisleistungen.

d) Denken:
Das Fehlen von visuellen Informationen schränkt die Denkleistung und die adäquate Reaktion ein. So kann sich die Entscheidungsfähigkeit verringern, wenn Informationen fehlen, die für die Entscheidung nötig wären (vgl. Beispiel von Herrn Masser bezüglich Menüauswahl in der Einleitung, ▶ Teil I, Kap. 5.1). Hätte die

Person keine visuelle Wahrnehmungseinbuße, wäre sie in ihrer Denkleistung nicht beeinträchtigt.

e) Emotion:
Eine Sehbeeinträchtigung wirkt sich auch auf den emotionalen Bereich aus. Das Erleben des Verlustes von Selbständigkeit, von Wahrnehmungsqualität und von Kontrolle führt bei vielen Betroffenen zu depressiven Verstimmungen und Depression; Angststörungen und Suizidalität treten bei Personen mit Sehbeeinträchtigung signifikant häufiger auf als bei Personen ohne Sehbeeinträchtigung (vgl. Zheng et al. 2016; Casten & Rovner 2008; Horowitz & Reinhardt 2000). Viele reagieren mit Resignation und Rückzug, andere mit Aggression. Zudem beeinträchtigt schlechtes Sehen die Möglichkeiten der Situationsbewertung: Die Vorhersagbarkeit einer Situation wird deutlich eingeschränkt, was mit negativen Emotionen verknüpft ist und eher meidende Handlungsimpulse auslöst.

In Pflegeassessments wird nach dem Grad zeitlicher, örtlicher und sozialer Orientiertheit gefragt. Desorientiertheit gilt als Indiz für eine demenzielle Entwicklung. Desorientiertheit kann aber auch reversible (kompensierbare) Begleiterscheinung einer Sehbeeinträchtigung sein.

Passive und aktive Kompensationsstrategien können den Mangel an visuellen Informationen ausgleichen und kognitiven wie emotionalen Prozessen wieder die nötigen Inputs zur Verfügung stellen.

5.4 Sehbehinderung – kennen, erkennen und anerkennen

Eine im Jahr 2017 abgeschlossene Auswertung der RAI-Daten von 40.000 Personen in der Schweiz zeigt sowohl im stationären wie im ambulanten Feld deutliche Hinweise auf eine weit verbreitete Fehleinschätzung der kognitiven Leistungsfähigkeit bei Sehbeeinträchtigung. Sehbeeinträchtigte Personen wiesen im Vergleich mit gut sehenden Personen überproportional hohe CPS-Werte (Cognitive Performance Scale) auf. Im Pflegebedarfserfassungsinstrument RAI ist die Cognitive Performance Scale mit Werten von 1 bis 6 zugrunde gelegt. Werte von ≥ 3 bezeichnen eine reduzierte kognitive Leistungsfähigkeit (in der Praxis = Demenzverdacht, führt zu demenzspezifischer Pflege). Überraschenderweise wurden leicht bis stark sehbeeinträchtigte Personen kognitiv deutlich (um bis zu 9 %) schlechter eingestuft als schwerwiegend sehbeeinträchtigte/blinde Personen (vgl. Spring 2017, S. 31). Das lässt vermuten, dass in der Pflegepraxis bei schwerwiegend sehbeeinträchtigten und blinden Personen die Auswirkungen der Sehbeeinträchtigung auf die kognitive Leistung bekannt sind und in der Einschätzung berücksichtigt werden. Bei leicht bis stark sehbeeinträchtigten Personen werden sie dagegen eher übersehen oder nicht in Betracht gezogen.

5.4.1 Fehlbeurteilung Demenz statt Sehbehinderung

Frau Tanner, 88, stark sehbeeinträchtigt, lebt in einer Pflegeeinrichtung. Sie bewegt sich zwar außerhalb ihres Zimmers recht forsch, meidet aber die Gesellschaft anderer Leute, wo immer es geht. Sie verwechselt Personen oder Dinge, vergisst Abmachungen und reagiert immer öfter ungehalten. Frau Tanner hat Halluzinationen, spricht über Muster an den Wänden, wo keine Muster sind, und ist zeitlich, örtlich und psychosozial immer wieder desorientiert, was sie sehr verunsichert. In Übereinstimmung mit dem Arzt beurteilen die Pflegefachpersonen Frau Tanner als leicht dement, in Kenntnis der vorliegenden Sehbeeinträchtigung. Sie erhält stimmungsaufhellende Medikamente. Das Pflegepersonal mag Frau Tanner, denn sie kann sehr witzig und schlagfertig sein. Die Mitarbeitenden der Pflegeeinrichtung begegnen ihr mit viel Geduld und hüten sich, ihr zu sagen, dass es keine Muster an den Wänden gibt.

Auf den ersten Blick können Erscheinungsbilder bei Demenz und Sehbehinderung zum Verwechseln ähnlich sein (▶ Teil I, Kap. 5.3.2). Die Fachpersonen in diesem Fallbeispiel handeln verständlich – aber nicht korrekt. Sie berücksichtigen die mentalen Funktionen des Sehens (▶ Teil I, Kap. 5.3) zu wenig und erkennen daher die Folgen des reduzierten Sehvermögens nicht als solche. Weil auch die rehabilitativen Möglichkeiten im Pflegekontext kaum bekannt sind, wird üblicherweise eine Sehbeeinträchtigung als unbeeinflussbar hingenommen. Zudem sind neuere neuroophthalmologische Kenntnisse wie das Filling-in oder das Charles-Bonnet-Syndrom auch in Fachkreisen (Hausarztmedizin, Langzeitpflege) noch nicht etabliert.

Das Sehen geschieht im Gehirn aufgrund der Impulse aus den Augen: Vereinfacht gesagt, gelangt das, was in den Sehzellen des Auges als Lichtimpulse aufgenommen wird, als elektrische Impulse ins Gehirn. Dort entstehen daraus unter Zuhilfenahme von gespeichertem Wissen Bilder. Sind die Impulse aus den Augen lückenhaft, ergänzt sie das Gehirn auf der Basis der intakten Informationen. Diese (gesunde) Fähigkeit des plastischen Gehirns wird Filling-in genannt. Es bewirkt, dass die betroffene Person, entgegen früherer Auffassung, keine schwarzen oder grauen Flecken (Leerstellen) im Gesichtsfeld sieht. Diese würden ihr anzeigen, wo eine visuelle Information fehlt. Das Bild wirkt vollständig, allerdings – etwa bei einer Altersbedingten Makuladegeneration (AMD) – insgesamt unscharf (vgl. Safran & Landis 1999, S. 84; Sutter 2017, S. 8, 12). Die Betroffenen können deshalb normalerweise nicht angeben, wo ihnen welche Informationen fehlen. So sieht z. B. eine Person mit AMD wegen des zentralen Gesichtsfeldausfalls kleine Dinge wie gedruckte Texte in normaler Größe bloß noch unscharf. Sie lässt Rechnungen oder das Informationsblatt zu einer Baustelle vor dem Haus unbeachtet liegen. Eine andere Person mit Glaukom erkennt manches im Gesichtsfeld nicht, ohne dass die Ausfälle für sie bewusst sind. Solange bei ihr das zentrale Gesichtsfeld intakt bleibt, sieht sie das, was sie sieht, scharf und kann gut lesen, beim Gehen wird sie aber immer unsicherer, es besteht Sturzgefahr, sie stößt sich an Kanten oder halboffenen Türen.

Das Charles-Bonnet-Syndrom (CBS) bezeichnet visuelle Halluzinationen bei einer Sehbeeinträchtigung (vgl. Faust 2012; Teunisse et al. 1996). Wenn das Gehirn keine oder ungenügende visuelle Impulse aus den Augen erhält, ergänzt es Bilder »aus dem Fundus«, also aus (bewusst oder unbewusst) gespeicherten visuellen Eindrücken. Diese Bilder können real wirken, obwohl sie die Realität nicht abbilden, oder sie können als irreal erkennbar sein. Sie können statisch sein oder sich bewegen: geometrische Muster wie Streifen an der Wand oder Karos auf dem Boden, undefinierbare Lichterscheinungen, Personen oder Tiere im Zimmer, Löcher auf dem Boden, eine Pferdekutsche neben der Straßenbahn usw. Man kann sich das CBS analog zu einem Phantomschmerz vorstellen.

Im Gegensatz zu Halluzinationen bei Psychosen oder Demenz sind CBS-Bilder an sich nicht furchterregend. Sie verunsichern aber die Betroffenen, weil diese sich nicht auf das verlassen können, was sie visuell wahrnehmen. Zumeist vermeiden sie, darüber zu sprechen, aus Angst für »verrückt« gehalten zu werden. Solange das Phänomen nicht bekannt ist, kommt beim Umfeld und bei den Betroffenen selbst sehr leicht der Verdacht »Demenz!« auf. Hilfreich ist deshalb sowohl bei real erscheinenden wie bei irrealen CBS-

Bildern, der Person das Phänomen zu erklären: Das (gesunde!) Gehirn kann bei Sehkrafteinbußen solche Bilder produzieren. Auch Erfahrungsaustauschrunden haben sich als entlastend erwiesen. So kann gemeinsam über die Berichte gelacht werden. Medikamentöse Therapien werden nur bei Bedarf und zur Beruhigung angewandt, sie bringen die Bilder nicht zum Verschwinden.

Die mangelhafte Verlässlichkeit der üblichen Mini-Mental-Status-Tests (MMS) für Personen mit einer Sehbeeinträchtigung verstärkt die Unsicherheit bezüglich Vorliegen einer demenziellen Entwicklung: Betroffene mit einer nicht berücksichtigten Sehschädigung erbringen Punktewerte, die den Schluss auf eine demenzielle Entwicklung stützen. In ihren eindrücklichen Studien haben Lehrl und Gerstmeyer gezeigt, dass Katarakt-Patientinnen und -Patienten in standardisierten kognitiven Tests präoperativ Leistungen erbrachten, die einer Demenz entsprachen, und bereits wenige Wochen nach dem operativen Ersatz der getrübten Linsen wieder normale Kognitionswerte erreichten (vgl. Lehrl & Gerstmeyer 2004, S. 167).

Als weitere diagnostische Erschwernis ist die Tag-Nacht-Rhythmusstörung bei sehr stark sehbeeinträchtigten Personen zu erwähnen. Das Hormon Melatonin steuert den Tag-Nacht-Rhythmus. Die Melatonin-Produktionsphasen und -Produktionspausen werden über die Hell-Dunkel-Information gelenkt, die über die Augen aufgenommen wird. Tritt kein oder nur wenig Licht durch sehr stark geschädigte Augen ein, verändert sich langsam der Tag-Nacht-Rhythmus, es kommt zur Tag-Nacht-Umkehr, einem weiteren vermeintlichen Indiz für Demenz.

Die medizinische Diagnose-Logik im Hintergrund der pflegerischen Assessment-Instrumente (z. B. BESA, RAI) berücksichtigt Demenz, aber nicht Sinnesbeeinträchtigung. Das gilt insbesondere auch für die Einordnung der kognitiven Leistungen und führt oft zu einer Pflegeplanung, die auf Demenz ausgerichtet ist, statt auf eine weitgehend kompensierbare Sinnesbeeinträchtigung. Das Rehabilitationspotenzial wird fehlbeurteilt, solange kognitive Leistung und kognitive Leistungs*fähigkeit* gleichgesetzt werden.

Für die fachlich adäquate Pflegeplanung ist diese Unterscheidung zwischen Leistung und Leistungsfähigkeit zentral. In der Pflegepraxis besteht bei einer ungeklärten Lage bezüglich des Vorliegens einer Sehbeeinträchtigung und der möglichen Kombination von Sehbeeinträchtigung und Demenz ein Problem. Verkürzt gesagt, kommuniziert die Pflegefachperson mit Patienten mit Demenz primär auf der emotionalen Ebene, Realitätskorrekturen vermeidet sie (statt: »Nein, da sind keine Löcher im Boden.« sagt sie etwa: »Das ist unangenehm, wir machen einen Umweg.«). Resultiert die Aussage der Person aus einem CBS, erhält sie damit aber nicht die ihr wichtigen Informationen zur Beurteilung der Situation: Personen mit Sehbeeinträchtigung sind zur kognitiven und emotionalen Kompensation der Sehkrafteinbuße auf konkrete, zutreffende Informationen angewiesen. Dieser (passiv kompensatorische) Anspruch an die Kommunikation mit Personen mit Sehbeeinträchtigung ist in der Praxis der Langzeitpflege noch kaum bekannt. Die Pflegefachperson wählt eher den vermeintlich schonenderen Umgang – Personen mit Sehbeeinträchtigung erhalten damit aber die für sie nötigen Informationen nicht oder nur ungenügend.

Zur Vermeidung der Fehlbehandlung sind vor einer Demenzabklärung immer Seh- und Hörfähigkeit ärztlich zu beurteilen. Ist das nicht möglich, sind die kognitiven Implikationen einer vielleicht vorliegenden Sinnesschädigung in der Demenzabklärung zu berücksichtigen.

5.4.2 Sehbeeinträchtigung und weitere Pflegeprobleme

Die Sehbeeinträchtigung kann die Ursache für unterschiedliche Pflegeprobleme sein oder parallel dazu auftreten.

Frau Laubi, 89, ist vor einem halben Jahr aus dem Krankenhaus in die Pflegeeinrichtung eingetreten. Anlässlich einer operativen Behandlung wurde im Krankenhaus festgestellt, dass die alleinstehende Frau verwahrlost und mangelernährt war, teilweise auch desorientiert. In der Pflegeeinrichtung wirkt sie antriebslos und weigert sich, ihr Zimmer zu verlassen. In Begleitung bewegt sie sich langsam und unsicher. Sie nimmt weder an Aktivierungsangeboten noch an den gemeinschaftlichen Mahlzeiten im Saal teil, essen mag sie kaum. Oft sitzt sie stundenlang reglos in ihrem Ohrensessel, dabei nässt sie manchmal ein. In den mitgebrachten Büchern kann sie nicht lesen, sie sieht schlecht. Sie klagt, hier sei ihr alles fremd und sie kenne auch niemanden, lieber wäre sie wieder in ihrer Wohnung. Mit den Personen, die sie betreuen und pflegen, unterhält sie sich kaum. Die Pflegefachpersonen gehen von einer multimorbiden Situation und einer Depression aus, der Hausarzt verschreibt Frau Laubi ein Antidepressivum.

Hier lohnt sich ein Wechsel des Blickwinkels: Frau Laubi ist bekanntlich sehbeeinträchtigt (»sie kann nicht lesen«). Wenn nun die Depression eine Folge der Sehbeeinträchtigung, der sozialen (Selbst-)Isolation und des Gefühls der Fremdheit und damit weitgehend reversibel wäre? Wenn der unsichere Gang und die Inkontinenz eine Folge von Kraftverlust wären, weil sich Frau Laubi kaum mehr bewegt? Frau Laubi war verwahrlost, als sie in das Krankenhaus eintrat, sie konnte sich nicht mehr selbst pflegen. Da die Motorik (unbewusst) weitgehend visuell gesteuert wird, bewirkt eine Sehbeeinträchtigung oft Einschränkungen in den grundlegenden und den instrumentellen Aktivitäten des täglichen Lebens (ATL und IATL), also in der Selbstpflegekompetenz. Das könnte auch auf Frau Laubi zutreffen.

5.4.3 Kein Bedürfnis nach Rehabilitation, aber Bedarf und Anspruch

Die Betroffenen wissen in der Regel wenig über Sehbeeinträchtigung im Alter und ihre Folgen. Auch die rehabilitativen Möglichkeiten sind zumeist unbekannt. Es besteht somit häufig zwar ein Bedarf an fachspezifischer Unterstützung, aber kein von den betagten Personen mit Sehbeeinträchtigung bewusst wahrgenommenes und formuliertes Bedürfnis, wie das folgende Fallbeispiel zeigt:

Frau Keller, 87, stark sehbeeinträchtigt, lebt allein in ihrer Wohnung. Sie ist verunsichert. Sie merkt, dass sie sich örtlich, zeitlich und bezüglich sozialer Kontakte nicht mehr zuverlässig orientieren kann, und ihre Tochter bemängelt, sie führe viele alltägliche Aktivitäten zu nachlässig aus. Dass ihr Gedächtnis schlecht geworden ist und sie sich auch Ereignisse immer schlechter merken kann, erklärt sich Frau Keller mit ihrem Alter. Doch dass dafür Gehirnfunktionen verantwortlich sind, die bei gut Sehenden durch visuelle Impulse angeregt werden, ist ihr nicht bewusst. Frau Keller erkennt daher nicht, welche kompensatorischen Informationen den Nachteil ausgleichen könnten und ihr die nötige Sicherheit geben würden (etwa: anwesende Personen zu erkennen, sich im Verkehr oder im Haushalt wieder sicher zu fühlen oder sich besser erinnern zu können). Weil sie den visuellen Informationsmangel nicht wahrnehmen kann, äußert Frau Keller auf die gezielte Frage ihrer Tochter auch kein Bedürfnis nach Unterstützung. Sie hat gehört, dass es Trainings für sehbehinderte und blinde Menschen gibt, aber das ist nichts für sie, sie mag nichts Neues lernen. Der Augenarzt sagte ja, sie werde nicht erblinden. Dennoch besteht bei Frau Keller Unterstützungsbedarf – und viel Potenzial für die Verbesserung ihrer Situation. Frau Keller ist sehbeeinträchtigt, in ihrem Umfeld ist sie (seh-)behindert (▶ Teil I, Kap. 5.2).

Diesem Bedarf entspricht ein Anspruch: Die UN-Behindertenrechtskonvention wurde von der Schweiz 2014 ratifiziert, ist in Deutschland seit 2009 in Kraft, in Österreich bereits seit 2008. Damit verpflichten sich die Staaten dazu, die nötigen Vorkehrungen zu treffen, damit jede Person, unabhängig vom Alter, die behinderungsspezifische Unterstützung zur bestmöglichen Gleichstellung mit nicht behinderten Personen erhält. Das können zum Beispiel Anpassungen in der Ausbildung von Pflegefachpersonen und das Zur-Verfügung-Stellen von Rehabilitationsangeboten im Rahmen der Gesundheitsversorgung sein. Das Nichtgewähren von wirtschaftlichen und wirksamen Maßnahmen, die den Nachteil der Behinderung ganz oder teilweise ausgleichen könnten, ist Diskriminierung. Sehbehinderungsspezifische Unterstützung, Pflege oder Betreuung sind damit ein rechtlicher Auftrag und ein Anspruch der Betroffenen. Sie erfüllen zudem die Anforderungen der Krankenkassen und -versicherungen, indem sie wirksam, wirtschaftlich und zweckmäßig sind.

5.5 Unterstützung ambulant und stationär

Die Studie Spring 2017 zeigt einen doppelt so hohen Anteil sehbehinderter Personen in stationären Pflegesituationen als in ambulanten Settings. Das lässt darauf schließen, dass zahlreiche Personen aufgrund der Folgen und Begleiterscheinungen ihrer Sehbeeinträchtigung in eine stationäre Pflegeeinrichtung eintraten. Mit einer frühzeitigen sehbehinderungsspezifischen Unterstützung dürften einige dieser Eintritte in stationäre Einrichtungen vermeidbar gewesen sein.

Ohne die Berücksichtigung der komplexen Zusammenhänge und Wirkungsketten zwischen visueller Wahrnehmungseinbuße und Pflegephänomenen werden viele Symptome nicht als Folgen einer Schädigung des Sehapparates erkannt. Damit fließt die Sehbeeinträchtigung nicht in die Pflegeplanung ein und rehabilitative sehbehinderungsspezifische Pflege unterbleibt. Ein individuell und gesamtgesellschaftlich großes Potenzial zu Selbstpflegekompetenz und sozialer Teilhabe bleibt ungenutzt. Diese Unterlassung schafft eine Diskriminierung von im Alter sehbehindert gewordenen Personen, verursacht viel Leid und bewirkt Pflegeabhängigkeit, die vermeidbar wäre.

In Unkenntnis der Zusammenhänge und der rehabilitativen Möglichkeiten fordern Betroffene und ihre Angehörigen keine geeigneten Maßnahmen ein (▶ Teil I, Kap. 5.4.3).

Frau Keller erhält neue pflegerische Unterstützung durch die spitalexterne Pflegefachperson Frau Ambach. Diese ist in sehbehinderungsspezifischer Rehabilitation geschult und integriert diese Kenntnisse in die Pflegeplanung von Frau Keller. Sie hat erkannt, dass Frau Keller wegen ihrer Sehkrafteinbuße psychosoziale Defizite und Probleme in der Selbstpflege hat. Sie erläutert Frau Keller die Funktionen des Sehens und erklärt ihr, wie sich die Sehbeeinträchtigung auf die örtliche, zeitliche und soziale Orientierung auswirkt und mit der (un-)sicheren Versorgung des Haushaltens und der Selbstpflege zusammenhängt. Frau Keller erlebt mit einfachen Hilfsmitteln, beispielsweise mit Markierungspunkten an Dosen und Tuben, dass sie sich bereits nach wenigen Besuchen von Frau Ambach in ihrer Küche besser zurechtfindet und ist bereit, systematisch Kompensationsmethoden zu lernen. Gemeinsam stellen die Frauen einen Plan auf. Es soll nicht alles auf einmal anders werden: Zuerst möchte sich Frau Keller ihrer Erscheinung wieder sicher sein und dann will sie sich wieder mit ihren Freundinnen treffen. Sie eignet sich Ordnungssysteme für ihre Körper- und Kleiderpflege an (▶ Teil II, Kap. 9.6; Kap. 9.7), lernt zu erkennen, welche Unterstützung sie im Alltag (neben Frau Ambach) braucht und übt sich darin, diese Hilfestellungen anzufragen. Bereits nach kurzer Zeit staunt die Tochter: Die Mutter erscheint ihr nicht mehr nachlässig.

Auch in die Pflegeeinrichtung von Frau Tanner ist eine in rehabilitativer sehbehinderungsspezifischer Pflege geschulte Pflegefachperson eingetreten: Herr Boll. Er informiert Frau Tanner und das Team über das Charles-Bonnet-Syndrom, über die neurologischen und motorischen Auswirkungen von Sehkrafteinbußen und über die Schritte, die er in der Pflege mit Frau Tanner vorschlägt. Ihre Neugierde gewinnt er mit einfachen passiven Unterstützungen (sehbehinderungsspezifische Pflege): Er nennt konsequent seinen Namen beim Eintreten ins Zimmer von Frau Tanner, erläutert ihr nicht nur, was er tut, sondern kompensiert für sie verbal das, was ihr für die zu fällenden Entscheidungen wegen der Sehbeeinträchtigung fehlt. Er bringt Markierungspunkte an den Tuben im Bad an – Frau Tanner verwechselt nun die Zahnpasta nicht mehr mit der Handcreme. Geduldig erläutert und wiederholt Herr Boll die komplexen neuroophthalmologischen und kognitiven Prozesse in Zusammenhang mit der Sehbeeinträchtigung. Frau Tanner versteht nun ihre Halluzinationen als normale Gehirntätigkeit. Sie gewöhnt sich daran nachzufragen, wenn sie unsicher ist, und vertraut nach und nach mehr auf ihr glücklicherweise noch sehr gutes Gehör. So erkennt sie Mitarbeitende etwa am Schritt, Mitbewohnende an der Stimme und sie traut sich immer häufiger auch zu, an Gruppenveranstaltungen teilzunehmen. Gegen ihre Vergesslichkeit beginnt sie, ein eigens für sehbeeinträchtigte Personen entwickeltes Memo-Gerät zu nutzen. Die Stimmungsaufheller, meint der Arzt nach einem halben Jahr, seien überflüssig geworden.

5.6 Pflegediagnose Syndrom Sehbehinderung – ein neuer Ansatz

Augenärztin oder Augenarzt werden von älteren Personen zu selten aufgesucht, augenmedizinische Diagnosen fehlen in der stationären oder ambulanten Alterspflege meist oder sie sind nicht aktuell (vgl. OVIS-Studie: Fang et al. 2017). Bildgebende Verfahren zur Demenzabklärung sind teuer und werden oft erst in einem späteren Stadium der Erkrankung verordnet. Ärztliche Verdachtsdiagnosen (V. a. = Verdacht auf …) sind in der Langzeitpflege häufig und werden in der Pflegepraxis üblicherweise einer Diagnose gleichgestellt.

Wie also kann die Pflegefachperson erkennen, ob eine Sehbehinderung oder eine Demenz vorliegt? Unabhängig davon, ob eine differenzierte Demenzdiagnose vorgenommen wurde oder nicht, klärt sie die Möglichkeit einer Sehbeeinträchtigung. Das Kompetenzzentrum Seh- und Hörbehinderung im Alter, Zürich (KSiA) schlägt dafür ein Fokus-Assessment in Ergänzung des Pflegeassessments vor (vgl. Heussler et al. 2019).

5.6.1 Fokus-Assessment Sehbeeinträchtigung

Das einfache und für Betroffene, Angehörige und Pflegefachpersonen hilfreiche Fokus-Assessment gibt Aufschluss über das Vorliegen einer Beeinträchtigung des Sehvermögens und führt einerseits zur Empfehlung eines Besuchs bei der Augenärztin oder dem Augenarzt und andererseits zur sehbehinderungsspezifischen Pflegeplanung. Es ersetzt nicht die augenmedizinische Untersuchung.

Werden zwei oder mehrere der folgenden Kardinalkriterien beobachtet, zieht die Pflegefachperson eine Sehbeeinträchtigung in Betracht und führt mit dem Einverständnis der Person ein Fokus-Assessment durch:

- Kognitive Einbußen, Schwierigkeiten, alltägliche Entscheidungen zu treffen, verminderte Merkfähigkeit (Kurzzeitgedächtnis)
- Depressive Verstimmung, Depression, Rückzug, Angst
- Verminderte Selbstpflege, Verminderung der Aktivitäten des täglichen Lebens oder der instrumentellen Aktivitäten des täglichen Lebens (ATL/IATL)
- Gangunsicherheit, eingeschränkte Beweglichkeit, Sturzgefahr
- Soziale Auffälligkeiten (z. B. Aggression)

In stationären Settings werden meist mehrere dieser Kardinalkriterien beobachtet, die Frage nach einer möglicherweise vorliegenden Sehbeeinträchtigung stellt sich im Pflegealltag also regelmäßig.

Mit dem Fokus-Assessment Sehbeeinträchtigung, wie es von KSiA entwickelt wurde, werden die folgenden Elemente erfasst:

1. Vergrößerungsbedarf – damit alle Beteiligten wissen, wie groß eine Mitteilung geschrieben werden muss, damit die Person sie lesen kann. (Beachte: Diese Ermittlung des Vergrößerungsbedarfs ist zu unterscheiden von einer Visusmessung.)
2. Gesichtsfeldeinschränkungen – zur Vermeidung von Sturz- und Verletzungsgefahr.
3. Blendung – weil einfacher Blendschutz oft die vorher gemiedene Bewegung im Freien wieder möglich macht.
4. Kontrastsehen – weil einfache Hilfsmittel eingeschränktes Kontrastsehen weitgehend zu kompensieren helfen.

Das Fokus-Assessment dient der Pflegediagnose und liefert wichtige Informationen für die sehbehinderungsspezifische Pflege. Deshalb werden die Ergebnisse in einem Formular zusammengefasst, in dem auch Informationen zur Beleuchtungssituation und zum Vorliegen eines Charles-Bonnet-Syndroms festgehalten werden. Dieses Formular ergänzt die standardisierten Assessment-Unterlagen.

Liegt keine aktuelle ophthalmologische Diagnose vor und zeigt das Ergebnis des Fokus-Assessments Hinweise auf das Bestehen einer Seheinschränkung, werden ein Augenarztbesuch und das Ausschöpfen der medizinischen Behandlungsmöglichkeiten empfohlen. So kann die frühzeitige Behandlung eines Glaukoms (Grüner Star) die Erblindung verhindern. Die Kataraktoperation ist ein einfacher, ambulanter Eingriff, bei dem die durch die Katarakt (Grauer Star) getrübte Linse durch eine Kunstlinse ersetzt wird. Sie ist – außer bei fortgeschrittener Demenz – bis ins höchste Alter zu empfehlen, damit sich das Sehvermögen nicht auf einen Hell-Dunkel-Nebel reduziert. Bei einer Demenz in fortgeschrittenem Stadium können die Umstände der Operation und die plötzliche Verbesserung des Sehvermögens nach einem Linsenersatz zu einer nicht verkraftbaren Überforderung führen. Liegt eine feuchte AMD vor, können Injektionen die Verschlechterung des Sehvermögens verlangsamen oder aufhalten.

5.6.2 Pflegediagnose Syndrom Sehbehinderung

Unter Syndrom verstehen wir das Gesamtbild bei mehreren immer oder häufig miteinander einhergehenden Beeinträchtigungen, Befunden und Symptomen (physisch, psychisch, psychosozial, kognitiv). Die Pflegediagnose Syndrom Sehbehinderung geht davon aus, dass die Symptome durch die (physiologische) Sehschädigung als gemeinsame Ursache bedingt sind. Das erlaubt es, mit wenigen pflegerischen Interventionen gleichzeitig mehrere Pflegeprobleme zu behandeln und nicht für jedes Pflegeproblem eine separate Pflegeplanung mit je eigenen Maßnahmen vorsehen zu müssen.

Bei Sehbeeinträchtigung steht die aktive oder passive Kompensation der Wahrnehmungseinbuße als Pflegeziel im Vordergrund. Die Syndromdiagnose Sehbehinderung bezieht die Person, die förderlichen und hinderlichen (behindernden) Aspekte des Umfeldes sowie die Person-Umwelt-Interaktionen ein (vgl. Heussler et al. 2016, S. 110 ff.). Sie erlaubt sowohl ein umfassendes Verständnis der multimorbiden Situation als auch eine Vereinfachung der pflegerischen Interventionen, da statt vieler einzelner Interventionen mit wenigen rehabilitativen Maßnahmen eine breite Wirkung erzielt werden kann (vgl. Heussler & Seibl 2020, ▸ Teil I, Kap. 5.4.2).

Die Sehbeeinträchtigung kann über die direkten Folgen zu Pflegeproblemen (indirekte Folgen) führen (▸ Abb. 5.2).

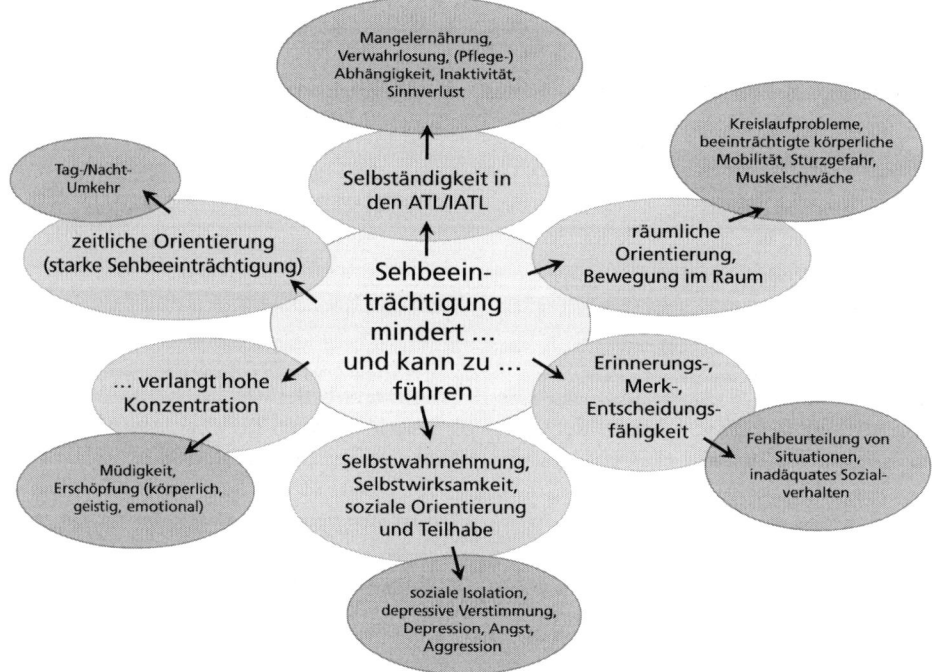

Abb. 5.2: Direkte und indirekte Folgen einer Sehbeeinträchtigung (vgl. Heussler, Schwitter & Seibl 2019).

5.6.3 Sehbehinderung priorisieren und Pflegetrainings planen

In der Pflegeplanung wird, sofern dies nicht wegen vital gefährdender Pflegeprobleme kontraindiziert ist, die Sehbehinderung priorisiert. Auf die passiven und aktiven rehabilitativen Maßnahmen kann an dieser Stelle nur summarisch eingegangen werden.

Im Fallbeispiel Frau Tanner (▸ Teil I, Kap. 5.5) sind passive rehabilitative Maßnahmen aufgeführt. Hier erlebt die Person eine

Verbesserung ihrer Orientierungsfähigkeit und sozialen Integration durch die Interventionen von Herrn Boll. Damit schafft Herr Boll die Voraussetzung, dass Frau Tanner lernen will, sich die nötigen Informationen selber zu beschaffen und sich die Kompetenzen anzueignen, die sie zur Kompensation der visuellen Wahrnehmungseinbuße braucht. Dann können die Pflegetrainings zur aktiven rehabilitativen Pflege einsetzen. Diese werden in zwei Themengruppen geplant und durchgeführt:

- Im kognitiv-psychosozialen Training lernt die Person z. B., welche Informationen sie braucht, um Entscheidungen zu fällen, und wie sie diese Informationen beschaffen kann. Und sie lernt, Kommunikationskompetenz wiederzuerlangen und sich auch als Person mit Sehbehinderung vollwertig zu fühlen.
- Im motorischen Training lernt sie, die ATL und IATL wieder sicher auszuführen.

Eine Differenzierung zu Demenz erübrigt sich, denn auch auf den Verlauf einer leichten bis mittleren Demenz wirkt sich die sehbehinderungsspezifische Pflege positiv aus: regelmäßige Orientierungsübungen im fein- oder grobmotorischen Bereich trainieren das Gehirn. Auch bezüglich der Wechselwirkung mit anderen Pflegediagnosen kann offenbleiben, was Ursache und was Wirkung ist; der aktive Umgang mit der Beeinträchtigung beeinflusst alle oben dargestellten Probleme positiv. So kann insbesondere eine Verbesserung in der Selbständigkeit und Sicherheit, im psychischen Wohlbefinden und der sozialen Teilhabe erreicht werden. Dies wirkt sich auch positiv auf andere Pflegethemen aus, z. B. auf Kreislauf-, Haut- oder Ernährungsprobleme, auf die Bewegungslust und sogar auf die Inkontinenz. Negative Effekte entstehen nicht, Kontraindikationen sind, außer bei schwerer Depression oder sehr fortgeschrittener Demenz, keine bekannt. Zudem ist der Anspruch auf solche behinderungsspezifische Unterstützung gegeben.

Die langjährige Erfahrung in der Entwicklung und Anwendung sehbehinderungsspezifischer Betreuung und Pflege in einer auf Sehbehinderung im Alter spezialisierten Einrichtung zeigte, dass eine solche Arbeitsweise nicht nur inkludierend und stabilisierend, sondern auch präventiv gegen die häufig auftretende Verschlechterung des Allgemeinzustandes von Personen mit Sinnesbeeinträchtigungen im Alter wirkt. Bei vielen Betroffenen zeigten sich positive Auswirkungen auf Depression, Isolation, Angst oder Aggression als Folgen der Sehbeeinträchtigung.

5.7 Schlussfolgerungen und Ausblick – Empfehlungen an Politik und Praxis

In der Geriatrie und der Alternsforschung wie in der Praxis der Langzeitversorgung sind die altersbedingten Einschränkungen durch Seh- und Hörbeeinträchtigung bekannt. Gemäß den meisten gerontologischen Untersuchungen gehören verminderte Sehkraft und reduziertes Hörvermögen zu den wichtigsten Belastungen im Alter (vgl. WHO 2015, S. 26, 54 f., 71). Fang et al. (2017) zeigen, dass die augenmedizinische Versorgung betagter Personen unzureichend ist. Dennoch sind Sinnesbeeinträchtigungen und ihre Implikationen im Alter erst vereinzelt Gegenstand der Forschung. Sehen wird nicht nur in der Altersmedizin, sondern auch in der Politik und ihren Strategien zur Verbesserung der

Lebensqualität im Alter (vgl. z. B. BAG 2019) noch nicht gebührend berücksichtigt. Die Gründe dafür sind vielfältig: Die Tatsache, dass in den meisten Fällen der trockenen altersbedingten Makuladegeneration (neben der operativ leicht zu behandelnden Katarakt die häufigste Augenerkrankung im Alter) keine medizinische Therapie zur Verfügung steht, mag in der Praxis der Langzeitversorgung dazu verleiten zu meinen, »man könne nichts tun«. Die allgemeine Überzeugung, es gehöre zum »normalen« Altern, dass Sehen und Hören nachlassen, mag dazu führen, dass die Unterscheidung zwischen einer Augenerkrankung und dem gesunden alternden Auge (dessen nachlassende Sehschärfe mit markant stärkerem Licht und angepassten Brillen weitgehend kompensiert werden kann) bislang zu inakzeptabler Unterversorgung führt (▶ Teil I, Kap. 4.2).

Neuropsychologische und neuroophthalmologische Forschungen zu kognitiven Auswirkungen einer im Alter auftretenden Augenerkrankung dürften zur Vermeidung von Fehlbeurteilungen ebenso beitragen wie zur breiteren Akzeptanz von Rehabilitationsangeboten bei Sehbehinderung im Alter.

In der Schweiz galt während 50 Jahren die aus behinderungspolitischer Warte unhaltbare Auffassung, Rehabilitation bei Behinderung habe primär der Reintegration in den Erwerbsprozess zu dienen – im Pensionsalter sei sie daher überflüssig. Deshalb sind im Alter keine Rehabilitationsunterstützungen vorgesehen und geriatrische Fachpersonen haben weder in der Ausbildung noch in der Praxis Arbeitsinstrumente und Kenntnisse über die möglichen rehabilitativen Unterstützungen zur Verfügung. Diesem Verständnis setzte die Ratifizierung der Behindertenrechtskonvention der UNO (UN-BRK) theoretisch ein Ende. Doch nur langsam setzt sich die Erkenntnis durch, dass älteres Leben ebenso wertvoll ist wie jüngeres und ebenso viel Anrecht auf individuelle rehabilitative Unterstützung und auf (soziale wie bauliche) Barrierefreiheit hat. Nicht zuletzt ist Rehabilitation volkswirtschaftlich kostengünstiger als übernehmende Pflege und Betreuung.

Für die Praxis und die Gesundheitspolitik (Altersstrategien und Umsetzung der UN-BRK) lassen sich aus diesen Ausführungen Schlussfolgerungen ziehen, die weitgehend mit den Empfehlungen der Behindertenkonferenz Kanton Zürich (BKZ) an den Regierungsrat des Kantons Zürich zum Thema Behinderung im Alter (vgl. BKZ 2020, S. 10) übereinstimmen:

Die BKZ stellt fest, dass bezüglich Behinderungen, die im Alter auftreten, »oft fachliches Wissen, finanzielle Mittel, gesetzliche Regelungen und das Bewusstsein in der Gesellschaft und bei den Behörden fehlen, damit die Rechte dieser Menschen, adäquate Gesundheitsleistungen und der Einbezug in die Gemeinschaft garantiert werden können.« So sei etwa die »spezifische Diagnosestellung nicht gewährleistet und es komme zu Fehlbehandlungen.« Zudem sei die »gesetzliche Verankerung rehabilitativer Massnahmen ungenügend« (ebd.).

Den Handlungsbedarf formuliert die BKZ wie folgt (ebd.):

- »Der Kanton trifft Massnahmen, damit das Fachpersonal im Gesundheitswesen und in der Altersbetreuung (ambulant und stationär) über (insbesondere Hör- und Seh-) Behinderungen im Alter besser geschult wird, um dadurch das Erkennen spezifischer Behinderungen und die korrekte Behandlung sicherzustellen.«
- »Der Kanton stellt sicher, dass die Thematik der Seh- und Hörbehinderung in die Altersstrategien auf Kantons- und Gemeindeebene integriert wird.«
- »Der Kanton prüft eine Anpassung der Gesetzgebung, um rehabilitative Massnahmen auch bei älteren Menschen sicherzustellen.«

Die anschließenden Anregungen für Maßnahmen umfassen die Anpassung der Bildungsgesetzgebung (Integration der Thematik der Hör-, Seh- und Hörsehbehinderung im Alter in die Aus- und Weiterbildung des Fachpersonals im Gesundheitswesen und in die Altersbetreuung), die Anpassung des Pflegegesetzes (Einbettung der Rehabilitation) sowie die Integration von Seh- und Hörbehinderung in Altersstrategien auf Kantons- und Gemeindeebene.

Die BKZ beschreibt die Lücken genau.

Ob der Schritt zur spezialisierten Unterstützung getan wird, weil die inter- und transdisziplinäre Medizinforschung Sinnesbeeinträchtigungen mit ihren kognitiven Implikationen erkennt oder bloß, weil die im Alter von Sehbeeinträchtigung Betroffenen ein Recht auf spezialisierte Unterstützung haben, ist einerlei. Beides verbessert die Lebensqualität dieser Personen, reduziert die volkswirtschaftlichen Kosten und wertet die Langzeitpflege auf.

Literatur und Quellen

American Psychiatric Association (2018) Diagnostic and Statistical Manual of Mental Disorders DSM-5® – Diagnostisches und Statistisches Manual Psychischer Störungen. Hrsg. von P. Falkai & H.-U. Wittchen. 2., korrigierte Auflage. Göttingen u. a.: Hogrefe.

BAG – Bundesamt für Gesundheit, Schweiz (2019) Gesund altern – Überblick und Perspektiven zur Schweiz. Bern: BAG.

BKZ – Behindertenkonferenz Kanton Zürich (2020) Umsetzung der UNO-Behindertenrechtskonvention im Kanton Zürich: Top-Prioritäten aus der Perspektive von Menschen mit Behinderung. Zürich: BKZ

Casten R & Rovner B (2008) Depression in Age-Related Macular Degeneration. In: Journal of Visual Impairment & Blindness, 2008; 102(10): 591–599.

Fang P P et al. (2017) Ophthalmologische Versorgung in Seniorenheimen. Die OVIS-Studie. In: Der Ophthalmologe, published online 22.08.2017. DOI 10.1007/s00347-017-0557-0.

Faust V (2012) Seh-Trugwahrnehmungen ohne Geistesstörung. In: Psychiatrie heute. Seelische Störungen erkennen, verstehen, verhindern, behandeln. Arbeitsgemeinschaft Psychosoziale Gesundheit. Abgerufen unter http://www.psychosoziale-gesundheit.net/pdf/faust1_bonnet.pdf.

Gerrig R J (2018) Psychologie. 21., aktualisierte und erweiterte Auflage. Hallbergmoos: Pearson.

Heussler F & Seibl M (2020) Gerontagogische Pflege bei älteren Menschen mit Sehbeeinträchtigung. In: Lauber-Pohle, S. & Seifert, A. (Hrsg.): Sehbeeinträchtigung im Alter – Alltagserleben, Rehabilitation und Motivation. Stuttgart: VS Springer Research. (i.V.)

Heussler F, Schwitter B & Seibl M (2019) Lerneinheiten Seh- und Hörbehinderung. In: Projekt INTERCARE des Instituts Pflegewissenschaft – Nursing Science der Universität Basel (INS).

Heussler F, Wildi J & Seibl M (2016) Menschen mit Sehbehinderung in Alterseinrichtungen. Gerontagogik und gerontagogische Pflege – Empfehlungen zur Inklusion. Zürich: Seismo Verlag.

Horowitz A & Reinhardt J P (2000) Depression among low vision elders. In: Vision rehabilitation: Assessment, intervention and outcomes, ed. by C. Stuen., A. Arditi, A. Horowitz, M. A. Lang, B. Rosenthal & K. Seidman. Lisse: Swets & Zeitlinger Publishers, pp. 655–658.

Kluwe R.H. (2000). Lexikon der Psychologie. Heidelberg: Spektrum Akademischer Verlag. Abgerufen unter https://www.spektrum.de/lexikon/psychologie/kognition/7882.

Lee A T C et al. (2020) Higher Dementia Incidence in Older Adults with Poor Visual Acuity. In: Journals of Gerontology: Medical Sciences 75 (11): 2162–2168. DOI: 10.1093/Gerona/glaa036.

Lehrl S & Gerstmeyer K (2004) Systematische Fehleinschätzung von Altersdemenz durch kataraktbedingte Minderung der Informationsverarbeitung? In: Der Ophthalmologe 2004-101, S. 164–169. (Wiederabdruck in Heussler, Wildi & Seibl, 2016, S. 165–174).

Mayerhofer S & Resch R E (2020) Was hat Demenz mit den Augen zu tun? In: Die Orthoptistin 1/2020, S. 13–15.

Melloni L & Schwiedrzik C M (2010) Bewusste Wahrnehmung als dynamischer und plastischer Prozess. In: Forschungsbericht 2010 – Max-Planck-Institut für Hirnforschung. Abgerufen unter https://www.mpg.de/1214696/Bewusste_Wahrnehmung.

Paik J-S et al. (2020) Low vision and the risk of dementia: a nationwide population-based cohort study. In: Scientific Reports 10:9109. DOI: 10.1038/s41598-020-66002-z.

Rogers M A M & Langa K M (2010) Untreated Poor Vision: A Contributing Factor to Late-Life Dementia. In: American Journal of Epidemiology 171(6): 728–735. DOI: 10.1093/aje/kwp453.

Safran A B & Landis T (1999) From Cortical Plasticity to Unawareness of Visual Field Defects. In: Journal of Neuro-Ophthalmology 19 (2), pp. 84–88.

Scherer K R (1997) Profiles of Emotion-antecedent Appraisal: Testing Theoretical Predictions across Cultures. In: Cognition and Emotion 11(2): 113–150 (1997). DOI: 10.1080/026999397379962.

Scherer K R (2001) Appraisal Considered as a Process of Multilevel Sequential Checking. In: K.R. Scherer, A. Schorr & T. Johnstone (Eds.): Appraisal Processes in Emotion. Theory, Methods, Research. Oxford: University Press, pp. 92–120.

Spring S (2017) Sehen und hören in Spitex- und Heimpflege: Eine explorative Studie zu Sinneserkrankungen und Demenz im Spiegel des RAI-Assessments in Alters- und Pflegeheimen sowie der ambulanten Krankenpflege der Schweiz. Zürich: SZB.

Sutter F (2017) Netzhautdegenerationen: Ein anderes Sehen. 4. Aufl. Zürich: Retina Suisse.

Teunisse R J et al. (1996) Visual hallucinations in psychologically normal people: Charles Bonnet's syndrome. In: The Lancet, Vol 347, March 23, 1996, pp. 794–797.

UN-Behindertenrechtskonvention – Übereinkommen über die Rechte von Menschen mit Behinderung (2014). Fassung auf der Website der Schweizerischen Eidgenossenschaft. Abgerufen unter https://www.admin.ch/opc/de/classified-compilation/20122488/201409090000/0.109.pdf.

Wahl H-W & Heyl V (2003) Connections Between Vision, Hearing, and Cognitive Function in Old Age. In: Generations, 27, pp. 39–45.

WHO – World Health Organization (2019) ICD-10 – Internationale statistische Klassifikation der Krankheiten und verwandter Gesundheitsprobleme, 10. Revision. Hrsg. vom Deutschen Institut für Medizinische Dokumentation und Information DIMDI. Abgerufen unter https://www.dimdi.de/static/de/klassifikationen/icd/icd-10-who/kode-suche/htmlamtl2019/.

WHO – World Health Organization (2005) ICF – Internationale Klassifikation der Funktionsfähigkeit, Behinderung und Gesundheit. Hrsg. vom Deutschen Institut für Medizinische Dokumentation und Information DIMDI. Abgerufen unter http://www.dimdi.de/dynamic/de/klassi/downloadcenter/icf/stand2005/.

WHO – World Health Organization (2015) World report on Ageing and Health. Geneva: WHO. Abgerufen unter https://www.who.int/ageing/events/world-report-2015-launch/en/.

Zheng D D et al. (2016) Longitudinal Relationships between Visual Acuity and Severe Depressive Symptoms in Older Adults: The Salisbury Eye Evaluation Study. In: Aging Ment Health 2016 March, 20(3): 295–302 (1997). DOI: 10.1080/13607863.2015.1008985.

6 Sehüberprüfung bei Senioren mit kognitiven Einschränkungen

Susanne Janka und Sabine Kampmann

Zusammenfassung

- Das komplexe Zusammenspiel von kognitiven Einbußen und Sehbeeinträchtigungen ist oftmals gänzlich unbekannt und bleibt daher bei der Förderung der kognitiven Ressourcen und der Gesundheitspotenziale von Senioren unberücksichtigt.
- Für Angehörige und Mitarbeitende in Pflegeeinrichtungen oder Pflegediensten, die täglich mit kognitiv eingeschränkten oder an Demenz erkrankten Senioren arbeiten, sind die Kenntnisse über das Sehvermögen der betroffenen Menschen sehr wichtig, um den Alltag entsprechend zu gestalten.
- Häufig kann die Bestimmung der Sehschärfe bei Menschen mit kognitiven Einschränkungen nicht immer mit standardisierten Tests durchgeführt werden, doch gibt es verschiedene Methoden, die Sehleistung mit Unterstützung non-verbaler Tests zu beurteilen und durch Beobachtungen im Alltag einzuschätzen.

6.1 Einleitung

Erworbene Augenerkrankungen im Alter wirken sich unterschiedlich aus und ihr Verlauf ist in der Regel schleichend. Aus diesem Grund wird eine Sehbeeinträchtigung sowohl von den Betroffenen selbst als auch von deren Angehörigen und von den Mitarbeitenden in Pflegeeinrichtungen nicht sofort als solche erkannt. Orientierungslosigkeit, fehlende Aufmerksamkeit, der Verlust funktionaler Fähigkeiten, Gesichtsfeldausfälle, verringerte Kontrastsensitivität, beeinträchtigtes Farbensehen, reduzierte Objekterkennung oder räumliche Desorientierung können zumeist auch als Symptome einer beginnenden Demenzerkrankung gedeutet werden, könnten aber auch Auswirkungen eines Sehverlustes sein (vgl. Rizzo et al. 2000, Arnaoutoglou et al. 2017, Aykan & Akdemir 2013). So konnte etwa in einer Studie von S. Lehr und K. Gerstmeyer (2004) nachgewiesen werden, dass eine Minderung der Informationsverarbeitung – bedingt z. B. durch den Grauen Star – den Anschein einer sich entwickelnden Altersdemenz erweckt. Nachdem der Graue Star operiert wurde und visuelle Informationen wieder zugänglich waren, konnten die Symptome für eine Demenz nicht mehr bestätigt werden. Um Fehleinschätzungen zu vermeiden, ist eine Differenzialdiagnostik zwischen augenärztlichen und gerontopsychiatrischen Fachbereichen sehr wichtig (vgl. Leitfaden Sehen im Alter 2015, S. 8). Darüber hinaus werden in diversen Studien (vgl. z. B. Lee et al. 2020, Paik et al. 2020, Rogers & Langa 2010, Mayerhofer & Resch 2020) Sehbeeinträchtigungen als Risikofaktor für eine demenzielle Entwicklung oder zum Teil auch als Früherkennungsmerkmal für Demenz diskutiert. Dieses komplexe Zusammenspiel von kognitiven Einbußen und Sehbeeinträchtigungen ist oftmals gänzlich unbekannt und bleibt daher bei der Förderung der kognitiven Ressourcen und der Gesundheitspotenziale von Senioren unberücksichtigt.

Für Angehörige und Mitarbeitende in Pflegeeinrichtungen oder Pflegediensten, die täglich mit kognitiv eingeschränkten oder an Demenz erkrankten Senioren arbeiten, ist es demnach wichtig zu wissen, wie es um das Sehvermögen der betroffenen Menschen bestellt ist. Sowohl für die pflegerischen Aufgaben als auch bei der Auswahl von Beschäftigungsangeboten sollte darauf geachtet werden, dass die visuelle Wahrnehmung und unterstützende Angebote eingebunden und im Pflege-Assessment berücksichtigt werden.

Im folgenden Beitrag werden verschiedene Methoden vorgestellt, wie die visuellen Funktionen bei Menschen mit kognitiven Beeinträchtigungen und/oder einer Demenz überprüft werden können. Dazu gehört neben verschiedenen non-verbalen Testverfahren auch die Beschreibung visueller Fähigkeiten einer Person im Alltag (Funktionales Sehen). Bei letzterem geben insbesondere Verhaltensbeobachtungen auf dargebotene Materialien einen Hinweis darauf, wie und unter welchen Bedingungen das Sehvermögen eingesetzt wird. Die Tests können auch zu verschiedenen Tageszeiten durchgeführt werden, da die Aufmerksamkeit der Senioren je nach Tagesform variieren kann.

6.2 Überprüfung verschiedener visueller Funktionen (Physiologisches Sehen)

Das sogenannte »Physiologische Sehen« beschreibt die Funktionsfähigkeit der Augen eines Menschen und setzt sich aus verschiedenen Tests zusammen, die unter klinischen Bedingungen gemessen werden. Dazu gehören die Überprüfung der Sehschärfe (Visus), der Brechungsfehler (Kurz- und Weitsichtigkeit), des Kontrast- und Farbensehens, der Blendempfindlichkeit, des beidäugigen Sehens und des Gesichtsfeldes. Die Visusmessung für die Ferne und Nähe ist für die medizinische Diagnosestellung im Hinblick auf das Sehvermögen am aussagekräftigsten. Standardmäßig werden Zahlen, Buchstaben, Landoltringe (Kreissehzeichen mit Öffnung) sowie Lesetexte als Sehtest eingesetzt. Dabei sollte die Sehschärfe für jedes Auge separat ermittelt werden (monokular), um Auskunft darüber zu erhalten, ob der Visus bei jedem Auge gleich oder unterschiedlich ist. Brechungsfehler (Refraktion) der Augen können meistens durch Brillen oder Kontaktlinsen korrigiert, Augenerkran-

kungen häufig durch Medikamente oder operative (chirurgische) Eingriffe behandelt werden. Zu einer vollständigen Dokumentation der Augengesundheit gehören neben einer ausführlichen Anamnese auch Angaben zu vorhandenen Brillen und Hilfsmitteln.

6.2.1 Anamnese

Bei der Anamnese werden zunächst Allgemeinerkrankungen, vorausgegangene Operationen, Augenerkrankungen und Augenoperationen oder -therapien erfragt. Bei Menschen mit kognitiven Einschränkungen können im Idealfall die Angehörigen Auskunft zu sehrelevanten Erkrankungen (z. B. Glaukom, Katarakt, Netzhauterkrankungen, Linsen- oder Hornhauttrübungen) geben. Sind bereits Erkrankungen am Auge bekannt, ist es wichtig, dass z. B. beim Glaukom vom Augenarzt verordnete Augentropfen regelmäßig gegeben und Kontrolltermine wahrgenommen werden. Zudem ist es wichtig, zu erfragen, ob die Senioren eine oder mehrere Brillen besitzen und für welche Distanz diese aufgesetzt und täglich genutzt werden. Darüber hinaus sollte bekannt sein, ob Sehhilfen, wie z. B. eine zusätzliche Tischbeleuchtung, optische und/oder elektronische Lupen oder ein Bildschirmlesegerät vorhanden sind und auch entsprechend eingesetzt werden. Können zu den sehbezogenen Fragen keine oder nur unzureichende Angaben gemacht werden, sollte ein Befund des behandelnden Augenarztes angefordert werden. Dies kann sowohl von den Angehörigen selbst oder über den Hausarzt initiiert werden.

6.2.2 Brillenglasüberprüfung

Vor der Sehschärfenüberprüfung sollte zunächst die Brechkraft (objektive Refraktion) beider Augen bestimmt werden. Diese Untersuchung erfordert ein hohes Maß an Konzentration für den Patienten. Er muss sehr genau angeben, ob das vom Untersucher vorgehaltene Glas zu einer Verbesserung der Sehschärfe führt (subjektive Refraktion). Dieser Vorgang wird so lange wiederholt, bis das richtige Brillenglas ermittelt und der optimale Visus erreicht wird. Diese Methode ist bei kognitiv eingeschränkten Personen oft nicht möglich. Stattdessen kann mithilfe eines Messgerätes (Autorefraktometer) automatisch eine objektive Refraktion ermittelt werden, d. h. die Messergebnisse zeigen an, ob bei der zu untersuchenden Person eine Kurz- oder Weitsichtigkeit und/oder eine Hornhautverkrümmung vorliegt. Der Vorteil dieser Messung besteht darin, dass der Patient selber nicht entscheiden muss, ob er gut sieht oder nicht. Das Autorefraktometer bestimmt die benötigte Korrektur. Anschließend werden Gläser mit den gemessenen Werten in eine Probierbrille gegeben und damit ein Sehtest durchgeführt. Verbessert sich die Sehschärfe, sollte eine Brille verordnet und angepasst werden. Diese Untersuchung wird von einem Augenarzt, einer Orthoptistin oder einem Augenoptiker vorgenommen.

6.2.3 Non-verbale Sehtests

Übliche Verfahren für die Bestimmung der Sehschärfe setzen ein Aufgaben- und Sprachverständnis voraus. Um den Visus bei Menschen mit sprachlichen und kognitiven Einschränkungen zu bestimmen, können sprachfreie (non-verbale) Sehtests eingesetzt werden, bei denen ein Vergleichswert für die Sehschärfe, ein sogenanntes »Visusäquivalent« ermittelt wird. Dieses ist nicht mit der Erkennungssehschärfe, die z. B. mit Buchstaben beurteilt wird, zu vergleichen, doch erhält man einen ersten Hinweis zur Sehfunktion. Das Visusäquivalent fällt in seinem Ergebnis in der Regel im Vergleich zu genormten Tests besser aus, da nicht nur zentrale, sondern auch periphere Netzhautareale zum Sehen eingesetzt werden. Die Tests werden, wenn möglich, mit jedem Auge einzeln durchgeführt. Als Untersuchungsmethoden stehen verschiedene Testverfahren zur Verfügung, die im Folgenden beschrieben werden.

Teller Acuity Cards

Die Teller Acuity Cards (▶ Abb. 6.1) bestehen aus verschiedenen Karten mit schmaler werdenden schwarz-weißen Streifen, der Hintergrund der Tafeln ist homogen grau. Dem Patienten werden die Karten in einem bestimmten definierten Abstand (84 cm, 55 cm, 38 cm) vorgehalten und der Untersucher beobachtet gleichzeitig, ob gezielte Blickbewegungen zu dem Streifenmuster durchgeführt werden. Ist eine Fixation auf das schwarz-weiße Muster nicht mehr möglich, da die Streifen zu schmal sind und nicht mehr erkannt werden, kommt es zu suchenden Augenbewegungen. Der Untersucher kann daraus ableiten, dass das Sehvermögen nicht mehr ausreicht, diese Streifen aufzulösen. Anhand einer Tabelle kann das Ergebnis als Visusäquivalent ermittelt werden.

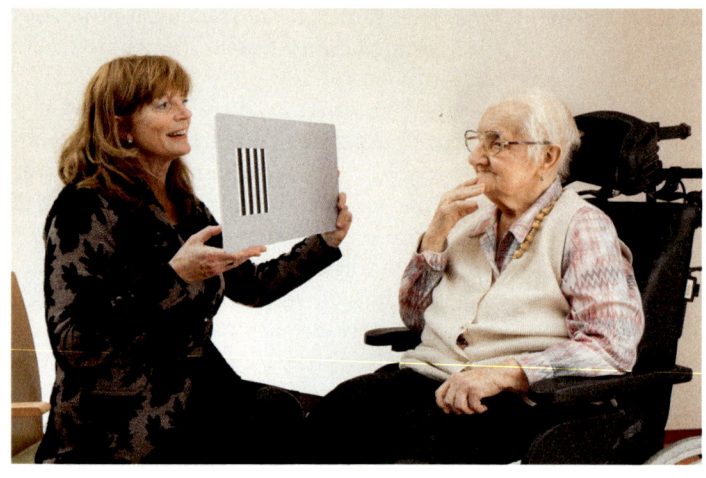

Abb. 6.1: Überprüfung mit den Teller Acuity Cards

Visusäquivalent mit Objekten ermitteln

Das Visusäquivalent kann mit unterschiedlichen nicht größengenormten Materialien, z. B. Schokolinsen oder Geldstücken, mithilfe folgender Formel ermittelt werden: Objektentfernung/-größe in mm x 0,00145 (vgl. Anleitung Punkte-Erkennungs-Test, Baiergrößlein & Haigis 2020). Die Testentfernungen liegen üblicherweise bei 20 cm, 40 cm und 60 cm. Je nach Aufmerksamkeit und Interesse des Patienten kann der Untersuchungsabstand variiert werden.

Beispiel: Wenn der Abstand zwischen dem Auge und einer 1-Cent-Münze (16,25 mm) 60 cm (600 mm) beträgt, wird der Formel nach ein Visusäquivalent von 0,053 errechnet. D. h. es wird eine Sehleistung von rund 0,05 (5 %) benötigt, um das Geldstück zu erkennen (▶ Abb. 6.2).

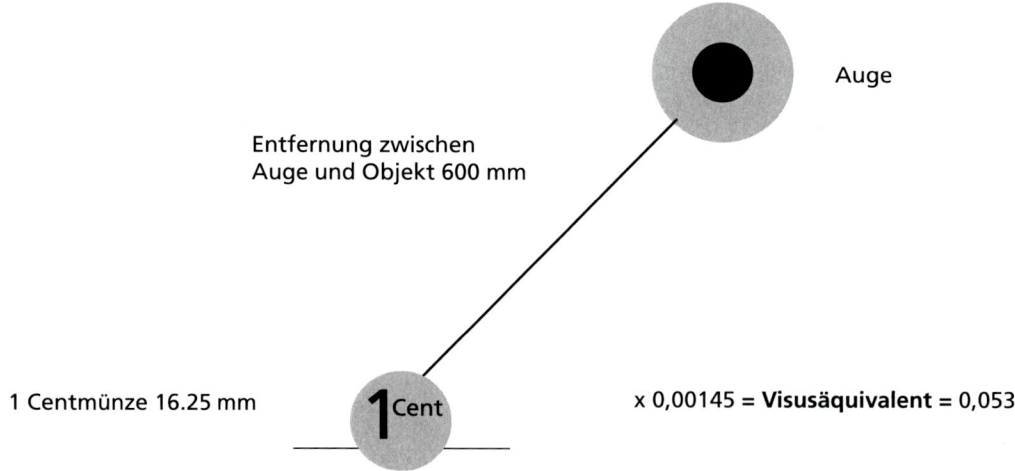

Abb. 6.2: Skizze zur Objektentfernung und -größe

Punkte-Erkennungs-Test (PET)

Der Punkte-Erkennungs-Tests basiert auf o. g. Formel und das Ergebnis wird als Visusäquivalent anerkannt. Der Test besteht aus zwölf weißen Tafeln, auf denen jeweils ein schwarzer Punkt abgebildet ist und aus einer Tafel, auf der sich kein Punkt befindet. Die Punktgrößen variieren von 60 mm bis zu 1 mm. Der Test wird dem Patienten frontal in einem bestimmten Abstand angeboten und der Untersucher beobachtet, bis zu welcher Punktgröße Blickbewegungen der Augen ausgelöst werden. Das Ergebnis kann wie bei den TAC anhand einer Tabelle ermittelt werden (▶ Abb. 6.3a +b).

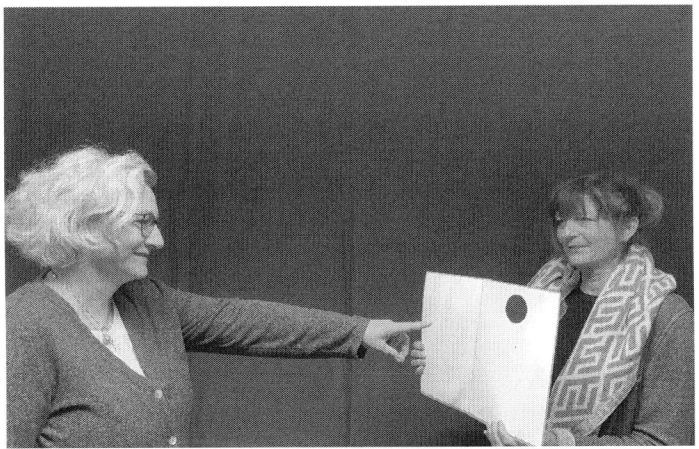

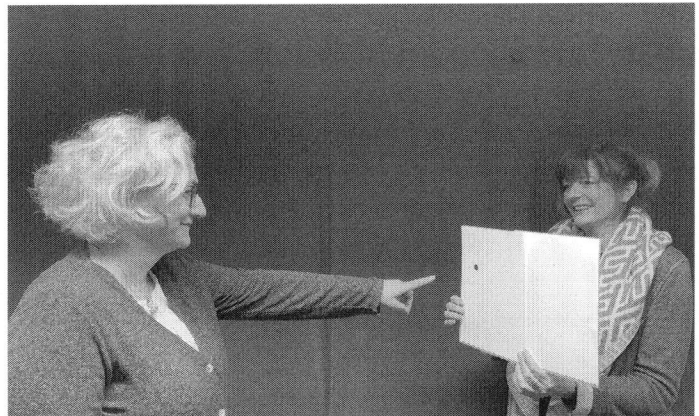

Abb. 6.3 a + b: Überprüfung mit dem Punkte-Erkennungs-Test

Symboltest nach Dr. Lea Hyvärinen

Eine Besonderheit zur Bestimmung der Sehschärfe ist der Symboltest nach Dr. Lea Hyvärinen, da das Ergebnis mit den normierten Sehtests vergleichbar ist. Er bietet sich aufgrund seiner kindgerechten und standardisierten Symbole zur Sehschärfenbestimmung im Kleinkindalter an und besteht aus Tafeln, auf denen vier verschiedene Symbole (Haus, Herz, Kreis und Viereck) abgebildet sind. Die Sehzeichen können von dem Patienten benannt oder auf einer Referenztafel gezeigt werden. Eine verbale Kommunikation ist nicht zwingend erforderlich, sodass der Lea-Test auch gut bei Menschen mit kognitiven Einschränkungen eingesetzt werden kann (▶ Abb. 6.4).

Die Ergebnisse der non-verbalen Sehtests geben Aufschluss über die Sehfähigkeit. Pflegende können dadurch einschätzen, in welcher Größe z. B. Gegenstände oder Bilder angeboten werden sollten, damit der Patient diese gut erkennt. Liegt eine Seheinschränkung vor,

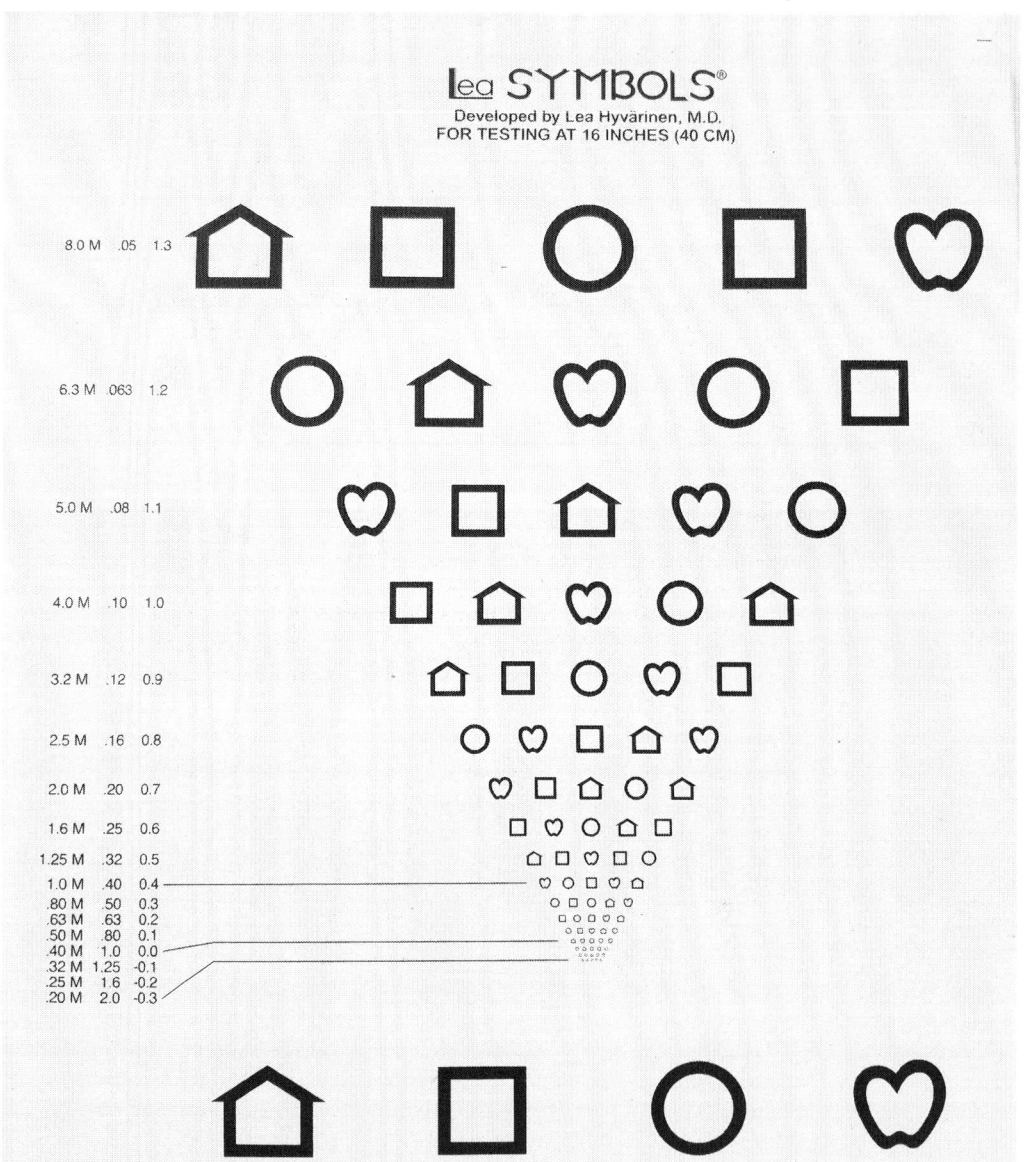

Abb. 6.4: LEA-Test nach Dr. Lea Hyvärinen

kann durch Vergrößerung, von z. B. Fotos, das Wiedererkennen von Personen und Situationen ermöglicht und somit ggf. positive emotionale Reaktionen ausgelöst werden.

6.2.4 Gesichtsfeld (Perimetrie)

Um sich im Alltag sicher zu orientieren, ist nicht nur die zentrale Sehschärfe von hoher Bedeutung, sondern auch das Gesichtsfeld. In der Augenheilkunde, der Neurologie und der Optometrie wird die systematische Vermessung des Gesichtsfeldes auch Perimetrie genannt. Die Messung des Gesichtsfelds erfolgt für das rechte und linke Auge separat bei gerade gehaltenem Kopf und unbewegtem Auge. Die Untersuchung findet an dem Perimeter statt. Der Patient stützt seinen Kopf in eine Halterung und fixiert den Mittelpunkt der Halbkugel. Nacheinander werden Lichtpunkte verschiedener Größe und Lokalisation angezeigt. Sobald der Untersuchte den Lichtreiz erkennt, bestätigt er dieses mit einem Knopfdruck. Diese Untersuchung wird in der Augenarztpraxis mit einem speziellen Gerät, z. B. Goldmann Perimeter, durchgeführt und setzt eine gute Mitarbeit des Patienten voraus. Anhand der protokollierten Lichtpunkte kann der Augenarzt das Gesichtsfeld ermitteln.

Bei Menschen mit kognitiven Beeinträchtigungen kann häufig aufgrund eines mangelnden Verständnisses für den Ablauf der Untersuchung diese Art der Perimetrie nicht durchgeführt werden. Um aber zumindest eine grobe Aussage zu treffen, ob Gesichtsfeldeinschränkungen bestehen, bedient man sich der Fingerperimetrie (Konfrontationsgesichtsfeld). Bei dieser Variante der Überprüfung sitzen sich der Untersucher und der Patient in 70 bis 80 cm Entfernung gegenüber (Knie an Knie) und decken jeweils ein Auge ab, z. B. der Untersucher das rechte Auge und dementsprechend der Untersuchte das linke (▶ Abb. 6.5). Während der Überprüfung schauen sich beide in die Augen. Der Finger des Untersuchers wird von außen in das Gesichtsfeld hineingeführt und der Patient erklärt, wann er den Finger bemerkt. Der Untersucher vergleicht seine eigenen Außengrenzen des Gesichtsfeldes mit denen des zu Untersuchenden.

Können beide Formen der oben genannten Perimetrie nicht durchgeführt werden, kann das periphere Gesichtsfeld in verschiedenen Alltagssituation und bei unterschiedlichen Aktivitäten beobachtet und beschrieben werden (Funktionales Gesichtsfeld). Man führt für die Person interessante Gegenstände, z. B. eine Tasse oder einen Trinkbecher, von außen kommend in das periphere Gesichtsfeld. Wird ab einem gewissen Punkt eine Blickbewegung zu diesem Gegenstand durchgeführt, kann dies ein Hinweis darauf sein, dass die Tasse erkannt wird. Diese Beobachtungen können zu verschiedenen Tageszeiten durchgeführt werden, da die Aufmerksamkeit bei kognitiv eingeschränkten Menschen sehr unterschiedlich sein kann. Die Ergebnisse des funktionalen Gesichtsfelds sind für die Alltagsgestaltung sehr wichtig. Sie können einen ersten Eindruck vermitteln, ob und ab welchem Punkt Dinge wahrgenommen werden. Beispielsweise kann bei Patienten nach einem Schlaganfall ein halbseitiger Gesichtsfeldausfall häufig nach rechts oder links auftreten. Dadurch wird ein angereichter Trinkbecher ggf. erst sehr spät bemerkt. Angehörige und Pflegende können ihr Verhalten entsprechend anpassen, indem sie die betroffene Person von der nicht eingeschränkten Seite ansprechen. Bestehen Gesichtsfeldeinschränkungen im unteren Bereich, sollten am Boden stehende Gegenstände ausreichend kontraststark markiert oder aufgeräumt werden, z. B. Reinigungsgefäße oder Teppichbrücken. Darüber hinaus sollte darauf geachtet werden, dass der Kopf beim Gehen bewusst nach unten mitbewegt wird.

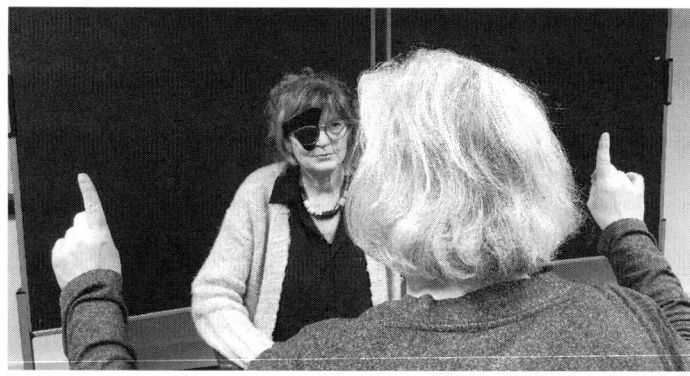

Abb. 6.5:
Konfrontationsgesichtsfeld

6.2.5 Kontrast- und Farbensehen

Zur Überprüfung des Kontrast- und Farbensehens gibt es standardisierte Tests, die in der Augenarztpraxis durchgeführt werden (Kontrastsehen z. B. durch MARS-Kontrasttafel oder Pelli-Robson-Tafeln, Farbensehen z. B. durch den Ishihara Test). Bei kognitiv beeinträchtigten Menschen sind diese Tests selten durchführbar. Aus diesem Grund sollte man im Alltag darauf achten, welche Farben bevorzugt angeschaut werden. Dieses Wissen kann in die Gestaltung von z. B. Beschäftigungsangeboten oder Türmarkierungen einfließen. Das Einsetzen von ausreichend kontrastierten Materialien ist darüber hinaus für Menschen mit und ohne eine Seheinschränkungen immer empfehlenswert (▶ Teil II, Kap. 8.3.4).

Durch die altersbedingte Trübung der Augenlinse (Katarakt) wird der kurzwellige blauviolette Anteil des Lichtes absorbiert. Aus diesem Grund werden die Farben Blau und Violett von den Betroffenen weniger gut erkannt. Hingegen können Gelb, Orange und Rot oftmals noch unterschieden werden (vgl. Dietz 2018, S. 64).

6.2.6 Blendempfindlichkeit

Wenn zu viel Licht auf die Netzhaut fällt, werden die Nervenzellen der Netzhaut überreizt, man fühlt sich geblendet und Objekte in der Umgebung können nicht mehr ausreichend wahrgenommen werden. In einer Augenarztpraxis kommen spezielle Geräte (z. B. Nyktometer) zum Einsatz, um das Dämmerungssehen und die Blendempfindlichkeit zu prüfen. Bevor die Untersuchung durchgeführt wird, muss der Patient 15 Minuten in einem abgedunkelten Raum sitzen, um sich an die Dunkelheit zu gewöhnen. In der darauffolgenden Untersuchung werden Sehzeichen in einer bestimmten Helligkeit unter genormten Lichtverhältnissen angeboten, zuerst ohne und dann mit Blendung.

Das Ergebnis dieser Untersuchung ist vor allem für die Überprüfung der Nachtfahrtauglichkeit relevant und wird nicht routinemäßig, sondern vor allem im Rahmen von Gutachten geprüft. Bei Menschen mit kognitiven Einschränkungen kann diese Untersuchung oftmals nicht durchgeführt werden. Durch Beobachtungen in verschiedenen Alltagssituation kann aber eingeschätzt werden, ob eine Blendempfindlichkeit besteht. Beispiele dafür können sein:

- die Sonne wird gemieden
- die Vorhänge im Zimmer werden zugezogen

- das Gesicht wird von einer Lichtquelle abgewendet
- verstärktes Zusammenkneifen der Augen bei Helligkeit

Fällt wiederholt eine Blendempfindlichkeit auf, können situationsabhängig verschiedene Maßnahmen ergriffen werden. Klagt eine Seniorin während des Essens über das zu grelle Licht, kann ihr Sitzplatz im Speisesaal geändert werden. Ist ein Senior bei einem Spaziergang im Freien geblendet, kann eine Sonnenbrille oder ein Hut getragen werden (▶ Teil I, Kap. 4.3.1).

6.2.7 Beidäugiges Sehen

Das beidäugige Sehen ist die Voraussetzung für die Tiefenwahrnehmung im Raum (räumliches Sehen). Die Prüfung erfolgt z. B. mit dem Titmus- oder TNO-Test. Bei diesen Tests muss jeweils eine spezielle Brille getragen werden, was von kognitiv eingeschränkten Patienten nicht immer toleriert wird. Beide Tests sind komplex und erfordern eine aktive Mitarbeit, weshalb ihre Durchführung bei dieser Patientengruppe oft nicht möglich ist. Um dennoch Hinweise zum räumlichen Sehen zu erhalten, besteht die Möglichkeit, auf verschiedene Auffälligkeiten zu achten, wie z. B. Danebengreifen oder plötzlich auftretendes unsicheres Gehen (▶ Teil I, Kap. 3.1).

Zur Beurteilung des Sehens werden in erster Linie die Sehschärfe und das Gesichtsfeld berücksichtigt. Diese Untersuchungen werden beispielsweise als Parameter für die Ableitungen sozialrechtlicher Ansprüche nach deutschem Recht genutzt (▶ Teil I, Kap. 4.2.1). Dennoch sind die verschiedenen weiteren Sehfunktionen, deren Überprüfung beschrieben wurde, nicht weniger bedeutsam für die aktive Lebensführung und -gestaltung.

Können die aufgeführten Testverfahren, die weitgehend in den Fachbereich und die Zuständigkeit der Ophthalmologie und Orthoptik fallen, bei Senioren mit kognitiven Einschränkungen nicht oder nicht vollumfänglich angewandt werden, besteht auch für Bezugs- und Betreuungspersonen die Möglichkeit, mithilfe des »Funktionalen Sehens« eine Einschätzung zur Sehfähigkeit zu erhalten. Dieser Ansatz rückt die subjektiven Auswirkungen in den Mittelpunkt und fokussiert somit die individuellen Fähigkeiten eines Menschen, mit seinem Sehvermögen im Alltag umzugehen (vgl. Hall-Lueck 2004, S. 10 f.).

6.3 Funktionales Sehen

Das Funktionale Sehen umfasst alle Sehfunktionen und damit nicht nur die Sehschärfe, das Visusäquivalent und das Gesichtsfeld, sondern beispielsweise auch das Kontrast- und Farbensehen oder die Hell-Dunkel-Anpassung (Adaptation) bei verschiedenen Beleuchtungsstufen.

Darüber hinaus kommt in der Beurteilung des Funktionalen Sehens auch dem Bewegungssehen eine entscheidende Rolle zu. Dabei handelt es sich um eine äußerst wichtige Fähigkeit, Bewegungen aus dem Umfeld schnell wahrzunehmen. Dies nimmt maßgeblichen Einfluss auf die Steuerung der Aufmerksamkeit, wenn z. B. eine sich nähernde Person registriert wird (Aufmerksamkeitsreaktion). Dieses besondere Augenmerk auf Bewegungen ist im Kontext der Evolution des Menschen naheliegend, da diese Wachsamkeit in vielen Situationen lebensnotwendig ist, z. B. wenn herannahende Gefahren schnell erkannt werden.

Wenn eine oder mehrere der o. g. Sehfunktionen nicht mehr in vollem Maße ausgeführt werden können, fällt es schwer, alltagsrelevante Aufgaben durchzuführen, z. B. eine sichere Orientierung im Raum oder die soziale Interaktion. Um die betroffenen Personen in ihrem Alltag zu unterstützen und ihnen kompensatorische Angebote rechtzeitig zur Verfügung zu stellen, sollte die Prüfung und Beurteilung des Funktionalen Sehens in einer vertrauten Umgebung und zu verschiedenen Tageszeiten, ggf. auch mehrmals, durchgeführt werden.

Das Funktionale Sehen wird von Dr. Lea Hyvärinen, Expertin und Beauftragte der WHO für den Bereich Low Vision im Kleinkindalter, in vier Bereiche gegliedert (vgl. Hyvärinen o. D.). Diese Aufteilung lässt sich in leicht veränderter Form auch bei der Überprüfung bei Menschen mit kognitiven Einschränkungen sehr gut anwenden.

1. Kommunikation
2. Orientierung und Mobilität
3. Lebenspraktische Fähigkeiten
4. Sehaufgaben im Nahbereich

Kommunikation

Zur Kommunikation gehören Beobachtungen, ob die Person Blickkontakt aufnimmt, wenn sie angesprochen wird und inwieweit der Blickkontakt gehalten werden kann. Es sollte überprüft werden, ob äußere Bedingungen, wie z. B. Beleuchtung oder Gestaltung der Umgebung, dazu beitragen, das Gegenüber zu erkennen und aus welcher Entfernung man sich annähern sollte, um zu kommunizieren. Während manche Menschen mit Sehbeeinträchtigung einen Gesprächspartner auch mit größerem Abstand problemlos wahrnehmen können, benötigen andere möglicherweise ein starkes Annähern. Hierbei sollte die Mimik berücksichtigt werden: Zeigt sich Freude, Angst oder Gleichgültigkeit?

Orientierung und Mobilität

Für die Orientierung und Mobilität sollte man beobachten, ob sich der Untersuchte im Raum problemlos, eingeschränkt oder gar nicht orientieren kann. Besteht ein Unterschied im Laufverhalten in bekannter und unbekannter Umgebung und wird eine zusätzliche Unterstützung, wie z. B. ein Handlauf, genutzt, um sich sicherer fortzubewegen? Werden Gegenstände oder Personen im Raum mit den Augen verfolgt?

Lebenspraktische Fähigkeiten

Bei den lebenspraktischen Fähigkeiten steht die Alltagsbewältigung im Vordergrund. Hier kann sehr gut beobachtet werden, ob Gegenstände zielgerichtet gegriffen werden oder ob z. B. ein Glas oder eine Tasse häufig umgestoßen wird. Es kann auch vorkommen, dass wiederholt danebengegriffen wird, ohne dass es der Person selbst bewusst ist. Darüber hinaus kann darauf geachtet werden, ob bestimmte Farben bevorzugt betrachtet werden und inwieweit eine entsprechende Beleuchtung und starke Kontraste die Wahrnehmung und Sehaktivität verbessern können. Beispielsweise können helle Objekte auf einer dunklen Unterlage angeboten werden. Wie groß müssen Objekte sein, um ein Fixieren darauf auszulösen? Wecken bewegte Gegenstände eher das visuelle Interesse als unbewegte?

Sehaufgaben im Nahbereich

Tätigkeiten, die im Nahbereich durchgeführt werden, z. B. das Betrachten von Bildern oder die Teilnahme an Gesellschaftsspielen, setzen neben einer erhöhten Konzentration auch eine bestimmte Sehleistung und Sehschärfe voraus. Es sollte erfasst werden, ob das Sehen aktiv und länger anhaltend eingesetzt wird, ob eher ein Abwehrverhalten besteht oder ob es einer ständigen Aufforderung bedarf.

Manchmal lassen sich Personen auch schnell von anderen Dingen ablenken, weil sie eventuell visuell überfordert oder verunsichert sind, da sie die Aufgaben nicht erfüllen können.

Die Beurteilung des Funktionalen Sehens ist kein einmaliges »Sehscreening«, sondern ein fortwährender Prozess im täglichen Umgang mit den Senioren. Angehörige und Kollegen sollten informiert und miteinbezogen werden. Durch eine Veränderung des Sehens kann es immer wieder nötig sein, Einschätzungen neu zu evaluieren und Maßnahmen ggf. anzupassen. Um den Senioren trotz ihrer Sehbeeinträchtigung und kognitiven Einschränkung gerecht zu werden, sollten Tätigkeiten dem Sehvermögen entsprechen und weder unter- noch überfordern.

6.4 Fazit

Die Auswirkungen von Sehbeeinträchtigungen ähneln häufig den Symptomen einer beginnenden Demenz und sollten daher differenzialdiagnostisch abgeklärt werden. Wird dies vernachlässigt, bleiben die Gesundheitspotenziale von Menschen mit Sehbeeinträchtigungen ungenutzt und pflegerische wie auch betreuerische Maßnahmen verfehlen ihre Wirkung.

Zeigen sich Sehauffälligkeiten, sollten alle Bezugs- und Pflegepersonen darüber informiert und weitere Schritte eingeleitet werden, beispielsweise eine Untersuchung durch einen Augenarzt und eine Orthoptistin. Dazu sollte eine regionale und interdisziplinäre Vernetzung und Zusammenarbeit ärztlicher und nicht-ärztlicher Fachberufe angestrebt werden.

Die beschriebenen Testverfahren und Diagnosemethoden zeigen, dass eine Seheinschätzung möglich ist, auch wenn standardisierte Tests nicht mehr anwendbar sind. Darüber hinaus liegt auch in der gezielten Alltagsbeobachtung des »Funktionalen Sehens« eine große Chance, um viel über die visuellen Fähigkeiten der Seniorinnen und Senioren zu erfahren. Angehörige, ambulantes Pflegepersonal oder Mitarbeitende in Pflegeeinrichtungen sollten bei Menschen mit Demenz und kognitiven Einschränkungen auf die Sehfähigkeit achten, um das Umfeld entsprechend anzupassen und dieses Wissen in verschiedenen Situationen, etwa beim Essen oder in der sozialen Beschäftigung, miteinzubeziehen. Es ist wichtig, der individuellen Sehfähigkeit gerecht zu werden und die vorhandene Sehtätigkeit im Alltag zu fördern.

Literatur und Quellen

Arnaoutoglou N A, Arnaoutoglou M, Nemtsas P, Costa V, Baloyannis S J, Ebmeier K P (2017) Color perception differentiates Alzheimer´s Disease (AD) from Vascular Dementia (VaD) patients. Int Psychogeriatr. 29 (8), 1355–1261

Aykan U & Akdemir M O (2013) Screening for patients with mild Alzheimer disease using frequency doubling technology perimetry. In: Neuro-Ophthalmology 37 (6), 239–246

Dietz B (2018) Demenzsensible Architektur: Planen und Gestalten für alle Sinne. 1. Aufl. Stuttgart: Fraunhofer IRB

Hall Lueck A (2004) Functional Vision: A Practitioner's Guide to Evaluation and Intervention. New York: AFB Press

Heussler F, Wildi J & Seibl M (2016) Menschen mit Sehbehinderung in Alterseinrichtungen. Gerontagogik und gerontagogische Pflege – Empfehlungen zur Inklusion. Zürich: Seismo Verlag

Hyvärinen L (o. D.) Das Funktionale Sehen in der Frühbetreuung und im Spezialunterricht der sehgeschädigten Kinder; verfügbar unter http://www.lea-test.org/de/sehuberp/waldkirc.html (Zugriff am: 17.12.2021)

Lee A T C et al. (2020) Higher Dementia Incidence in Older Adults with Poor Visual Acuity. In:

Journals of Gerontology: Medical Sciences 75 (11), 2162–2168

Lehrl S, Gerstmeyer K (2004) Systematische Fehleinschätzung von Altersdemenz durch kataraktbedingte Minderung der Informationsverarbeitung, Ophthalmologe 101,164–169

Mayerhofer S, Resch R E (2020) Was hat Demenz mit den Augen zu tun? In: Die Orthoptistin 1/2020, 13–15

Paik J-S et al. (2020) Low vision and the risk of dementia: a nationwide population-based cohort study. In: Scientific Reports 10:9109

Rizzo M, Anderson S.W., Dawson J, Nawro M (2000) Vision and cognition in Alzheimer's disease. In: Neuropsychologia 38 (8), 1157–1169

Rogers M A M, Langa K M (2010) Untreated Poor Vision: A Contributing Factor to Late-Life Dementia. In: American Journal of Epidemiology 171(6), 728–735

Zwick-Fertig A (2020): Ermittlung des Visusäquivalentes (nach Baiergrößlein & Haigis). Punkte-Erkennungs-Test PET. 2. Aufl. Würzburg

7 Altersbedingte Hörsehbehinderung – Auswirkungen einer doppelten Sinnesbeeinträchtigung

Tabea Sadowski

Zusammenfassung

- Altersbedingte Veränderungen des Sehens und Hörens stellen keine Seltenheit dar und werden aufgrund des demografischen Wandels in den kommenden Jahren zunehmen. Sie sind eine natürliche Folge von jahrelangen Umwelt-, Krankheits- und Lebenseinflüssen auf den Körper. Rund jede fünfte pflegebedürftige Person in einer Altenpflegeeinrichtung kann nur Bruchstücke und einfache Anweisungen verstehen und Wünsche nur unvollständig äußern (vgl. Spring 2017, S. 21 f.). Doch trotz ihrer Häufigkeit und der hohen alltäglichen Relevanz guter visueller und auditiver Wahrnehmung für die Aufrechterhaltung von Lebensqualität bis ins hohe Alter, kommt ihnen nicht die notwendige Aufmerksamkeit zu.

- Neben dem Sehen ist auch das Hören, vor allem für den Aspekt der Kommunikation, das gegenseitige Verstehen und Mitteilen, von großer Bedeutung. Schwerhörigkeit im Alter tritt bei zahlreichen Menschen ab dem 50. Lebensjahr in Erscheinung. Aufgrund der schleichenden, langsam zunehmenden Hörminderung wird diese häufig nicht oder zu spät erkannt. Das hat gravierende kommunikative, psychosoziale und kognitive Auswirkungen für die Betroffenen.

- Treten Hör- und Sehbehinderung gemeinsam auf, so entsteht eine eigene Form der Beeinträchtigung, die über eine reine Addition der Symptome hinausgeht und spezifischer Maßnahmen bedarf. Vor allem in einer immer älter werdenden Gesellschaft steigt die Relevanz des Themas.

7.1 Einleitung

> »Blindheit trennt von den Dingen, Taubheit von den Menschen.«
> (Helen Keller, taubblinde Schriftstellerin)

Dieses Zitat einer bekannten taubblinden Schriftstellerin drängt einem die Frage auf, wie Menschen, die weder sehen noch hören können, die Welt erfahren. Wie ist es ihnen möglich, ein Leben in Gemeinschaft und Teilhabe zu gestalten?

In diesem Beitrag sollen Menschen, die aufgrund degenerativer Prozesse im Alter zunehmend an Sehschärfe und Hörvermögen verlieren, in den Blick genommen werden. Dabei werden zunächst die Bedeutung des Hörens sowie die Folgen einer Schwerhörigkeit isoliert betrachtet, um anschließend mit Verweis auf die bisherigen Beiträge des Buches herauszustellen, was den Personenkreis altersbedingt hörsehbehinderter/taubblinder Menschen kennzeichnet. Einen wesentlichen Schwerpunkt bilden dabei die rehabilitativen Maßnahmen, die den betroffenen Menschen trotz ihrer Einschränkungen zu Aktivität und Teilhabe bis ins hohe Alter verhelfen sollen.

7.2 Funktionen des Hörens

In der Auseinandersetzung mit Hörschädigungen sind nicht nur die physiologischen Ursachen, sondern stets auch die Folgen, die sie für Betroffene mit sich bringen, zu berücksichtigen. Für eine bessere Nachvollziehbarkeit dieser Auswirkungen ist es hilfreich, zunächst einen Blick auf die Bedeutung des Hörens für den Menschen zu werfen.

Dabei ist festzuhalten, dass der Begriff Gehör sowohl physiologische (periphere) Prozesse des Hörens als auch die cerebrale (zentrale) Verarbeitung auditiver Informationen umfasst. Das Gehör des Menschen kann bis zu 400.000 Tonhöhen unterscheiden, erkennt die Prosodie, sprich die Sprachmelodie, verschiedener Sprachen und Dialekte und nimmt Zwischentöne wie Ironie wahr. Da Hören in einem 360°-Winkel stattfindet, lässt sich, insofern beide Ohren intakt sind, die Richtung eines Schallereignisses genau bestimmen. Zudem ist das Gehör dazu in der Lage, Nutzschall von Störschall zu unterscheiden, was vor allem in lauten Umgebungen von herausragender Bedeutung ist. Ebenso ist das Gehör für das Wortgedächtnis wichtig, was die Merkfähigkeit von Zahlenreihen, Einkaufslisten etc. erleichtert. Die Ohren sind kontinuierlich im Einsatz, selbst im Schlaf nehmen sie Warnsignale wahr. Nicht zuletzt haben akustische Reize beim Empfänger eine starke emotionale und dadurch verhaltensbestimmende Wirkung (vgl. Wengel & Geier 2018).

Experten ordnen diese Fülle an Aufgaben vier primären Funktionen zu: der Alarmierungsfunktion, der Orientierungsfunktion, der Kommunikationsfunktion und der emotional-ästhetischen Funktion (vgl. Müller 2019, S. 31 f.; Tesch-Römer 2001, S. 42).

Die Alarmierungsfunktion ist eng an die Vitalfunktionen unseres Körpers gekoppelt und übernimmt z. T. überlebenswichtige Aufgaben. Durch sie können Gefahrensituationen (z. B. Hupen von Autos, Feuermelder, Rufe u. v. m.) rechtzeitig erkannt und das Verhalten entsprechend angepasst werden. Ebenso hilft die Alarmierungsfunktion, bestimmte Umstände vorauszuahnen und somit stressauslösende Schreckmomente zu reduzieren (vgl. Koske 2000, S. 35; Müller 2019, S. 31 f.; Tesch-Römer 2001, S. 42).

Häufig reicht es nicht, nur zu bemerken, dass Gefahr droht. Es bedarf auch einer Analyse, woher sie kommt. Diese Aufgabe wird der Orientierungsfunktion zugeordnet. Durch beidohriges (binaurales) Hören ist es möglich, Schallquellen in einem 360°-Winkel zu lokalisieren. Dies ist für die räumliche und personelle Wahrnehmung der Umgebung entscheidend. Dadurch werden wir z. B. unabhängig vom Sehvermögen informiert, ob wir allein oder mit anderen Menschen in einem Raum sind, ob wir diese Menschen kennen oder nicht und in welcher Distanz wir uns zueinander befinden. Zusammen mit der Alarmierungsfunktion bildet die Orientierungsfunktion die Grundlage vieler Kontroll- und Anpassungsleistungen des menschlichen Organismus und verleiht somit Sicherheit (vgl. ebd.).

Da alltägliche Kommunikation in der Regel über Lautsprache stattfindet, kommt der Kommunikationsfunktion des Gehörs eine tragende Bedeutung zu. Die Signale der Mitmenschen, ihre Sprache wahrzunehmen, zu verarbeiten und entsprechend darauf reagieren zu können, ist Voraussetzung eines barrierefreien Austauschs und damit entscheidend für den uneingeschränkten zwischenmenschlichen Kontakt. Hellen Kellers Aussage, dass Blindheit von Dingen, Taubheit aber von den Menschen trenne, bringt damit die Kommunikationsfunktion, die das Gehör erfüllt, auf den Punkt (vgl. Koske 2000, S. 36; Müller 2019, S. 31 f.; Tesch-Römer 2001, S. 42).

Eng mit der Kommunikationsfunktion verknüpft ist die emotional-ästhetische Funktion. Sie beschreibt die Wahrnehmung emotionaler und sozialer Botschaften. Stimmungen und Widersprüchlichkeiten können u. a. durch den Tonfall von Äußerungen wahrgenommen werden. Ebenso haben unterschiedliche Stimmen eine beruhigende oder auch erregende Wirkung, können sympathisch oder unsympathisch, jung oder alt erscheinen. Dergleichen hat das Hören von Musik einen verhaltensbestimmenden Einfluss und kann mit der emotional-ästhetischen Funktion des Gehörs beschrieben werden (vgl. ebd.).

Auf Grundlage dieser Funktionen, die das Gehör in seiner Regelhaftigkeit übernimmt, werden im Folgenden die Herausforderungen, die sich zunächst aus einer Hörbeeinträchtigung und schließlich aus einer Hörsehbehinderung ergeben, dargestellt.

7.3 Schwerhörigkeit im Alter und deren Auswirkungen

Bei den meisten Menschen setzt ab dem 50. Lebensjahr eine zunehmende Hörverschlechterung ein, die beide Ohren betrifft. Es kommt zu einer langsam fortschreitenden Innenohrschwerhörigkeit (Schallempfindungsschwerhörigkeit). Dabei ist zunächst die Wahrnehmung der hohen und später der mittleren und tieferen Frequenzen betroffen. Gleichzeitig tritt eine altersbedingte Veränderung des zentral-auditorischen Nervensystems ein, welche eine nachlassende Verarbeitungsleistung auditiver Informationen im Gehirn zur Folge hat (vgl. Löhler et al. 2019, S. 305 f.; Fischer/Weber/Riechelmann 2016, S. 497). Dieses altersbedingte Phänomen wird insgesamt als Altersschwerhörigkeit (Presbyakusis) bezeichnet.

Gleichzeitig ist die Presbyakusis nicht die einzige Ursache, die eine Schwerhörigkeit im Alter verursacht. Hinzu kommen Sozioakusis und Nosoakusis. Die Sozioakusis beschreibt eine lärmbedingte Schwerhörigkeit. Unter Nosoakusis werden Schädigungen infolge von Verletzungen, Infektionskrankheiten, toxischer Substanzen oder erblich bedingter Dispositionen zusammengefasst (vgl. Decker-Maruska & Kratz 2008, S. 33; Müller 2019, S. 19; Tesch-Römer 2001, S. 22).

Da es schwer ist, reguläre physiologische Alterungseffekte, die einer Altersschwerhörigkeit (Presbyakusis) zugrunde liegen, von anderen hörschädigenden Faktoren (Sozioakusis und Nosoakusis) zu unterscheiden, wird fortfolgend »Schwerhörigkeit im Alter« anstelle von Altersschwerhörigkeit verwendet.

Der Schwerhörigkeit im Alter liegen degenerative Prozesse der Schallempfindung sowie neuronale Abbauprozesse zugrunde. Dabei ist die Wahrnehmung auditiver Signale einzelner Frequenzbereiche unterschiedlich stark eingeschränkt, wodurch Betroffene nicht nur alles leiser, sondern auch verzerrt und z. T. bruchstückhaft hören. Gleichzeitig bedingen zentral-auditive Verarbeitungsstörungen Defizite in der Lautdiskriminierung und -identifizierung, dem Richtungshören, der Störschallunterdrückung und dem Lautheitsempfinden. Diese werden durch eine herabgesetzte Hörschwelle zusätzlich verstärkt (vgl. Müller 2019, S. 24).

Welche Folgen dies für die Funktionen des Gehörs primär hat und welche sekundären Auswirkungen damit für die Betroffenen verbunden sind, wird im Folgenden erläutert.

Die mit der Schwerhörigkeit verbundene Einschränkung des Richtungshörens hat erhebliche Auswirkungen auf die Orientierungs- und Alarmierungsfunktion. Wenn man nicht mehr oder nur noch eingeschränkt in der Lage ist, Schallquellen zu lokalisieren, kann dies dazu führen, dass Warnsignale verzögert identifiziert werden und entsprechend angemessene Reaktionen erheblich zu spät erfolgen oder ausbleiben.

Gleichzeitig können bestimmte Ereignisse, wie das Herannahen eines Autos, kaum noch vorausgesagt werden. Somit kommt es zu zahlreichen Schreckmomenten. Da es also aufgrund einer eingeschränkten Hörfähigkeit nicht möglich ist, Kommendes zu antizipieren, steigen Anspannung und Schreckhaftigkeit. Stetige Reaktionsbereitschaft führt darüber hinaus schnell zur Erschöpfung (vgl. Müller 2019, S. 32; Richtberg 1990, S. 20 ff.).

Gleichzeitig verblasst die Vielfalt der Alltagsgeräusche bis hin zu völligem Erlöschen bei zunehmender Schwerhörigkeit. Der Zugang zu emotional beruhigender Musik oder das freudig stimmende Zwitschern von Vögeln bleibt Betroffenen verschlossen. Die stimmungsregulierende Wirkung des Hörens versiegt. Dies hat nicht nur Auswirkungen auf die Freizeitgestaltung, sondern hat auch erheblichen Einfluss auf die Lebensqualität (vgl. Müller 2019, S. 33; Tesch-Römer 2001, S. 43).

Wie bereits beschrieben, führt eine Schwerhörigkeit im Alter zu verzerrtem und bruchstückhaftem Hören, was in einer Unterhaltung zu erheblichen Missverständnissen führen kann. Verstärkt wird dies durch Schwierigkeiten beim Identifizieren und Zuordnen von Betonung und Sprachmelodie (vgl. Müller 2019, S. 33). Hinzu kommt, dass Kommunikation nicht nur aus der Aufnahme und Verarbeitung akustischer Informationen besteht, sondern auch eine angemessene Reaktion umfasst. Diese kann jedoch nicht erfolgen, wenn eine fehlerhafte Aufnahme des Gesagten vorausgeht (vgl. Ackermann et al. 2006, S. 118).

Aus einer in der Schweiz durchgeführten Studie geht hervor, dass rund jede fünfte Person einer Altenpflegeeinrichtung nur Bruchstücke und einfache Anweisungen versteht und Wünsche nur unvollständig äußern kann (vgl. Spring 2017, S. 21 f.).

Aufgrund degenerativer Prozesse der zentral-auditiven Störschallunterdrückung werden Gespräche meist durch Nebengeräusche verdeckt. Betroffenen fällt es zunehmend schwer, Nutz- von Störschall zu unterscheiden und Gesprächen zu folgen. Ebenso ist der Bereich, in dem Betroffene ein Geräusch einerseits geradeso wahrnehmen und andererseits als schmerzlich empfinden, verhältnismäßig klein. Damit werden laute Äußerungen schnell als zu laut empfunden. Es kommt zu Aufforderungen wie: »Schrei doch nicht so!«. Deshalb ist ein lautes Sprechen für den schwerhörigen Kommunikationspartner weniger hilfreich als langsames und deutliches. Mehr dazu unter dem Punkt Rehabilitation (▶ Teil I, Kap. 7.4.3).

Darüber hinaus erschwert das mangelnde Richtungshören die Ortung des Sprechers und macht eine Unterhaltung in größeren Gruppen nahezu unmöglich. Alles in allem verlangen Gespräche Betroffenen ein hohes Maß an Konzentration ab und führen schnell zu Erschöpfung und damit zu einer chronischen Belastung (vgl. Ackermann et al. 2006, S. 119). Das hat zur Folge, dass sich Betroffene zurückziehen und soziale Kontakte meiden, was zu erheblichen Einbußen in der Lebensqualität führt. Die aus dem Rückzug entstehende Isolation kann folglich zu einer sensorischen Deprivation, sprich einem Ausbleiben sensorischer Reizinformationen führen, und die Entstehung von Depressionen und Demenz begünstigen. Letzteres ist vor allem auf die nachgewiesene Wechselwirkung zwischen Kognition und Hörfähigkeit zurückzuführen. Eine erhöhte kognitive Anstrengung, um unter hörgeschädigten Bedingungen Sprache wahrnehmen zu können, führt zu einem hohen Verbrauch der Arbeitsspeicherkapazität des Gehirns. Somit stehen in geringerem Umfang Ressourcen für Prozesse der Speicherung, Verarbeitung und Wiedergabe von Gesprächsinhalten zur Verfügung (vgl. Decker-Maruska & Kratz 2008, S. 23).

Der gegenseitige Einfluss von Kognition und Hören wird anhand verschiedener Studien deutlich, in denen nach apparativer Versorgung mit Hörhilfen bei zahlreichen Betroffenen eine partielle Verbesserung der kognitiven Fähigkeiten nachgewiesen wurde (vgl. Löhler et al. 2019, S. 310).

Tatsache ist, dass die Ursache für Schwierigkeiten in der Kommunikation und für kognitive Abbauprozesse vielfach nicht in der Schwerhörigkeit erkannt wird. »So werden schwerhörige Menschen oft rasch als Demenzkranke abgestempelt. Andererseits befördert Schwerhörigkeit in der Tat den geistigen Abbau« (Freund 2017, S. 37). Diese Kausalität liegt auf der Hand: Ist das Gehirn aufgrund eingeschränkter oder fehlender akustischer und sozialer Reize unterfordert, so reduziert sich dessen Leistungsanspruch und in der Folge dessen Kapazität. Dies wiederum beschleunigt eine demenzielle Erkrankung. Eine abschließende Diskussion um den Zusammenhang zwischen Hörstörung und Demenz ist aber insofern schwierig, als dass beides aufgrund sehr ähnlicher Symptomatik kaum voneinander zu trennen und differenzialdiagnostisch abzugrenzen ist (vgl. ebd.). In beiden Fällen, sowohl bei einer Schwerhörigkeit im Alter als auch bei einer Demenz, haben die Betroffenen Schwierigkeiten, Gesprächen zu folgen. Ihre Auffassungsgabe ist deutlich vermindert, weshalb es zu wiederholten Fragen kommt. Aufgrund dieser Erschwernisse in der Kommunikation ziehen sich die Menschen zurück, was eine weitere sensorische Deprivation und soziale Isolation zur Folge hat (vgl. Müller 2019, 29).

Da chronische Erkrankungen und Beeinträchtigungen als Risikofaktor für Depressionen gelten, stellt dies eine ernstzunehmende sekundäre Folge einer Hörschädigung dar. Vor allem in Hinblick auf die Notwendigkeit rehabilitativer Maßnahmen ist das von tragender Bedeutung. So wurde in Studien belegt, dass sich eine Rehabilitation des Hörvermögens präventiv auf die Entstehung einer Depression auswirkt (vgl. Löhler et al. 2019, S. 307).

Darüber hinaus berichten Löhler et al. 2019 (S. 306) im Deutschen Ärzteblatt von Längsschnittstudien, in denen Hörstörungen als ein unabhängiger Risikofaktor für Stürze identifiziert worden sind. Mögliche Ursachen werden in dem hohen Verbrauch kognitiver Ressourcen zum Verstehen von Sprache, in dem Zusammenhang von Innenohrstörungen und Gleichgewichtsstörungen oder in den Einschränkungen des Richtungshörens und der damit verbundenen Auswirkung auf die räumliche Orientierung vermutet.

So ist abschließend hervorzuheben, dass die aus der Hörschädigung erwachsenen, psychosozialen Belastungen die eigentliche Beschwernis der Schwerhörigkeit darstellen (vgl. Koske 2000, S. 33). Was es schließlich bedeutet, wenn nun neben der Hörbehinderung noch eine Sehbehinderung hinzukommt und von Hörsehbehinderung/Taubblindheit gesprochen werden muss, soll nun Gegenstand der weiteren Betrachtung sein.

7.4 Hörsehbehinderung/Taubblindheit – eine eigene Form der Behinderung

Menschen mit einer doppelten Sinnesbehinderung haben sowohl Einschränkungen im Sehen als auch im Hören. Sie gelten deshalb als hörsehbehindert/taubblind.

Taubblind oder hörsehbehindert zu sein heißt, kleine Objekte, Hindernisse oder Gesichtszüge eines Gesprächspartners in unmittelbarer Nähe nicht sehen und gleichzeitig Unterhaltungen in unruhigen Umgebungen nicht verstehen zu können. Kompensationsstrategien, die zum Ausgleich einer Sehbehinderung *oder* Hörbehinderung durch den jeweils intakten Sinn zum Tragen kommen, stehen bei einer Hörsehbehinderung/Taubblindheit nicht mehr (in umfänglichem Maße) zur Verfügung (vgl. Spring 2017, S. 6). Schon bei einzelnen, relativ geringen Hör- oder Sehbeeinträchtigungen kann in der Kombination die Auswirkung für den Betroffenen aufgrund der mangelnden Kompensationsmöglichkeit gravierend sein (vgl. Adler et al. 2011, S. 20; Spring 2017, S. 48).

Somit verstärken sich beide Sinnesbehinderungen gegenseitig – eine neue, eigenständige Behinderung entsteht. Die Arbeitsgemeinschaft der Einrichtungen und Dienste für taubblinde Menschen (AGTB) formuliert dazu: »Taubblindheit/Hörsehbehinderung ist eine Behinderung eigener Art, die sich nicht aus der Addition von Taubheit und Blindheit ergibt«. Dies wurde durch die Einführung des Merkzeichens TBL in der Schwerbehindertenausweisverordnung am 23.12.2016 bekräftigt (vgl. Bundesarbeitsgemeinschaft-taubblind).

Da taubblinde/hörsehbehinderte Menschen entscheidend auf ihre Nahsinne angewiesen sind, leben sie in einer Welt der Nähe, Berührung und erlebbaren Körperbewegungen – und somit oft in Isolation (vgl. Latzelsberger 2016, S. 9).

Es kommt zu Einschränkungen in der räumlichen, zeitlichen und personellen Orientierung. Der Zugang zu relevanten Informationen in der Welt und des täglichen Lebens ist gestört. Kommunikation ist nur unter erschwerten Bedingungen möglich (vgl. Rødbroe & Janssen 2014, S. 17). Demzufolge ergeben sich für hörsehbehinderte/taubblinde Menschen erhebliche Bedarfe in den Bereichen Kommunikation, Information, Orientierung und Mobilität.

7.4.1 Personenkreis hörsehbehinderter/ taubblinder Menschen im Alter

Grundsätzlich umfasst der Personenkreis hörsehbehinderter/taubblinder Menschen drei übergeordnete Gruppen, deren Zuordnung sich am Eintrittszeitpunkt der doppelten Sinnesbehinderung im Lebenslauf orientiert und erheblichen Einfluss auf rehabilitative Maßnahmen und Unterstützungsangebote hat. Unterschieden werden Menschen mit angeborener, erworbener und altersbedingter Taubblindheit. Die Menschen, die aufgrund des Alters eine doppelte Sinnesbehinderung entwickelt haben, stellen die größte Gruppe dar. Somit kann das Alter als eine der Hauptursachen für eine Hörsehbehinderung/Taubblindheit betrachtet werden (vgl. Wanka 2015, S. 46). Vor allem in einer Gesellschaft, in der immer mehr Menschen immer älter werden, ist somit Hörsehbehinderung/Taubblindheit längst keine Randerscheinung mehr (vgl. Gässlein & Aeschbach 2014, S. 3).

In einer Schweizer Studie unter dem Titel »Sehen und hören in Spitex- und Heimpflege« wurde ein Anteil doppelt sinnesbehinderter Menschen in Alters- und Pflegeheimen von 27 % ermittelt. Der Anteil hörsehbehinderter Personen, die ambulante Dienste nutzen, betrug 11 % (vgl. Spring 2017, S. 24 f.).

Trotzdem wird allgemein die Anzahl hörsehbehinderter/taubblinder Menschen im Alter unterschätzt. Bestimmte Verhaltensweisen alter Menschen, die auf eine Hörsehbehinderung/Taubblindheit schließen lassen könnten, werden stattdessen häufig mit einem Abbau kognitiver Fähigkeiten oder Demenz assoziiert (vgl. Adler et al. 2011, S. 28) (zum Zusammenhang Sehen und Demenz ▶ Teil I, Kap. 5.4.1). Auf die Schwierigkeit der differenzialdiagnostischen Abklärung, die sich im Fall einer doppelten Sinnesbehinderung potenziert, wurde bereits oben im Zusammenhang von Hörschädigung und Demenz verwiesen. Dennoch ist an dieser Stelle nochmal auf die Notwendigkeit einer spezifischen Abklärung als Voraussetzung rehabilitativer Angebote hinzuweisen. Nur so lassen sich Wohlbefinden, Lebensqualität und ein Maximum an Eigenständigkeit bis ins hohe Alter aufrechterhalten.

7.4.2 Auswirkungen einer doppelten Sinnesbehinderung im Alter

Wie bereits beschrieben, haben hörsehbehinderte/taubblinde Menschen erhebliche Einschränkungen in den Bereichen Kommunikation, Information, Orientierung und Mobilität. Diese sollen nun ausführlicher dargestellt werden.

»Kommunikation ist der Schlüssel für die Entfaltung eines Menschen, und gleichzeitig ist Kommunikation der verletzbarste Aspekt einer Beziehung, die ein Mensch mit Taubblindheit entwickelt« (Rødbroe & Janssen 2014, I, S. 33).

Die sich aufgrund einer Hörsehbehinderung/Taubblindheit ergebenden Einschränkungen haben vor allem auf den Aufbau neuer Beziehungen und auf die Pflege bestehender sozialer Kontakte gravierende Auswirkungen. Betroffene können Gruppengesprächen kaum folgen. Verständnisstrategien wie die Wahrnehmung nonverbaler Signale (Mimik, Gestik, Kleidung, Gegenstände, Situation) stehen nur noch erheblich eingeschränkt zur Verfügung. Ebenso ist das Ablesen von den Lippen zur Kompensation des Hörverlustes nicht mehr möglich. Darüber hinaus kann fehlender Blickkontakt in Gesprächen zu Irritationen beim Gegenüber führen. Ferner reichen bisher erlernte Kommunikationsformen nicht mehr aus (vgl. Adler et al. 2011, S. 95).

Mit den hier skizzierten Einschränkungen der Kommunikation geht ein Rückgang im Austausch über soziale Anlässe und das öffentliche Weltgeschehen einher (vgl. ebd.). Zudem erschweren weitere gesundheitliche Aspekte, wie der Abbau der Beweglichkeit und/oder der Rückgang der Tastsensibilität, den Umgang mit der doppelten Sinnesbehinderung erheblich. Die durch Hörsehbehinderung/Taubblindheit bedingte Anfälligkeit für Unfälle und Stürze sowie die mehrfach beschriebenen Einschränkungen in der Kommunikation führen schließlich zu Unsicherheit und Angst und damit zu sozialem Rückzug. Dementsprechend kommt es zu einer weiteren Reduktion sensorischer Stimuli. Folglich nimmt die kognitive Leistungsfähigkeit weiter ab und das Risiko einer Demenzerkrankung steigt – ein fataler Kreislauf (vgl. Adler et al. 2016, S. 6; Wanka 2015, S. 46).

Die Folgen einer Verwechslung von einer Hörsehbehinderung mit einer Demenz sind tragisch, da Möglichkeiten und Chancen zur Verbesserung der Lebensqualität unberücksichtigt bleiben (vgl. Spring 2017, S. 10).

7.4.3 Rehabilitative Maßnahmen

Rehabilitation im Kontext altersbedingter Hörsehbehinderung/Taubblindheit bedeutet, den primären Auswirkungen der doppelten Sinnesbehinderung in einem Maß zu begegnen, dass sekundäre Folgen abgewendet oder um ein Maximum reduziert werden können. Dabei ist es wichtig, dass Rehabilitationsangebote möglichst frühzeitig stattfinden, bevor die Aneignung von Kompensationsmöglichkeiten durch erheblichen Fortschritt der Beeinträchtigung gehemmt wird (vgl. Adler et al. 2016, S. 21).

Audiologische Versorgung

Zunächst gilt es, verbliebenes Hör- und Sehvermögen durch eine optimale Versorgung mit Hilfsmitteln auszunutzen, um Kommunikation in gewohnter Form möglichst lang zu gewährleisten (vgl. Gässlein & Aeschbach 2014, S. 3). Für die Aufrechterhaltung und optimale Nutzung des Hörvermögens stehen Hörgeräte verordnungsfähig zur Verfügung. Dies setzt eine frühzeitige Diagnosestellung voraus. Nur so kann einer Hörentwöhnung, die bei langanhaltender Unterversorgung zunehmend steigt, begegnet werden. Je später eine Versorgung stattfindet, desto mühsamer muss das Hören durch gezieltes Hörtraining wieder erlernt werden. Für sehr alte Menschen ist dies oft nicht mehr realisierbar. Aber auch eine erfolgversprechende Anpassung von Hörgeräten kann aufgrund anfänglicher Überstimulation zu zeitweiliger Überforderung bei den Betroffenen führen. Hier ist es ratsam, die Tragedauer schrittweise zu erhöhen. Dieser Anpassungsprozess kann mitunter Wochen oder Monate dauern und erfordert viel Geduld.

Vor allem ältere, erheblich eingeschränkte, pflegebedürftige Senioren müssen bei der Pflege (tägliche Reinigung, Batteriewechsel), der Funktionsüberprüfung und dem Einsetzen der Hörgeräte unterstützt werden. Zuvor sind die Ohren zu reinigen. Um das rechte vom linken Hörgerät schnell unterscheiden zu können, hat sich eine Markierung des rechten Hörgerätes mit einem roten Punkt und des linken mit einem blauen Punkt als hilfreich erwiesen. Ferner ist es unablässig, Ersatzbatterien stets parat zu haben. Es sei jedoch darauf hingewiesen, nicht dem Irrglauben zu erliegen, ein Hörgerät könne von sich aus die Schwerhörigkeit verschwinden lassen. Vielmehr bedarf es »Anleitung, Motivation und Gewöhnung, um einen guten Hörerfolg erreichen zu können« (Spring et al. 2017, S. 5).

Der Vollständigkeit halber ist noch die Versorgung mit einem Cochlea-Implantat zu erwähnen, die aber nur bei Ertaubung oder einer hochgradigen Schwerhörigkeit indiziert ist. Das Alter stellt dabei kein Ausschlusskriterium dar (vgl. Müller 2019, S. 42 f.).

Über Hörgeräte und Cochlea-Implantate hinaus stehen Betroffenen weitere technische Hilfsmittel zur Verfügung. Zum Beispiel ist es möglich, mit Hilfe von Funkübertragungsanlagen dem Betroffenen ausschließlich den Nutzschall (sprachrelevante Anteile) bei gleichzeitiger Reduktion des Störschalls (Hintergrundgeräusche/Lärm) zukommen zu lassen. Das erleichtert die Verständigung in öffentlichen Räumen und ermöglicht die Teilnahme an gesellschaftlichen Veranstaltungen.

Die audiologische Versorgung ist aber nur ein Baustein rehabilitativer Maßnahmen für Menschen mit einer altersbedingten Hörsehbehinderung/Taubblindheit. Unter Gewährleistung bestimmter Rahmenbedingungen lassen sich darüber hinaus Kommunikationseinschränkungen minimieren.

Maßnahmen zur Verbesserung der Kommunikation

Hier gilt es, im Kontakt und in der Kommunikation mit hörsehbehinderten/taubblinden Menschen eine ruhige, an Störgeräuschen arme Umgebung herzustellen. In größeren Räumen wie Essenssälen bietet es sich an, dass der/die Betroffene mit dem Rücken gegen die Wand sitzt, sodass Lärm nicht von hinten kommt. Gleichzeitig ist auf eine Anpassung der Beleuchtung zu achten, wobei vermieden werden sollte, dass Betroffene geblendet werden. Ggf. müssen dafür auch Rollläden oder Vorhänge geschlossen werden.

Grundsätzlich sind Gespräche zu zweit oder in kleinen Gruppen unter Einhaltung von Kommunikationsregeln zu ermöglichen. Dabei ist auf eine geringe Sprechdistanz sowie eine langsame und deutliche Artikulation in normaler Lautstärke zu achten. Es sollten immer wieder Pausen zur Verarbeitung der auditiven Informationen gegeben und eine Antwort abgewartet werden. Ferner kann der Einsatz verschiedener Kommunikationsformen und -mittel die Verständlichkeit des Austauschs erhöhen. So hat es sich bewährt, mit einem dunklen, dicken Filzstift in großen Druckbuchstaben wesentliche Informationen auf Papier festzuhalten, Blockbuchstaben mit dem Finger in die Handflächen zu schreiben oder das Lormen zu nutzen (vgl. Adler 2011, S. 12 ff., S. 97; Gässlein & Aeschbach 2014, S. 3; Spring 2017, S. 7; Wanka 2015, S. 46 f.). Beim Lormen sind bestimmten Punkten und Bereichen auf der Handinnenfläche Vokale und Konsonanten zugeordnet, die vom Sprechenden/Lormenden haptisch erzeugt werden. Beispielsweise repräsentiert das Tippen auf die Daumenspitze den Buchstaben A oder ein Entlangfahren der Daumeninnenseite den Buchstaben T. Auf diese Art und Weise können Worte in die Handinnenfläche buchstabiert werden.

Letztendlich sind Bedarfe und Ausgangslagen aber so individuell, dass es unmöglich ist, eine vollumfängliche und für alle passende Liste von Dingen zusammenzustellen, die es in der Kommunikation mit (altersbedingt) hörsehbehinderten/taubblinden Menschen zu berücksichtigen gilt (vgl. Spring 2017, S. 7). Deshalb müssen individuelle Kommunikationsmöglichkeiten abgeklärt sein, um weitere rehabilitative Maßnahmen ermöglichen zu können.

Mit Blick auf den Bereich Orientierung ist zu empfehlen, Räume mit Bezugsobjekten, die stellvertretend als haptisch erfahrbare Objekte für eine bestimmte Handlung oder Sache stehen, zu markieren (vgl. Wanka 2015, S. 46). Darüber hinaus können Bezugsobjekte, auch in Form von Realgegenständen, Einsatz finden, um anstehende Handlungen anzukündigen. Beispielsweise können das Reichen und Riechen-lassen des Shampoos vor dem Haarewaschen oder das Ertasten einer Gabel vor dem Mittagessen somit Sicherheit bieten.

7.4.4 Taubblindenassistenz

Neben all der beschriebenen Maßnahmen, die zu einer Verbesserung der kommunikativen und folglich psychosozialen Lebenssituation beitragen können, stellen Assistenzkräfte eine weitere Möglichkeit zur Gewährleistung von Kommunikation und damit einhergehender Pflege sozialer Kontakte und Teilhabe dar. Taubblindenassistenz ist eine besondere Form der Assistenz und unterscheidet sich wesentlich von dem, was unter Persönlicher Assistenz verstanden wird.

Im Gegensatz zur Persönlichen Assistenz ist die Taubblindenassistenz ausschließlich zur Gewährleistung von Kommunikation des Betroffenen mit der hörend-sehenden sozialen Umwelt sowie für die Sicherstellung von Orientierung und Mobilität verantwortlich. Sie übernimmt weder pflegerische Tätigkeiten noch andere Aktivitäten, die denen einer Betreuung gleichkämen (vgl. Assistenz 2020). »Grundsätzlich bleibt der Assistent ein Helfer für bestimmte Zeit. Er wird nicht zum Vertrauten oder Freund, sondern hält gewissen Abstand« (Stiftung taubblind leben).

Taubblindenassistenz bedarf einer spezifischen Qualifizierungsmaßnahme, in der Kenntnisse in verschiedenen Kommunikationsformen (z. B. Deutsche Gebärdensprache, Lormen, Taktiles Gebärden, Taktile Körperzeichen etc.) erworben werden. Nach Abschluss der Qualifizierung beherrschen die Assistenten darüber hinaus Techniken der Sehenden Begleitung (▶ Teil II, Kap. 9.8), können Raum- und Wegbeschreibungen bedarfsgerecht anfertigen und sind in der Lage, Kommunikationssituationen herzustellen und zu unterstützen (vgl. Deutscher Blinden- und Sehbehindertenverband/Gemeinsamer Fachausschuss Taubblind 2020).

Im Hinblick auf den beschriebenen Personenkreis altersbedingt hörsehbehinderter/taubblinder Menschen stellt die Taubblindenassistenz somit eine mögliche Maßnahme zur Unterstützung der Teilhabe Betroffener am sozialen Leben dar und wirkt Rückzug und Isolation mit all ihren Folgen entgegen.

Bisher gilt Taubblindenassistenz jedoch nicht als eigenständiger Beruf, weshalb gesetzliche Grundlagen zur Finanzierung noch nicht gesichert sind. Deshalb arbeiten zum aktuellen Zeitpunkt viele Taubblindenassistenten auf ehrenamtlicher Basis gegen eine Aufwandsentschädigung. Diese wird in der Regel von den Betroffenen selbst getragen. Nur vereinzelt erhalten taubblinde Menschen die Möglichkeit, ihre Taubblindenassistenten nach Antrag an das Sozialamt über die Eingliederungshilfe zu finanzieren.

Mit Blick auf die Prävalenz hörsehbehinderter/taubblinder Menschen als Assistenznehmer kann der enorme Bedarf zurzeit noch nicht gedeckt werden. Eine regionale Auflistung mit Kontaktdaten tätiger Taubblindenassistenten ist der Homepage des Taubblindenassistentenverbandes zu entnehmen (vgl. Taubblindenassistentenverband 2020).

7.5 Fazit

Schwerhörigkeit im Alter aber auch altersbedingte Hörsehbehinderung sind keine Randerscheinung und auf Einzelfälle begrenzte Gegebenheiten, sondern unmittelbare Realität in Alten- und Pflegeeinrichtungen sowie dem ambulant pflegerischen Bereich.

Die sich daraus ergebenden Einschränkungen in den Bereichen Kommunikation, Orientierung und Mobilität stellen eine enorme psychosoziale Belastung für die Betroffenen dar. Die differenzialdiagnostische Abklärung einer Hörsehbehinderung in Abgrenzung zu einer dementiellen Erkrankung stellt eine wesentliche Voraussetzung für die Rehabilitation dar. Nur so können sekundäre Auswirkungen in Folge der doppelten Sinnesbehinderung minimiert werden. Vor allem zur Begegnung kommunikativer Schwierigkeiten, die aus einer Hörsehbehinderung resultieren, wurden in dem Beitrag verschiedene Unterstützungsmöglichkeiten aufgezeigt. Eine optimale Versorgung mit Hörhilfen, Tipps für die alltägliche Kommunikation, verschiedene Kommunikationsformen, Hilfen zur Strukturierung des Alltags sowie die Möglichkeit der Taubblindenassistenz stellen einige dieser Maßnahmen dar.

Nur mit einem spezifischen Blick für die Bedürfnisse der im Alter hörsehbehinderten Menschen und dem Ergreifen der entsprechenden Maßnahmen können Betroffene trotz ihrer Einschränkungen am Leben in der Gemeinschaft teilhaben.

Literatur und Quellen

Ackermann A, Süß B, Oswald W D (2006) Hörbeeinträchtigungen bei Bewohnern von Einrichtungen der stationären Altenhilfe. In: H. von Specht (Ed.): Hören im Alter. Großburgwedel/Hannover: Geers-Stiftung

Adler J, Wohlgensinger C, Meier S, Hättich A (2011) Zur Lebenslage hörsehbehinderter und taubblinder Menschen in unterschiedlichen Lebensabschnitten in der Schweiz. Zürich: Interkantonale Hochschule für Heidelberg. SZBLIND. https://www.szblind.ch/fileadmin/user_upload/szb-studie_lebenslage_taubblinder_menschen_2011.pdf, Zugriff am: 25.01.2020

Adler J, Blaser R, Wicki M T (2016) Pflege und Betreuung von Personen mit Seh- oder Hörbeeinträchtigung und einer Demenzerkrankung. Die Erarbeitung von Leitsätzen für eine Good Practice. Zürich: Schweizerischer Zentralverein für das Blindenwesen. https://www.szblind.ch/fileadmin/pdfs/forschung/Studie_Pflege_u._Betreuung_Sehbehind._und_Demenz_-_BFH_und_HfH_2016.pdf, Zugriff am: 25.01.2020

Assistenz (2020) Was ist Assistenz? https://www.assistenz.org/assistenz.html#footer, Zugriff am: 25.01.2020

Bundesarbeitsgemeinschaft-taubblind: INFOBLATT über das Merkzeichen »TBl« für Menschen mit Hörsehbehinderung/Taubblindheit. http://bundesarbeitsgemeinschaft-taubblinden.de/wp-content/uploads/Infoblatt_TBl_final.pdf, Zugriff am: 01.02.2020

Decker-Maruska M, Kratz B (2008) Der hörgeschädigte ältere Mensch im Pflegealltag. https://www.schwerhoerigen-netz.de/fileadmin/user_upload/dsb/Dokumente/Information/Service/Facharbeiten/Der_hoergeschaedigte_aeltere_im_Pflegealltag.pdf, Zugriff am: 25.01.2020

Deutscher Blinden- und Sehbehindertenverband, Gemeinsamer Fachausschuss Taubblind (2020) Qualifizierungsprofil für Taubblindenassistentinnen und -assistenten des gemeinsamen Fachausschusses hörsehbehindert / taubblind (GFTB). https://www.dbsv.org/gftb-qualifikationsprofil-fuer-taubblindenassistentinnen-und-assistenten.html, Zugriff am: 25.01.2020

Fischer N, Weber B, Riechelmann H (2016) Presbyakusis – Altersschwerhörigkeit

Freund H (2017) Schwerhörigkeit fördert Demenz. In: Geriatrie-Report 12 (3). https://link.springer.com/article/10.1007/s42090-017-0023-9, Zugriff am: 07.04.2020

Gässlein A-K, Aeschbach T (2014) Wenn Sehen und Hören schwächer werden. MyHandicap. https://www.myhandicap.ch/gesundheit/sinnesbehinderung/hoersehbehinderung/, Zugriff am: 25.01.2020

Koske R (2000) Einschätzung, Veränderungsprozesse und Rehabilitation bei Schwerhörigkeit im Alter. Dissertation. Technische Universität Dortmund. Fakultät Rehabilitationswissenschaften. https://eldorado.tu-dortmund.de/bitstream/2003/2925/1/koskeunt.pdf, Zugriff am: 07.04.2020

Latzelsberger B (2016) Eine Welt der Berührung, Menschen mit Taubblindheit oder Hörsehbehinderung. Inklusive Medizin – Medizin für Menschen mit geistiger oder mehrfacher Behinderung. 13. Jahrgang, Heft 1, S. 7–22

Löhler J, Cebulla M, Shehata-Dieler W, Volkenstein S, Völter C, Leif Erik W (2019) Schwerhörigkeit im Alter – Erkennung, Behandlung und assoziierte Risiken. In: Deutsches Ärzteblatt international 116 (17), S. 301-310

Müller K (2019) Hören 60+ - Subjektives Hörvermögen im Alter. Inaugural-Dissertation. Ludwig-Maximilians-Universität, Fakultät für Psychologie und Pädagogik. München. https://edoc.ub.uni-muenchen.de/23881/1/Mueller_Katharina.pdf, Zugriff am: 30.01.2020

Richtberg W (1990) Was schwerhörig sein bedeutet. Schriftenreihe für den HNO-Arzt. Großburgwedel: KIND Hörgeräte

Rødbroe I, Janssen M (2014) Kommunikation und angeborene Taubblindheit Booklet I, 17. Würzburg: Edition Bentheim

Spring S (2017) Sehen und hören in Spitex- und Heimpflege. Eine explorative Studie zu Sinneserkrankungen und Demenz im Spiegel des RAI-Assessments in Alters- und Pflegeheimen sowie in der ambulanten Krankenpflege der Schweiz. Zürich: Schweizerischer Zentralverein für das Blindenwesen. https://www.szblind.ch/fileadmin/pdfs/forschung/SZB_2017_-_Sehen_und_horen_in_Spitex-_und_Heimpflege_bar.frei_o.QV.pdf, Zugriff am: 25.01.2020

Stiftung taubblind leben (2014) Taubblinden-Assistenz. https://stiftung-taubblind-leben.de/taubblinden-assistenz, Zugriff am: 07.04.2020

Taubblindenassistenzverband (2020) https://www.tba-verband.de/Infothek/taubblindheit.php, Zugriff am: 25.01.2020

Tesch-Römer C (2001) Schwerhörigkeit im Alter. Belastung, Bewältigung, Rehabilitation. Heidelberg: Median Verlag

Wanka A (2015) Facetten von Taubblindheit und Hörsehbehinderung – angeboren, erworben, altersbedingt. In: Arbeitsgemeinschaft der TBA-Qualifizierungsinstitute (Hrsg.) (2015) Taubblinden-Assistenz – Ein Lehrbuch. Heidelberg: Median

Wengel A, Geier M (2018): Hören. https://www.planet-wissen.de/natur/sinne/hoeren/index.html. Zugriff am: 18.06.2019

Teil II
Unterstützung in der Praxis

8 Sehgerechte Barrierefreiheit – Licht, Kontraste und die Gestaltung von visuellen Informationen

Kerstin Klein

Zusammenfassung

- Eine barrierefreie Umweltgestaltung sollte eine Grundvoraussetzung für alle Menschen sein. Insbesondere profitieren davon Menschen mit Gehbehinderung, Seheinschränkungen oder kognitiven Beeinträchtigungen, die besonders vulnerabel in Bezug auf eine ungünstige Umgebungsgestaltung sind (Bundesministerium für Wirtschaft und Arbeit 2003, S. 3).
- Sehr bedeutsam sind im Bereich der sehgerechten Barrierefreiheit eine angemessene Beleuchtung und deutliche Kontraste. Dadurch können die Umgebung, Objekte oder schriftliche Informationen von Menschen mit Seheinschränkungen wahrgenommen werden.
- Im Sinne der Inklusion kann sich eine sehgerechte Gestaltung der räumlichen Umwelt positiv auf das Wohlbefinden, die Selbständigkeit, die Teilhabe, die sichere Mobilität und Orientierung von sehbeeinträchtigten und blinden Menschen auswirken.

8.1 Einleitung

Für Menschen, die eine bestimmte Beeinträchtigung, wie z. B. eine Seheinschränkung, haben, sind die baulichen und räumlichen Umweltfaktoren von großer Bedeutung. Zu einer Behinderung kommt es erst dann, wenn ungünstige soziale und physikalische Umweltbedingungen den Betroffenen an der gesellschaftlichen und wirtschaftlichen Teilhabe hindern (vgl. DIMDI 2005, S. 21 f.). Eine nicht ausreichend angepasste Wohnraumgestaltung mit zu wenig Licht, fehlenden Kontrasten oder vorhandenen Stolpergefahren führt zu Einschränkungen in den Aktivitäten des täglichen Lebens. Der gezielte Einsatz von Hilfsmitteln stärkt die selbständige Lebensführung, den langfristigen Erhalt lebenspraktischer Fähigkeiten (z. B. Essen, Körperhygiene etc.) und wirkt einer Behinderung entgegen. Auch das soziale Umfeld wirkt durch sein Verhalten auf die Situation betroffener Menschen ein und kann diese sowohl positiv als auch negativ beeinflussen. Menschen mit einer Sehbeeinträchtigung sollten ermuntert werden, die verschiedenen Unterstützungsmöglichkeiten in Anspruch zu nehmen.

Da unterschiedliche Faktoren (▶ Abb. 8.1) wechselseitig zu einer Behinderung führen, muss der Begriff differenziert betrachtet werden. Die »Internationale Klassifikation der Funktionsfähigkeit, Behinderung und Gesundheit« (ICF), im Jahre 2001 von der WHO verabschiedet, stellt einen grundlegenden Wandel der Sichtweise von Behinderung dar (vgl. Wansing 2005, S. 79). Behinderung wird in dieser Klassifikation als multifaktorielles Konstrukt wahrgenommen.

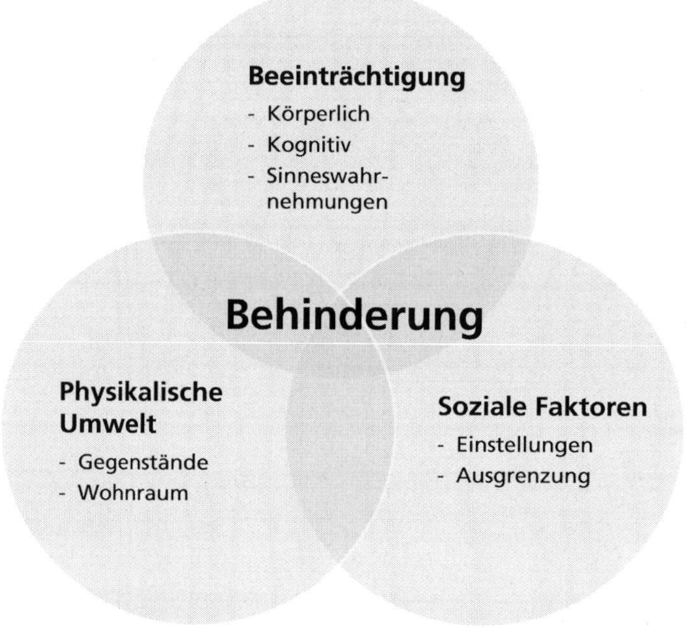

Teil II Unterstützung in der Praxis

Beeinträchtigung
- Körperlich
- Kognitiv
- Sinneswahrnehmungen

Behinderung

Physikalische Umwelt
- Gegenstände
- Wohnraum

Soziale Faktoren
- Einstellungen
- Ausgrenzung

Abb. 8.1:
Einwirkende Faktoren auf das Entstehen einer Behinderung, angelehnt an ICF 2005 (DIMDI 2005)

Nach dem Ansatz des »Universal Designs« ist es das Ziel, räumliche Umgebungen derart zu gestalten, dass sie für möglichst alle Menschen ohne weitere Anpassung oder Spezialisierung nutzbar sind (vgl. TUM 2008, S. 2). Dies beinhaltet, dass sich Menschen mit unterschiedlichen Fähigkeiten in ihrer Umwelt orientieren, wichtige Informationen erfassen und gefahrlos bewegen können.

Die barrierefreie und sehgerechte Gestaltung des Umfeldes ist somit eine wichtige Voraussetzung für sichere Mobilität und eine wirkungsvolle Sturzprophylaxe. Es wird geschätzt, dass von den zu Hause lebenden Personen, die älter als 65 Jahre sind, etwa 30 % mindestens einmal jährlich stürzen, von den über 80-Jährigen mehr als 40 % (vgl. Icks et al. 2005). Die Wohnverhältnisse im Alter haben einen maßgeblichen Einfluss auf mögliche Sturzgefahren. Der Beitrag informiert daher nicht nur über die unterstützenden, sondern auch die sicherheitsrelevanten Aspekte von Kontrasten, Beleuchtung sowie die Vermeidung von Stolperfallen und Gefahrenquellen. Darüber hinaus werden Tipps zur Gestaltung von schriftlichen Informationen vermittelt.

8.2 Licht und Beleuchtung

Das Sehen verändert sich im Laufe des Lebens. Etwa ab dem 40. Lebensjahr kommt es zu physiologischen Veränderungen des Sehens (▶ Teil I, Kap. 1.4.1). Diese Gegebenheiten müssen daher besonders bei der Lichtplanung berücksichtigt werden. Licht ist die Grundvoraussetzung, damit visuelle Informationen überhaupt entstehen. Die vom Auge aufgenommenen Lichtreize werden im Gehirn (visueller Kortex) verarbeitet. Da Licht den

Menschen auf unterschiedlichen Ebenen beeinflusst, ist eine angemessene Beleuchtung von großer Bedeutung.

Im Folgenden sind vier wesentliche Wirkungsbereiche von Licht dargestellt:

1. Licht ist eine Grundlage für das Sehen. Da es mit dem Alter gehäuft zu Einschränkungen der Sehfunktionen aufgrund von biologischen und pathologischen Prozessen kommt, ändert sich der Lichtbedarf im Lauf des Lebens. So ist die benötigte Beleuchtungsstärke für Senioren mindestens dreimal höher als bei einem jungen Menschen (vgl. Dietz 2018, S. 63; FiTLicht e.V. 2009, S. 4; Demenz-Support Stuttgart 2010, S. 4).
2. Licht hat eine biologische Wirkung, da es den inneren Rhythmus des Menschen steuert. Für diese innere Uhr und zur Regulierung des Schlaf-Wach-Rhythmus ist eine entsprechende Lichtexposition notwendig. In diesem Zusammenhang ist auch zu erwähnen, dass das Tageslicht bzw. die ultraviolette Strahlung wichtig für die Synthese von Vitamin D ist und damit auch für den Knochenbau des Menschen (vgl. Demenz-Support Stuttgart 2010, S. 5).
3. Licht wirkt auf die Stimmung und das Wohlbefinden des Menschen. Beispielsweise ist der Zusammenhang von Licht und Leistungsbereitschaft und der Wirkung von Lichttherapie bei saisonal auftretender Depression empirisch belegt (vgl. Demenz-Support Stuttgart 2010, S. 5; Zumtobel 2010, S. 10). Gerade im Hinblick auf die Prävention von Depressionen ist es sehr bedeutsam, sich mit Licht in der Umgebung von älteren Menschen zu beschäftigen. »Bewohner von Pflegeeinrichtungen [zählen] zu den am meisten unter Lichtmangel leidenden Gruppen« (Demenz-Support Stuttgart 2010, S. 5). Weiterhin gibt es Studien zur Situation in Einrichtungen für Senioren mit Demenz, in denen deutlich wurde, dass Lichtmangel bei älteren Menschen zu Symptomen führen kann, die auf den ersten Blick als Folge einer dementiellen Erkrankung erscheinen. Beispielsweise wurden Kompetenzverlust, Angst, Unruhe, Aggressivität, Apathie und Schlafstörungen beobachtet (vgl. Demenz-Support Stuttgart 2010, S. 8). Da eine angemessene Veränderung der Lichtsituation das genannte Verhalten positiv beeinflusst, kann dadurch auch die Lebensqualität der betroffenen Senioren erhöht werden. In einer weiteren Studie (vgl. Zumtobel 2010, S. 10) konnte festgestellt werden, dass eine ausreichend helle Beleuchtung zu einer Erhöhung der Aktivität der Bewohner, einer Verlängerung der Aufenthaltsdauer in den Kommunikationsbereichen, einer verstärkten Kommunikation mit dem Pflegepersonal und einer Verbesserung des Schlafverhaltens führen kann.
4. Licht schafft Sicherheit. Nur wenn der Wegeverlauf, mögliche Stolperfallen und Gefahrenquellen erkennbar sind, können sich Menschen verlässlich orientieren und bewegen. Lassen sich räumliche Strukturen, wie Raumgröße oder Mobiliar, schnell erfassen, kann die eigene Position in der Umgebung wahrgenommen und dementsprechend gehandelt bzw. reagiert werden. Beispielsweise kann eingeschätzt werden, ob es eine Sitzmöglichkeit gibt oder ob über eine Treppe oder einen Aufzug ein anderes Stockwerk erreicht werden kann (vgl. licht.de 2016b, S. 28).

Die vier genannten Punkte zeigen die besondere Bedeutung des Lichts für uns Menschen auf. Die Wahrnehmungsfähigkeit insgesamt und auch der Schlafrhythmus werden durch Licht beeinflusst und es trägt dazu bei, dass wir uns wohl, sicher und leistungsfähig fühlen. Eine altersgerechte und angepasste Beleuchtung stellt daher einen bedeutenden Qualitätsaspekt in Bezug auf die Umweltfaktoren dar.

8.2.1 Begriffsklärung zu Licht und Beleuchtung

Es gibt eine Reihe von Fachbegriffen, deren Bedeutung wichtig ist, wenn man sich mit Beleuchtung und Licht beschäftigt. Zum besseren Verständnis sind in der folgenden Abbildung (▶ Abb. 8.2) wichtige Grundlagen dargestellt:

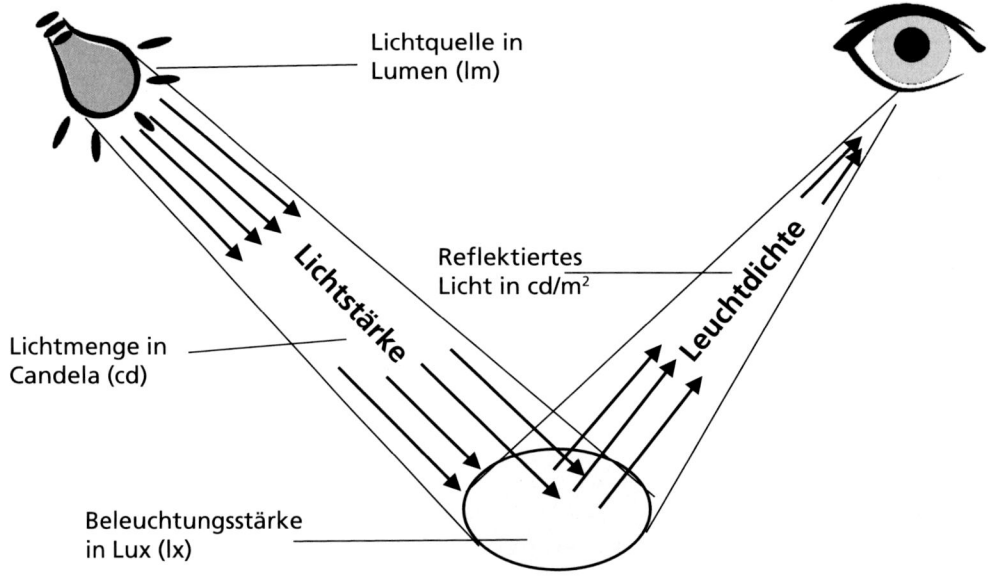

Abb. 8.2: Aufführung lichttechnischer Zusammenhänge

Kasten 8.1: Lichttechnische Begriffe

- Die *Lichtquelle* gibt Licht ab und wird auch Lichtstrom genannt. Die Messeinheit hierfür ist Lumen (lm).
- Die *Lichtstärke* ist die Lichtmenge, die in eine Richtung abgegeben wird. Diese Größe heißt Candela (cd).
- Die *Beleuchtungsstärke* gibt an, wie viel Lichtstrom (Lumen) auf eine bestimmte Fläche trifft, d. h. wie hell es an einem Messpunkt ist. Die Beleuchtungsstärke wird in Lux gemessen. Die Maßeinheit von einem Lux ist definiert als Beleuchtung, die ein Lichtstrom von einem Lumen (lm) erzeugt, wenn er sich gleichmäßig über eine Fläche von einem Quadratmeter (m^2) verteilt. Mit einem Luxmeter wird die Beleuchtungsstärke gemessen.
- Die *Leuchtdichte* ist der Helligkeitseindruck, also das reflektierte Licht einer bestimmten Fläche. Es wird daher in cd/m^2 dargestellt.
- Der *Reflexionsgrad* ist der Anteil des auftreffenden Lichts, der reflektiert wird. Fällt Licht auf die Oberfläche eines Körpers, so wird ein Teil des Lichtes reflektiert. Helle Flächen haben einen hohen, dunkle Flächen einen niedrigen Reflexionsgrad (vgl. licht.de 2016a, S. 12 f.).

Die Abbildung (▶ Abb. 8.2) verdeutlicht die Zusammenhänge der einzelnen Fachbegriffe, die im Kasten (▶ Kasten 8.1) aufgeführt sind. Das Licht trifft mit einer gewissen Lichtstärke (Maßeinheit Candela, cd) auf ein Objekt. Auf dessen Oberfläche wird eine bestimmte Beleuchtungsstärke (Maßeinheit Lux, lx) erzielt. Die Oberfläche des Objektes hat einen bestimmten Reflexionsgrad. Dieser wird u. a. durch die Beschaffenheit und Farbe beeinflusst. Die Leuchtdichte zeigt an, welcher Reiz letztendlich als optischer Sinneseindruck über das Auge ins Gehirn gelangt, denn sie beschreibt, wie hell eine Fläche erscheint.

Für die wahrgenommene Helligkeit (Leuchtdichte) ist nicht nur die Beleuchtungsstärke ausschlaggebend, sondern auch der Reflexionsgrad der Flächen, auf die das Licht trifft. Je mehr Licht von der Umgebung »geschluckt« wird, desto mehr Energie muss aufgewendet werden, um gutes Sehen zu ermöglichen. Beispielsweise reflektiert eine weiße Decke oder Wand bis zu 85 % des Lichts, helle Holzverkleidungen bis zu 50 %, rote Ziegel bis zu 25 % und ein schwarzer Fußboden 0 %. Vorwiegend indirekte Beleuchtung, welche die Decke und das obere Drittel der Wand anstrahlt, vermeidet Blendung und Spiegelungen am Fußboden. So kann trotz hoher Beleuchtungsstärke bzw. Leuchtdichte eine angenehme Wirkung erzielt werden. Eine gleichmäßige Leuchtdichte, insbesondere am Übergang zwischen Außen- und Innenbereich, berücksichtigt die altersbedingte verlangsamte Adaptation, d. h. die Anpassungsfähigkeit des Auges an Helligkeitsunterschiede (▶ Teil I, Kap. 1.4.2).

8.2.2 Empfehlungen zur Beleuchtung für Senioren

Zur altersgemäßen Beleuchtung gibt es keine verbindliche Norm als Grundlage. Verschiedene Experten haben allerdings Empfehlungen herausgegeben, die Richtlinien vorgeben.

Zum einen hat der Verband der Ingenieure in seiner Veröffentlichung »Barrierefreie Lebensräume – Möglichkeiten der Elektrotechnik und Gebäudeautomation« Empfehlungen für Beleuchtungsstärken in Wohnungen (vgl. VDI 2004, S. 39) und in Pflegeheimen (vgl. VDI 2004, S. 43) formuliert. Zum anderen hat der Schweizerische Zentralverein für das Blindenwesen Empfehlungen für eine angemessene Beleuchtung für Senioren (vgl. SZ Blind 2013) herausgegeben.

8.2.3 Umsetzung einer angemessenen Beleuchtungssituation in der Praxis

Die natürlichste Lichtquelle ist das Tageslicht. Künstliche Beleuchtung im Raum kann dessen Intensität niemals erreichen. Das Tageslicht verändert sich allerdings je nach Tageszeit oder Wetterverhältnissen. Durch verstellbare Rollos oder Vorhänge an den Fenstern lässt sich die Stärke und Streuung des Tageslichts im Raum steuern und anpassen. Von künstlichem Licht spricht man bei Glühlampen, Leuchtstoffröhren, LED oder Halogenlampen. Die Beleuchtung sollte möglichst dem Tageslicht ähnlich sein, damit Farben korrekt wahrgenommen werden können. Generell sollten sämtliche Bereiche im privaten Wohnraum von Senioren oder auch stationären Einrichtungen hell ausgeleuchtet und blendfrei sein. Empfehlenswert ist es, wenn die Beleuchtung den Tätigkeiten, die in den Räumen ausgeführt werden, angepasst ist. Dies könnte z. B. durch dimmbare Leuchten geschehen. Beispielsweise wird in einem Gruppenraum beim gemeinsamen Zeitunglesen oder Kochen deutlich mehr Licht benötigt als in der Mittagsruhezeit.

Im Folgenden werden wichtige Merkmale für eine angemessene Beleuchtung für verschiedene Bereiche aufgezeigt.

Eingangsbereich

Meist sind die Beleuchtungsstärken im Außenbereich wesentlich höher als im Innenbereich. Aufgrund der Helligkeitsunterschiede kommt es beim Betreten des Eingangsbereiches vor allem bei älteren Menschen zu Anpassungsschwierigkeiten von hellen zu dunklen Lichtverhältnissen. Daher können z. B. Hindernisse zu spät erkannt werden, wenn sich das Auge noch nicht an den dunklen Innenraum gewöhnt hat. Auf eine entsprechende Beleuchtung sollte deshalb geachtet werden. Im Eingangsbereich ist eine Beleuchtungsstärke von mindestens 500 lx in Augenhöhe sinnvoll. Dies entspricht einer Beleuchtungsstärke auf dem Boden von mindestens 200 bis 300 lx (vgl. VDI 2004, S. 39, 43). Blendungen sollten grundsätzlich vermieden werden. Die Beleuchtung im Eingangsbereich sollte sich an den Lichtverhältnissen außen orientieren. Ist es außen sehr hell, muss auch die Beleuchtung innen entsprechend erhöht werden. Dies kann durch manuell zuschaltbare Leuchten, dimmbares Licht oder auch mit Hilfe von Lichtsensoren gesteuerten Leuchten geschehen. Hindernisse und unterschiedliche Bodenbeläge, wie z. B. Fußmatten oder Sauberlaufzonen, sollten insbesondere zur Sturzprävention farblich abgesetzt und durch Beleuchtung gut erkennbar sein.

Flure

Flure sind wichtige Verkehrswege und sollten daher ausreichend ausgeleuchtet werden. Um die Orientierung zu erleichtern und dem höheren Sicherheitsbedürfnis älterer sehbeeinträchtigter Menschen Rechnung zu tragen, kann die Beleuchtung einen wichtigen Beitrag leisten. Auch für Menschen mit Demenz ist dies von großer Bedeutung, da Orientierungslosigkeit leicht zu Angstzuständen führen kann. Lichtspiegelungen auf dem Boden können von älteren Menschen mit Sehbeeinträchtigungen oder auch Menschen mit Demenz als Hindernisse oder als »Pfützen« verkannt werden. Dadurch stellen sie potenzielle Stolper- und Gefahrenquellen dar und sind zu vermeiden. Durch einen hohen Anteil an indirekter Beleuchtung kann die Schattenbildung reduziert werden. Eine Beleuchtungsstärke von ca. 500 lx in Augenhöhe und von 200 bis 300 lx auf dem Boden (vgl. SZBlind 2013, S. 1, VDI 2004, S. 39, 43) werden auch im Flurbereich empfohlen.

Treppen

Was für sehende Menschen im Alltag kein Problem ist, kann für Senioren mit einer Sehbeeinträchtigung eine große Barriere darstellen. Stufen und Treppen können zu Unsicherheiten und Ängsten führen, wenn sie nicht gut wahrgenommen werden. Darüber hinaus weisen sie ein erhebliches Unfallpotenzial auf. Jährlich verletzen sich in Deutschland rund 15 % der über 60-Jährigen bei Unfällen auf Treppen (vgl. Böhringer & Stemshorn 2013, S. 2). Um die Gefahr von Stürzen auf Treppen zu minimieren, ist eine ausreichende Beleuchtung sehr wichtig. Die Beleuchtungsstärken, die für den Flur genannt wurden, sind auf den Treppen ebenso Grundvoraussetzung (vgl. ebd.).

Beleuchtung in Wohn- und Schlafräumen

Damit ältere Menschen Hindernisse und Einrichtungsgegenstände in ihrer Wohnumgebung klar erkennen können, sollte die *Raumbeleuchtung* hell, blendfrei und altersgerecht sein. Eine mittlere Beleuchtungsstärke von 300 lx auf dem Boden wird empfohlen (vgl. ebd.). Falls die Beleuchtung nicht ausreichend sein sollte, können ggf. Stehlampen als zusätzliche Lichtquellen eingesetzt werden.

Bei einer zusätzlichen *Leseleuchte* sollten verschiedene Optionen wie Beleuchtungsstärke, Lichtrichtung und Lichtfarbe für den Nutzer einstellbar sein, da die Bedürfnisse der Senioren je nach Tätigkeit, Tageszeit oder Seheinschränkung sehr unterschiedlich sein können. Es wird eine mittlere Beleuchtungsstärke auf der Lesefläche von 500–1000 lx empfohlen (vgl. ebd.).

Einen wichtigen Beitrag zur Sturzprophylaxe leisten Lichter, die nachts z. B. den Weg zur Toilette beleuchten und dadurch absichern. Diese *Orientierungsbeleuchtung* in der Nacht kann durch eine Zusatzleuchte im Fußbereich durch Bewegungsmelder aktiviert werden. Mithilfe eines gewöhnlichen Nachtlichts, das in die Steckdose gesteckt wird oder am Fußbereich des Bettes fest installiert wird, kann eine notwendige Orientierungsbeleuchtung für die Nacht nachgerüstet werden.

In modernen Kleiderschränken sind heute oftmals *Schrankleuchten* fest integriert. Ein ausreichend ausgeleuchteter Schrankinnenraum ermöglicht es, die Kleidungsstücke und deren Farbe besser zu erkennen. Durch kleine Leuchten, die es auch batteriebetrieben gibt, lässt sich dies einfach und kostengünstig nachrüsten.

Sanitärbereich

Im Nassbereich ist die Sturzgefahr durch Feuchtigkeit auf dem Boden erhöht. Eine ausreichend helle und schattenfreie Ausleuchtung sorgt hier für eine deutlich bessere Raumwahrnehmung und mehr Sicherheit. Weiterhin wird durch altersentsprechendes Licht die Selbständigkeit im Bereich Körperpflege unterstützt und erhalten. Für ältere Menschen sollte hier eine Beleuchtungsstärke von 300–500 lx (vgl. SZBlind 2013, S. 1) und am Spiegel von 500–800 lx (vgl. VDI 2004, S. 39, 43) erreicht werden.

8.2.4 Checkliste zu Licht und Beleuchtung

Durch die folgenden Fragen kann überprüft und eingeschätzt werden, ob die Beleuchtungssituation altersgerecht gestaltet ist:

- Ist der Hauseingang angemessen hell beleuchtet?
- Sind die Laufwege ausreichend beleuchtet?
- Falls im Flur Bewegungsmelder angebracht sind: Sind die Intervalle bei diesen lang genug, um den gesamten Flur zu durchschreiten?
- Sind die Treppen angemessen hell?
- Falls an der Treppe Bewegungsmelder angebracht sind: Sind die Intervalle bei diesen lang genug, um ins nächste Stockwerk zu gelangen?
- Sind alle Wohnbereiche ausreichend hell beleuchtet?
- Ist die Zimmerbeleuchtung blendfrei?
- Sind Bereiche, in denen Feinarbeiten wie Lesen, Handarbeit, Basteln, Hausarbeit usw. stattfinden, mit zusätzlichen Leuchten ausgestattet?
- Ist ein ausreichender Blendschutz in Form von Jalousien oder Vorhängen an den Fenstern angebracht?
- Ist der Lichtschalter vom Bett aus gut bedienbar?
- Gibt es ein Nachtlicht, das auch im Dunkeln brennt?
- Falls das Orientierungslicht durch einen Bewegungsmelder gesteuert wird: Ist das eingestellte Intervall bei diesen lang genug, um in dieser Zeit vom Bett ins Badezimmer zu laufen? Reagiert der Bewegungsmelder auf dem Rückweg und schaltet das Licht an?
- Ist das Badezimmer ausreichend hell beleuchtet?
- Ist der Austausch der defekten Leuchtmittel geregelt und falls ja, wer übernimmt diese Aufgabe?

Trotz Empfehlungen der Experten sind Privat- oder Gemeinschaftsräume für ältere Menschen selten adäquat beleuchtet. In der Praxis lässt sich häufig beobachten, dass die vorhandene Beleuchtung in Pflegeeinrichtungen und in privaten Wohnungen nur vereinzelt an die Bedürfnisse von älteren Menschen angepasst ist. Durch zusätzliche Tisch- und Stehlampen, Austausch der vorhandenen Leuchtmittel, Ersatz für defekte Leuchten und Leuchtmittel oder Lichtsteuerung durch Bewegungsmelder statt Lichtschalter kann bereits eine deutliche Verbesserung der Beleuchtungssituation erreicht werden. Bei Modernisierungen oder Neubauten sollte die Beleuchtung von Beginn an in den Planungsprozess einbezogen werden. Auf diese Weise kann die Sicherheit, Selbstständigkeit und Lebensqualität der Senioren dauerhaft verbessert werden.

8.3 Kontraste

Eine weiße Tür in einer weißen Wand wird leicht übersehen. Eine schwarze Tür hat hingegen einen eindeutigen Aufforderungscharakter, diese Tür zu nutzen und hindurchzugehen. Neben der Beleuchtung ist der gezielte Einsatz von Kontrasten daher sehr wichtig. Der Schlüssel, um Wesentliches für sehbeeinträchtigte Menschen wieder sichtbar zu machen, liegt in einer kontraststarken farbigen Gestaltung. Angewendet als Akzentuierung von Etagen, als Betonung von Türen oder als Markierung von baulichen Hindernissen wie Raumsäulen oder Treppenstufen entsteht für Betroffene wieder eine klar wahrnehmbare Raumstruktur, in der sie sich trotz ihrer Einschränkung sicher bewegen können. Dieses Kontrastprinzip sollte man in jedem Funktionsbereich nutzen. Die Orientierung im öffentlichen Raum wird ebenfalls durch Kontraste unterstützt. Deutlich abgesetzte Wegeführungen oder Beschilderungen helfen beim Zurechtfinden, hervorgehobene Gefahrenstellen beugen Unfällen und Stürzen vor. Daher profitieren nicht nur Menschen mit Seheinschränkungen von ausreichenden Kontrasten, sondern alle Menschen gleichermaßen (vgl. DBSV 2016a).

Im Hinblick auf den demografischen Wandel ist ein gezielter Einsatz von starken Kontrasten ebenfalls zu begrüßen. Mit zunehmendem Lebensalter verringert sich die Kontrastempfindlichkeit. Etwa 70 % aller Personen, die älter als 60 Jahre sind, benötigen im Vergleich zu einem 20-Jährigen einen mehr als dreimal höheren Kontrast, um eine vergleichbare Sehleistung zu erreichen (vgl. Blackwell & Blackwell 1971).

Im Gegensatz zum Bereich Licht und Beleuchtung gibt es für Kontraste eine verbindliche gesetzliche Vorgabe. Die Norm DIN 32975 beinhaltet die wichtigsten Regeln. Im Folgenden werden diese Inhalte anschaulich vermittelt und die praktischen Anwendungen von Kontrasten im Alltag aufgezeigt.

8.3.1 Die DIN 32975 als Grundlage für sehgerechte Kontraste

Für den Bereich Kontraste existiert eine eigene DIN-Norm. Die DIN 32975 regelt die Gestaltung visueller Informationen im öffentlichen Raum zur barrierefreien Nutzung. Die DIN 18040-1 und -2, welche Vorgaben für die Barrierefreiheit in öffentlichen Gebäuden, Wohnhäusern und auch Pflegeeinrichtungen festlegen, greifen immer wieder auf diese Norm zurück. Kontraste *müssen* demnach z. B. im Bereich von Pflegeeinrichtungen gemäß den Vorgaben der DIN 32975 verbindlich in folgenden Bereichen umgesetzt werden (▶ Tab. 8.1).

Tab. 8.1: Bereiche, in denen Kontraste eingesetzt werden müssen

Bereiche	Beispiele
Bedien- und Funktionselemente	Lichtschalter, Haltegriffe, Handlauf, Notrufknopf, Toilettenspüler
Sicherheitsrelevante Bereiche	Treppe, Glastür, Hindernisse
Raumstruktur	Boden-Wand-Kontrast
Informationssystem	Aushänge, Beschilderung

Für private Wohnungen gibt es keine verbindlichen Vorgaben. Senioren profitieren allerdings enorm, wenn dort ebenfalls altersentsprechende Kontraste berücksichtigt werden.

8.3.2 Begriffsklärung zu Kontrasten

Zuvor wurden bereits wichtige lichttechnische Begriffe erläutert (▶ Teil II, Kap. 8.2.1). Ergänzend werden nachfolgend weitere Fachtermini definiert, die für das Verständnis von Kontrasten notwendig sind (▶ Kasten 8.2).

Kasten 8.2: Fachbegriffe zu Kontrasten

- Ein *Kontrast* im Sinne der sehgerechten Barrierefreiheit wird grundsätzlich durch *Helligkeitsunterschiede* erzeugt. Nur wenn sich beispielsweise ein helles Objekt von seiner deutlich dunkleren Umgebung absetzt, kann es wahrgenommen werden. Schwarz und Weiß bilden den stärksten Kontrast.
- Ein *Mindestreflexionsgrad* von 0,5 wird bei der barrierefreien Gestaltung von der hellen Fläche gefordert. Es muss also mindestens 50 % des einfallenden Lichts reflektiert werden. Ein heller Farbton reflektiert viel Licht und ein dunkler Farbton wenig Licht. Eine Fläche muss ausreichend viel Licht reflektieren, um im Sinne der Barrierefreiheit auch als »hell« zu gelten.
- Eine *Farbkombination* meint nebeneinander liegende Flächen mit unterschiedlichem Farbton und Farbsättigung. Dies ist nicht unbedingt ein Kontrast. Ob die Farbe eines Objekts als unterschiedlich zu einer anderen empfunden wird, ist bei der Kontrastwahrnehmung nicht ausschlaggebend, sondern kann diese lediglich unterstützen. Ein helles Grün kann beispielsweise zu einem dunklen Grün einen guten Kontrast bilden, obwohl sie zur selben Farbfamilie gehören.

Die DIN 32975 unterscheidet zwischen zwei Kontraststufen (vgl. Kaiser 2019). Je nach Gegenstand oder Situation sollte gemäß der Norm eine der Stärken erreicht werden. Je nach Einschätzung der Notwendigkeit und Gefahrenlage sind unterschiedliche Kontraste (k) gefordert. Es wird zwischen visuell kontrastierend (k $\geq$ 0,4) und visuell stark kontrastierend (k $\geq$ 0,7) differenziert.

- *Visuell kontrastierend*
  Als visuell kontrastierend werden ein Leuchtdichtekontrast von $\geq$ 0,4 und ein Reflexionsgrad von mindestens 0,5 der helleren Fläche bezeichnet. Dies ist in der Praxis z. B. für Haltegriffe, Handlauf, Türöffner, Lichtschalter und Boden-Wand-Kontrast zu beachten (▶ Abb. 8.3).
- *Visuell stark kontrastierend*
  Als visuell stark kontrastierend werden ein Leuchtdichtekontrast von $\geq$ 0,7 und ein Reflexionsgrad von mindestens 0,5 der helleren Fläche bezeichnet. Dies wird z. B. für Schrift- und Bildzeichen, Glastürmarkierung, Treppenmarkierung, Pollermarkierung, Markierung an Absturzsicherungen, an Säulen oder Gefahrenstellen benötigt (▶ Abb. 8.4).

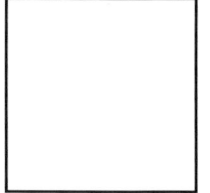 

Abb. 8.3: Das weiße Viereck und das graue Viereck sind visuell kontrastierend. Der Leuchtdichtekontrast ist mindestens 0,4.

Abb. 8.4: Das weiße Viereck und das graue Viereck sind visuell stark kontrastierend. Der Leuchtdichtekontrast ist mindestens 0,7.

In der Praxis ist es notwendig, die vorhandene Umgebung wie z. B. Einrichtungsgegenstände, Beschilderung, Bedienelemente und Sicherheitsmarkierungen daraufhin zu überprüfen, welcher Kontrast vorhanden ist. Daraus ergibt sich dann ein möglicher Handlungsbedarf in Form einer Nachrüstung oder Verstärkung von Kontrasten.

8.3.3 Beurteilung von Kontrasten

Um visuelle Kontraste im ersten Schritt vereinfacht zu beurteilen, gibt es folgende Möglichkeiten:

- Betrachten Sie die Kontraste durch eine Simulationsbrille (z. B. Grauer Star oder Sehfähigkeit 10 %). Schwache Kontraste sind dann nur noch aus nächster Nähe zu erkennen. Einfache Simulationsbrillen für verschiedene Augenerkrankungen sind im Handel erhältlich.
- Fertigen Sie ein Foto von der zu beurteilenden Situation an und betrachten Sie dieses in Graustufen. Dies kann an der Kamera selbst oder mit einem Bildbearbeitungsprogramm von Farbe in Graustufen umgestellt werden. Eine solche Darstellung zeigt zu geringe Hell-/Dunkel-Kontraste.
- Der Deutsche Blinden- und Sehbehindertenverband e. V. (DBSV) bietet eine Kontrastbestimmungstafel an. Mit ihrer Hilfe können an bestehenden Flächen die notwendigen Werte zur Kontrastwertberechnung ermittelt werden. So gelingt eine annähernde Kontrastbestimmung.

Korrekte, auch im Streitfall belastbare Werte können jedoch nur durch eine professionelle Leuchtdichtekontrastmessung ermittelt werden. Die oben genannten Tipps geben erste Anhaltspunkte zur Einschätzung.

Nach Überprüfung der Ist-Situation im Bereich Kontraste, werden im Folgenden Beispiele für den gezielten Einsatz von Kontrasten zur Unterstützung der Selbständigkeit und der Lebensqualität gegeben. Dies ermöglicht es Senioren, tägliche Anforderungen besser zu bewältigen.

8.3.4 Beispiele für einen sinnvollen Einsatz von Kontrasten im Alltag

Geschirr/Essen

Die Augen essen mit. Kontraste können dabei helfen, die Selbstständigkeit auch bei nachlassendem Sehvermögen zu stärken. Eine kontrastreiche Unterlage (▶ Abb. 8.5 und ▶ Abb. 8.6) oder buntes Geschirr auf einem weißen Tischtuch ermöglichen sicheres und selbständiges Essen. Bei Menschen mit Demenz wirken starke Kontraste zudem als ein Initialreiz und fordern auf, mit dem Essen zu beginnen. Das Geschirr sollte zum Untergrund einen Kontrastwert von mindestens 0,4 bilden.

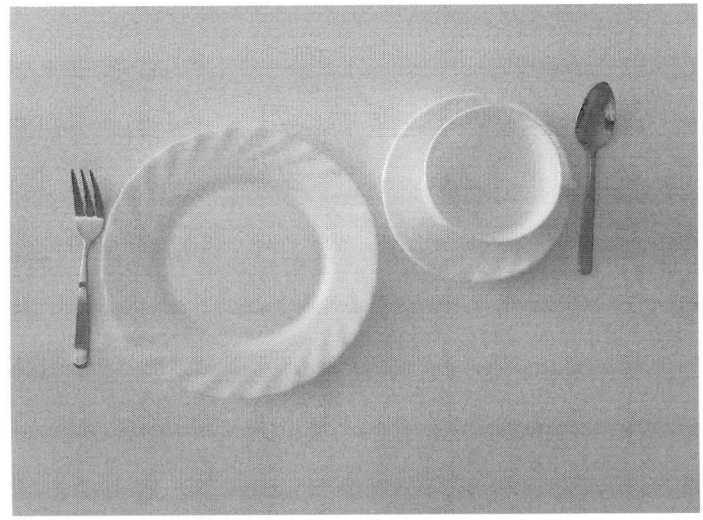

Abb. 8.5:
Weißes Geschirr auf weißem Tisch hat kaum Kontrast.

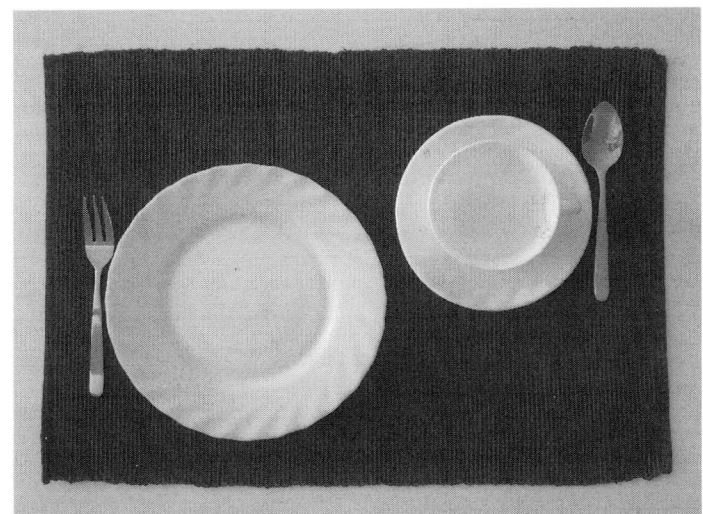

Abb. 8.6:
Weißes Geschirr auf einer dunklen Unterlage ist visuell kontrastierend ($\geq$ 0,4) und dadurch besser wahrnehmbar.

Bad und WC

Kontraste in Bad und WC fangen schon bei der Gestaltung der Tür an. Eine deutlich von der Wand abgesetzte Tür ggf. mit einer klar erkennbaren großen Beschriftung mit »WC«, »Toilette« oder einem eindeutigen Piktogramm steigern die Auffindbarkeit. Im Bad erhöhen dann deutliche Kontraste an der Toilettenbrille und der Waschbeckenkeramik die Orientierung. Die Selbständigkeit wird zudem durch kontrastreiche Akzente am Spülertaster, dem

Toilettenpapierabroller, dem Seifenspender und der Toilettenbürste unterstützt.

Deutliche Kontraste im Bad sind zudem ein wesentlicher Beitrag zur Sturzprävention. Viele Bäder sind mit weißen Fliesen und weißen Haltegriffe ausgestattet, die dadurch kaum wahrnehmbar sind und wenig Sicherheit bieten. Die Haltegriffe in der Dusche, der Badewanne oder an der Toilette müssen sich daher deutlich von der Fliesenfarbe der Wand abheben. Bei Stützklappgriffen an der Toilette ist ein Kontrast zum Boden notwendig. Ein Kontrastwert von mindestens 0,4 sollte im Sanitärbereich gemäß der DIN-Norm (vgl. DIN 18040-1 5.3.1, DIN 18040-2 5.5.1) erreicht werden.

Bedienelemente

Lichtschalter, Türöffner, Klingel, automatische Rollosteuerung, Fernbedienungen und Notrufknöpfe sind Beispiele für Bedienelemente. Diese können nur selbstständig genutzt werden, wenn sie in einem ausreichenden Kontrast von mindestens 0,4 gestaltet sind (vgl. DIN 18040-1 4.5.2, DIN 18040-2 4.5.2) (▶ Abb. 8.7 und ▶ Abb. 8.8). Dies ist nicht nur im Alltag eine Unterstützung, sondern trägt wesentlich zur Sicherheit der Senioren bei, wenn z. B. der Notrufknopf in einer kritischen Situation schnell und zielsicher erkannt wird.

Treppenstufen

Treppen können bei eingeschränkter Sehfähigkeit oder Mobilität schnell zu einem erheblichen und gefährlichen Hindernis werden. In einer Studie wurden innerhalb eines Jahres 1.000 tödliche Treppenstürze gemäß der amtlichen Dokumentation der Sterbefälle in Deutschland registriert. Dies waren nahezu doppelt so viele tödlich verunglückte Menschen wie im selben Jahr bei Motorradunfällen in Deutschland ums Leben kamen (vgl. Böhringer & Stemshorn 2013, S. 2). Eine unzureichende Markierung der einzelnen Stufen bei Treppen ist eine wesentliche Ursache für folgenschwere Treppenunfälle. Das Gefahrenpotenzial von Treppen kann durch den gezielten Einsatz von Kontrasten deutlich reduziert werden (vgl. ebd. S. 9).

Niveauunterschiede am Boden müssen immer eindeutig erkennbar sein. 90 % aller Unfälle ereignen sich am Treppenanfang oder -ende (vgl. ebd., S. 10). Die erste und letzte Stufe muss daher nach der Norm (vgl. DIN 18040-1 4.3.6.4, DIN 18040-2 4.3.6.4) immer markiert sein. Einzelne Stufen können leichter übersehen werden, daher müssen diese (bis zu drei Stufen) an jeder Stufe markiert werden. Bei Treppen sind gemäß der DIN-Normen sowohl Trittstufen als auch Setzstufen über die gesamte Breite zu markieren (▶ Abb. 8.9). Für die Trittstufe ist ein von der Stufenvorderkante gemessener 4 bis 5 cm breiter kontrastierender Streifen anzubringen. Die Setzstufe muss einen 1 bis 2 cm breiten Streifen, gemessen von der Stufenkante, aufweisen (vgl. DIN 18040-1 4.3.6.4, DIN 18040-2 4.3.6.4).

In der Praxis sind Treppen selten korrekt markiert. Sehr häufig wird der geforderte Kontrastwert von mindestens 0,4 nicht erreicht. Die Farbe des Markierungsstreifens muss je nach Farbgestaltung des Treppenbelags gewählt werden und zu der Treppe einen ausreichenden Leuchtdichtekontrast bilden. Weiterhin finden sich sehr oft Markierungsstreifen mit Wechselkontrast in schwarz-gelb oder weiß-rot. Diese Stufenmarkierungen sind nicht geeignet, da durch den Wechselkontrast im Markierungsband eine klare Akzentuierung der Stufenvorderkante nicht möglich ist. Eine einfarbige Markierung stellt eine wesentlich klarere Linie dar und zeigt die Stufenvorderkante für Menschen mit Seheinschränkungen deutlich an. Bei nachträglich aufgeklebten Kontrastierungen ist darauf zu achten, dass diese nicht zu erhaben bzw. korrekt vollflächig aufgeklebt sind, um eine mögliche erhöhte Stolpergefahr zu reduzieren.

8 Sehgerechte Barrierefreiheit – Licht, Kontraste und die Gestaltung von visuellen Informationen

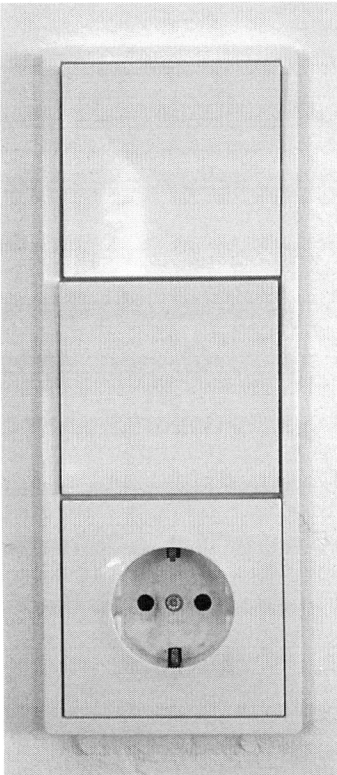
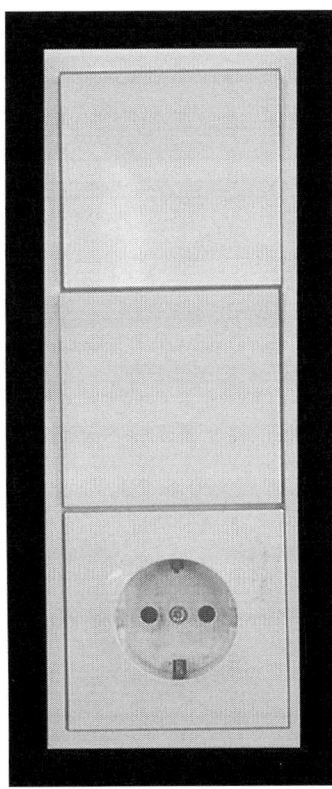

Abb. 8.7: Ein weißer Lichtschalter auf einer weißen Wand hat kaum Kontrast.

Abb. 8.8: Ein schwarzer Rahmen um den Lichtschalter führt zu starken Kontrasten. Der Schalter kann nun einfacher wahrgenommen werden.

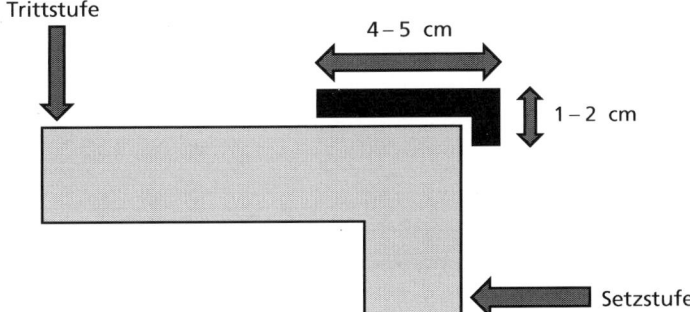

Abb. 8.9: Seitliche Darstellung einer korrekt markierten Treppenstufe.

Tab. 8.2: Darstellung verschiedener Einsatzbereiche von Kontrasten

Anwendungs-bereich	Notwendiger Kontrastwert	Umsetzung
Tür + Wand	0,4	Türen sollten eindeutig erkennbar sein, etwa durch das Absetzen der Zargen und der Türblätter. Dies erleichtert beispielsweise das Auffinden der eigenen Zimmertür oder der Toilette (vgl. DIN 18040-1 4.3.3.5, DIN 18040-2 4.3.3.5).
Möbel + Wand/Boden	0,4	Möbel, die sich in ihrem Kontrast nicht vom Boden abheben, können zur Stolperfalle werden. Daher ist der Kontrast zum Boden wichtiger als der zur Wand (vgl. DIN 18040-1 4.3.4, DIN 18040-2 4.3.4).
Handlauf + Wand	0,4	Haltegriffe, Handläufe und Treppengeländer sind Sicherheitselemente, deshalb sollen sie klar wahrnehmbar sein (vgl. DIN 18040-1 4.3.6.4, DIN 18040-1 5.3.1, DIN 18040-2 4.3.6.4, DIN 18040-2 5.5.1).
Wand + Boden	0,4	Sockelleisten sollten nicht im Bodenfarbton ausgeführt werden, um die Raumkanten deutlich zu machen. Durch einen Boden-Wand-Kontrast können die Raumgeometrie erfasst und die Orientierung erleichtert werden (vgl. DIN 18040-1 4.3.4, DIN 18040-2 4.3.4).
Glastüren	idealerweise 0,7	Das Schutzziel sieht vor, dass Glastüren so erkennbar sein sollen, dass Menschen mit Seheinschränkungen oder auch Personen, die unaufmerksam sind, nicht versehentlich gegen das Glas laufen. Die DIN-Norm nennt eine Möglichkeit der Markierung auf zwei Ebenen mit hellen und dunklen Elementen im sogenannten Wechselkontrast (vgl. DIN 18040-1, 4.3.3.5, DIN 18040-2 4.3.3.5).

In der Tabelle (▶ Tab. 8.2) sind weitere Anregungen für den gezielten Einsatz von farblichen Akzenten zu finden, die zur Unterstützung der Sicherheit und Orientierung und zur Stärkung der Selbständigkeit und der Lebensqualität der Senioren beitragen.

Der Einsatz von Kontrasten ist nicht nur in der räumlichen Gestaltung von Bedeutung, sondern im gesamten praktischen Alltag. Die folgenden Beispiele zeigen nur einen Ausschnitt aus den vielfältigen Einsatzbereichen der Kontraste auf. Senioren nehmen z. B. an Beschäftigungsangeboten nur mit Freude teil, wenn sie die eingesetzten Materialien gut erkennen können. Deutliche Farbakzente an den Würfeln und dem Spielbrett unterstützen die Teilnehmer beispielsweise beim Mensch-ärgere-dich-nicht-Spiel. Kontraste sollten auch in der Küche ganz selbstverständlich im Einsatz sein.

Beim Kochen und Backen sind Messer, Rührlöffel und anderen Kochutensilien sinnvoll, die sich von der Küchenarbeitsfläche abheben und dadurch leichter erkannt werden. Das Auffinden von Gegenständen kann insgesamt durch deutliche farbliche Kontraste erleichtert werden. Eine Unterlage unter der Fernbedienung oder anderen wichtigen Gegenständen kann diese akzentuieren. Im Bad unterstützt eine Markierung beispielsweise, um das Shampoo von der Bodylotion zu unterscheiden.

8.3.5 Checkliste zu Kontrasten

Durch die folgenden Fragen kann überprüft und eingeschätzt werden, ob Kontraste in den verschiedenen Situationen ausreichend eingesetzt sind:

- Ist das Geschirr kontrastreich? Gibt es kontrastierende Platzsets/Unterlagen?
- Gibt es im Bad ausreichend Kontraste? Wie gut sind vor allem Toilettenbrille, Spülertaster und Haltegriffe wahrnehmbar?
- Sind die Lichtschalter gut erkennbar? Wie sieht es bei den Notrufknöpfen, dem Telefon oder anderen Bedienelementen aus?
- Ist mindestens die erste und die letzte Treppenstufe kontrastreich markiert?
- Können wichtige Türen gut wahrgenommen werden?
- Sind Möbelstücke im Raum gut zu erkennen? Von besonderer Bedeutung sind hier Stühle, Sofas, Tische oder anderes Inventar, das im Laufweg steht und möglicherweise zu einer Stolpergefahr werden könnte.
- Können Handläufe und Haltegriffe gut wahrgenommen werden?
- Wird die Raumstruktur durch einen ausreichenden Kontrast von Wand und Boden deutlich?
- Sind Glastüren ausreichend markiert und bei allen Lichtverhältnissen gut wahrnehmbar?

8.4 Gestaltung von visuellen Informationen

Das Programm für die einzelnen Wochentage lesen und wichtige Informationen bei Aushängen erkennen können – der selbstständige Zugang zu Informationen gibt Selbstbestimmtheit und Orientierung. Damit dies gewährleistet ist, müssen Aushänge den Bedürfnissen von Menschen mit einer Sehbeeinträchtigung angepasst sein. Wichtige Rauminformationen und Orientierungshinweise sowie der Speiseplan, das Beschäftigungsangebot, Sicherheitsempfehlungen und weitere Hinweise sollten lesbar und erkennbar gestaltet werden.

Die Informationsmenge in Senioreneinrichtungen ist meist umfangreich und dadurch für sehbeeinträchtigte Menschen unübersichtlich. Am Beispiel eines Aushangs zum Sommerfest lässt sich dies veranschaulichen. Der erste Entwurf (▶ Abb. 8.10) ist ungünstig gestaltet mit einem Bild als Hintergrund, zentriertem Text sowie schlecht lesbarer Schrift. Er enthält sehr viele Informationen. Der zweite Entwurf (▶ Abb. 8.11) ist hingegen klar strukturiert.

8.4.1 Empfehlungen zur Gestaltung visueller Informationen für Senioren

Ein Großteil der Informationen im öffentlichen Raum, die der Orientierung und der Absicherung vor Gefahren dienen, wird über Zeichen, Schriften und Piktogramme vermittelt. Oft sind diese Informationen durch ungünstige Platzierung für sehbehinderte Menschen nicht auffindbar und lesbar. Neben dem Aufhängen wichtiger Informationen in Lesehöhe ist bei der Gestaltung der Informationen die Schriftart und -größe sowie der Kontrast zwischen Schrift und Hintergrund zu beachten (vgl. DIN 18040-1 4.4.2). Damit die Lesbarkeit bei Schildern, Aushängen oder Textvorlagen gegeben ist, müssen hier besonders hohe Kontrastwerte eingesetzt werden (vgl. DIN 18040-2 4.4.2). Zudem wird eine Beschilderung an sich besser wahrgenommen, wenn sie sich gut von der Umgebung abhebt. Laut der DIN 32975 gilt, dass ein Kontrast von mindestens 0,7 und bei Schwarz-Weiß-Darstellungen von mindestens 0,8 einzuhalten ist (vgl. DBSV 2016a, S. 13).

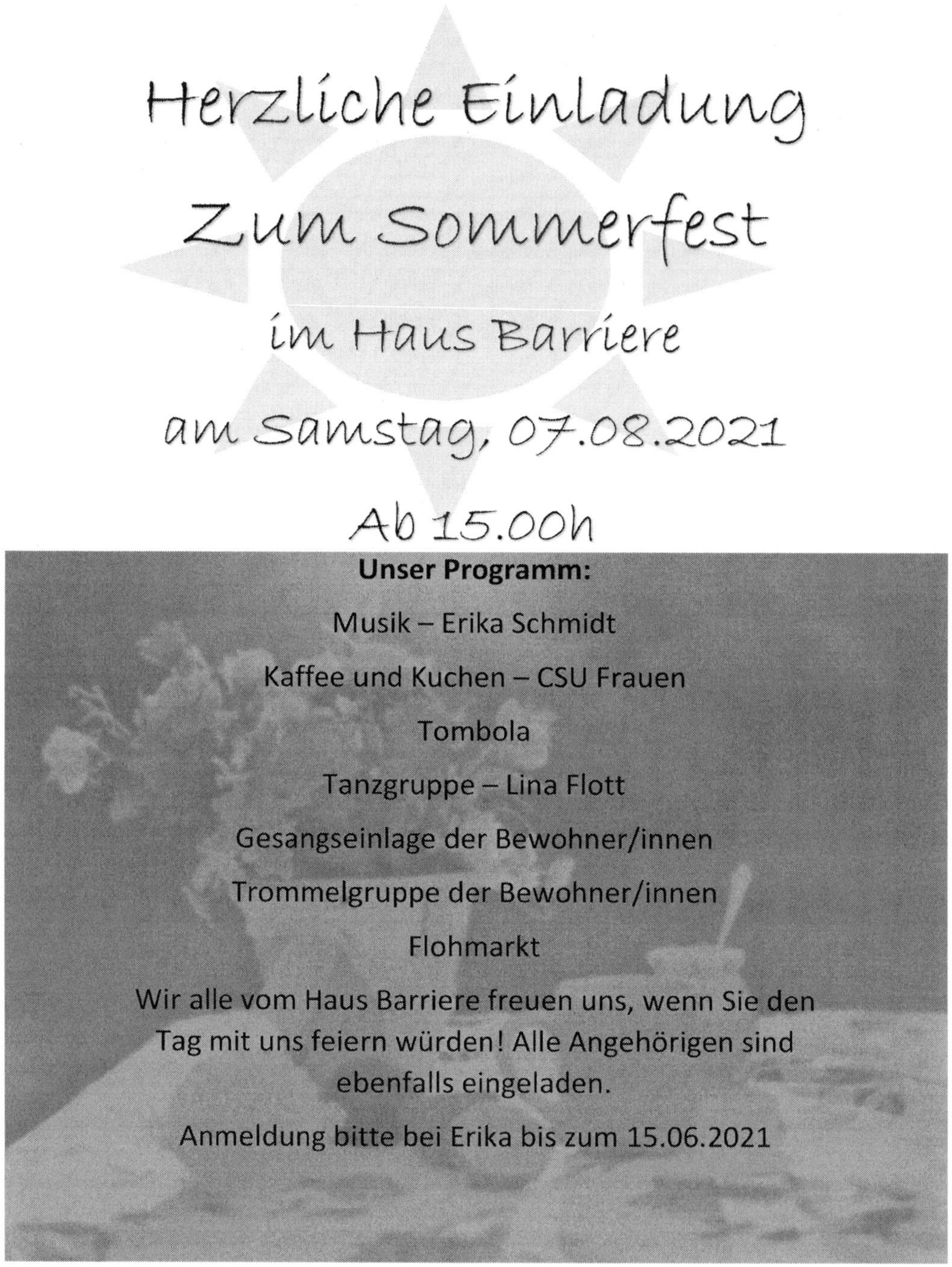

Teil II Unterstützung in der Praxis

Herzliche Einladung

Zum Sommerfest

im Haus Barriere

am Samstag, 07.08.2021

Ab 15.00h

Unser Programm:

Musik – Erika Schmidt

Kaffee und Kuchen – CSU Frauen

Tombola

Tanzgruppe – Lina Flott

Gesangseinlage der Bewohner/innen

Trommelgruppe der Bewohner/innen

Flohmarkt

Wir alle vom Haus Barriere freuen uns, wenn Sie den Tag mit uns feiern würden! Alle Angehörigen sind ebenfalls eingeladen.

Anmeldung bitte bei Erika bis zum 15.06.2021

Abb. 8.10: Ungünstige Gestaltung, zu viele Informationen, Bild als Hintergrund, zentrierter Text, schlecht lesbare Schrift.

Herzliche Einladung zum Sommerfest

im Haus Barrierefrei

am Samstag, 07.08.2021

ab 15.00 Uhr im Garten

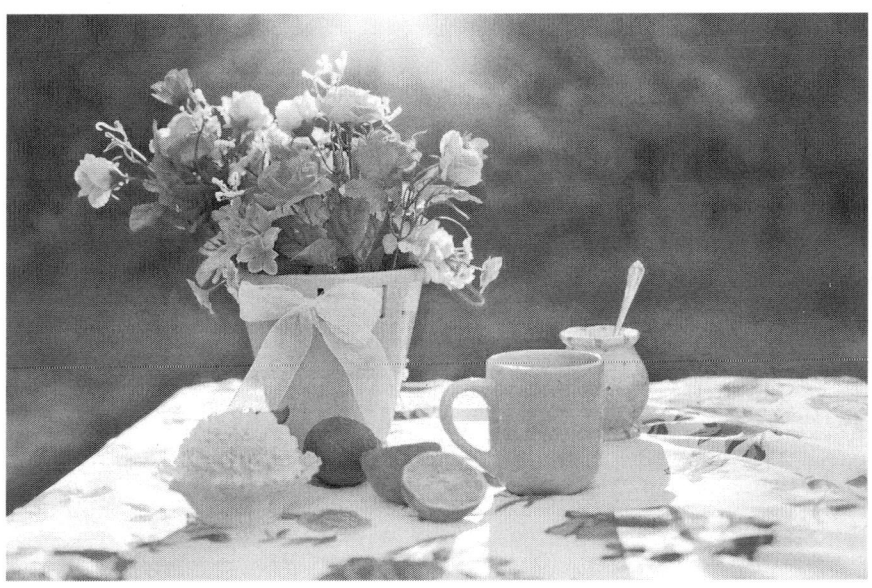

Abb. 8.11: Günstige Gestaltung, nur wesentliche Informationen, große und gut erkennbare Schrift, Trennung von Bild und Text.

Für Senioren, die erst im Alter erblindet sind, ist es häufig schwierig, die spezielle Blindenschrift (Braille-Schrift) zu erlernen. Daher bietet es sich an, bei Grundinformationen (z. B. Etagenangaben, Toilettenbeschilderung) eine erhabene Profilschrift oder andere taktile Unterstützungen einzusetzen (vgl. DBSV 2016b).

8.4.2 Tipps zur Gestaltung visueller Informationen

Folgende Tipps können dabei helfen, Informationen gut leserlich bzw. erkennbar zu gestalten:

- Die Schrift soll groß genug sein (mind. Arial 16 Pt., je nach Grad der Sehbeeinträchtigung kann aber auch eine individuelle Anpassung nötig sein).
- Der Text soll linksbündig sein.
- Hintergrund und Schrift brauchen ausreichend Kontrast.
- Keine Bilder oder Muster als Hintergrund verwenden.
- Schrift nicht auf etwas Transparentem anbringen.
- Bilder und Symbole unterstützen das Verständnis.
- Glänzende Oberflächen vermeiden.
- Informationen, z. B. Plan der sozialen Betreuung oder Speiseplan, sollten in einer mittleren Lesehöhe angebracht sein (Positionierung: 1,20–1,40 m).
- Eine ausreichende Beleuchtung ist die Grundvoraussetzung.

8.5 Vermeidung von Stolperfallen und Gefahren

Mit dem Alter eines Menschen steigt auch die Wahrscheinlichkeit eines Sturzes im häuslichen Umfeld an (vgl. Icks et al. 2005, S. 31). Die Wohnverhältnisse im Alter haben somit einen maßgeblichen Einfluss auf mögliche Sturzgefahren (vgl. DIMDI 2012, S. 232 f.). Schwerwiegende Frakturen durch Stürze wirken sich maßgeblich auf die Autonomie der betroffenen Person aus. Dies zieht nicht nur einen erhöhten Pflegebedarf nach sich, es treten häufig auch Folgekomplikationen auf, welche die Selbständigkeit und Lebensqualität weiter einschränken (vgl. ebd., S. 27). Der Sturzprävention kommt mit zunehmendem Lebensalter daher eine immer größere Bedeutung zu.

Im häuslichen Umfeld, aber auch in öffentlichen Gebäuden und Pflegeeinrichtungen, sind oft Risiken durch Stolperfallen oder ungesicherte Gefahrenbereiche vorhanden. Menschen mit einem eingeschränkten Gesichtsfeld oder verringerter Sehleistung können Hindernisse nicht immer schnell genug wahrnehmen.

Der folgende Abschnitt vermittelt Informationen zu möglichen Gefahrenquellen und gibt entsprechende Lösungsvorschläge.

8.5.1 Empfehlungen zur Vermeidung von allgemeinen Stolperfallen im eigenen Zuhause und in Pflegeeinrichtungen

Grundsätzlich sollte darauf geachtet werden, dass weder auf Fußböden noch auf Treppen Gegenstände wie Taschen, Zeitungen oder Schuhe abgelegt werden. Zu vermeiden sind außerdem quer durch den Raum verlegte Verlängerungskabel, LAN-Kabel, zu eng gestelltes Mobiliar oder freiliegende Kabel von Elektrogeräten. In den Laufwegen sollten sich keine Hindernisse befinden. Türen, Fenster, Schubladen oder Schranktüren sollten stets geschlossen sein. Reinigungsmaschinen, Wäsche- und Pflegewägen etc. sollten in Pflegeeinrichtungen in den dafür vorgesehenen Räumen oder Nischen abgestellt werden.

Teppiche und Holzdielen, deren Kanten nicht mehr glatt am Boden aufliegen, können zur Stolpergefahr werden. Eine hohe Sturzgefahr geht auch von losen, nicht rutschfest verlegten Teppichen und Badvorlegern aus. Glatte Holztreppen und Steinstufen lassen sich beispielsweise mit festverklebten Teppichfliesen rutschsicher gestalten. Für Teppiche gibt es Antirutschgewebe als Unterlage oder sie lassen sich ebenfalls fest verkleben. Türschwellen sollten möglichst entfernt oder, wenn dies nicht machbar ist, zumindest kontrastreich markiert werden, damit sie besser erkennbar sind. Eine hohe Rutschgefahr geht auch von nass geputzten Treppen und Böden aus. Um das Unfallrisiko zu minimieren, sollten diese Flächen mit einem Hinweisschild gekennzeichnet sein.

Wichtig ist auch die Ausleuchtung der Räume. Gerade bei Dunkelheit werden viele Gefahren übersehen, die bei Helligkeit normalerweise kein Problem darstellen. Gut platzierte und rechtzeitig reagierende Bewegungsmelder, die das Licht steuern, ermöglichen eine ausreichende Ausleuchtung. Bewegungsmelder eignen sich auch für wenig benutzte Räume wie Keller und Dachboden sowie die entsprechenden Treppenauf- beziehungsweise -abgänge.

8.5.2 Checkliste zu Stolperfallen und Gefahrenquellen

Durch die folgenden Fragen kann überprüft und eingeschätzt werden, ob Stolperfallen oder Gefahrenquellen vorhanden sind:

- Sind die Treppen frei von Gegenständen?
- Gibt es einen Handlauf an den Treppen im Innen- und Außenbereich?
- Sind die Stufenkanten der Treppen im Innen- und Außenbereich gut zu erkennen?
- Sind Kabel zusammengebunden und an den Wänden entlang geführt?
- Sind die Laufwege zwischen den einzelnen Möbelstücken breit genug, ca. 1,20 m?
- Sind die Laufwege frei von herumstehenden Gegenständen?
- Sind Schranktüren oder Schubladen stets geschlossen?
- Sind Teppichkanten flach am Boden anliegend?
- Sind die Teppiche und Läufer mit Antirutschmatten bzw. Klebestreifen gegen Verrutschen gesichert?
- Sind die fest verlegten Teppiche faltenfrei?
- Haben Fußmatten und Vorleger im Bad rutschfeste bzw. gummierte Unterseiten?
- Sind die Bodenbeläge und die Duschwanne bzw. Badewanne rutschfest?
- Gibt es Einstiegshilfen an Badewanne und Dusche, wie z. B. Griffe oder Halterungen?
- Ist der Duscheinstieg niedrig oder bestenfalls sogar ebenerdig?
- Sind die Türschwellen eben? Falls eine Kante vorhanden ist: Ist diese kontrastreich markiert?
- Sind die Terrassen- oder Balkontüren schwellenlos? Falls eine Schwelle vorhanden ist: Ist diese zumindest kontrastreich markiert?
- Werden die Zugangswege zum Haus von Bewuchs, Schnee, Eis und Laub befreit? Wer kümmert sich darum?
- Sind die Zugangswege frei von Stolperfallen?
- Sind die Stufen vor dem Haus bei Nässe rutschfest?

8.6 Ausblick

Sehgerechte Barrierefreiheit betrifft alle Menschen egal ob jung oder alt, mit oder ohne Einschränkungen. Es ist anzustreben, Barrierefreiheit als gesamtgesellschaftliche Aufgabe zu betrachten und zu verstehen. Eine angenehm und ausreichend ausgeleuchtete Umgebung, ein schnelles Erfassen wichtiger Informationen dank guter Kontraste und ein Wohnumfeld ohne Stolpergefahren erhöht die Lebensqualität für jeden. Eine barrierefreie Gestaltung der Umwelt ist somit ein deutlicher Gewinn nicht nur an Sicherheit, sondern auch an Komfort. Für Senioren mit Seheinschränkungen stellen ausreichende Beleuchtung und Kontraste häufig die einzige Möglichkeit dar, sich zu orientieren und sich gefahrlos ohne fremde Hilfe zu bewegen.

Jeder Mensch kann in seinem persönlichen Umfeld einen Beitrag dazu leisten. Jede Verbesserung von Beleuchtung, jeder gezielte Einsatz von Kontrasten und jede Reduzierung von Gefahrenbereichen ist ein Schritt in Richtung Barrierefreiheit. Es lohnt sich, den Aspekt der sehgerechten Barrierefreiheit stets im Blick zu behalten, da sich eine entsprechend gestaltete Umgebung positiv auf das Wohlbefinden, die Teilhabe, die Selbständigkeit und die sichere Mobilität der Senioren auswirkt.

Barrierefreiheit ist jedoch mehr als nur eine schöne Vision. Durch die 2009 in Deutschland in Kraft getretene UN-Behindertenrechtskonvention (vgl. Beauftragte der Bundesregierung für die Belange von Menschen mit Behinderungen 2017) ist die barrierefreie Gestaltung zu einer Aufgabe für alle Akteure des gesellschaftlichen Lebens geworden. In Artikel 9 der Konvention ist eine Verpflichtung zur Barrierefreiheit im Bereich der physischen Umwelt verankert. Die Gewährung umfassender Barrierefreiheit bildet im deutschen Bundesrecht das Kernstück des Behindertengleichstellungsgesetzes (vgl. Bundesministerium der Justiz und für Verbraucherschutz 2018). Diese rechtlichen Grundlagen zeigen die Verbindlichkeit, sowohl für den Staat als auch für jeden einzelnen Bürger, Barrierefreiheit herzustellen.

Literatur und Quellen

Beauftragte der Bundesregierung für die Belange von Menschen mit Behinderungen (Hrsg.) (2017) Die UN-Behindertenrechtskonvention. Übereinkommen über die Rechte von Menschen mit Behinderungen (https://www.behindertenbeauftragte.de/SharedDocs/Publikationen/UN_Konvention_deutsch.pdf?__blob=publicationFile&v=2#:~:text=Die%20Konvention%20konkretisiert%20die%20universellen,selbstverständliches%20Recht%20auf%20Teilhabe%20besitzen.&text=Das%20bedeutet%20nichts%20anderes%2C%20als,Konven%20tion%20einbezogen%20werden%20müssen., Zugriff am: 01.08.2021)

Blackwell O M, Blackwell H R (1971) Visual Performance data in 156 normal observers of various ages (https://www.brikbase.org/sites/default/files/ies_081.pdf, Zugriff am: 01.08.2021)

Böringer, D (2015) Treppen sicher gestalten! Deutschland: Mehr Todesopfer bei Treppenstürzen als bei Verkehrsunfällen (https://www.treppensicherheit.de/home/gutachten/pdf/2_Boehringer_Treppen-sicher-gestalten.pdf, Zugriff am: 01.08.2021)

Böhringer, D, Stemsdorf, A (2013) Barrierefreie Treppen (https://www.treppensicherheit.de/home/gutachten/pdf/barrierefreie-treppen.pdf, abgerufen am: 01.08.2021)

Bundesministerium der Justiz und für Verbraucherschutz (2018) Gesetz zur Gleichstellung von Menschen mit Behinderungen (https://www.gesetze-im-internet.de/bgg/BGG.pdf, Zugriff am: 01.08.2021)

Bundesministerium für Wirtschaft und Arbeit (Hrsg.) (2003) Ökonomische Impulse eines barrierefreien Tourismus für alle Nr.: 526. (https://docplayer.org/26513273-Oekonomische-impulse-eines-barrierefreien-tourismus-fuer-alle.html, Zugriff am: 1.8.2021)

Demenz Support Stuttgart (Hrsg.) (2010) Dessorientiert. Demenz und Licht. (https://www.demenz-support.de/media/dessjournal_1_2010_korr_licht.pdf, Zugriff am: 01.08.2021)

Deutscher Blinden- und Sehbehindertenverband e. V. (DBSV) (2016a) Kontrastreiche Gestaltung öffentlich zugänglicher Gebäude. Barrierefreies

Bauen (https://www.demenz-support.de/media/dessjournal_1_2010_korr_licht.pdf, Zugriff am: 01.08.2021)

Deutscher Blinden- und Sehbehindertenverband e. V. (DBSV) (2016b) Taktile Beschriftung: Orientierung für blinde und sehbehinderte Menschen in öffentlichen Gebäuden (https://www.dbsv.org/broschueren.html?file=files/ueber-dbsv/publikationen/broschueren/DBSV-Broschuere-Taktile-Beschriftungen.pdf, Zugriff am: 01.08.2021)

Deutsches Institut für Medizinische Dokumentation und Information (DIMDI) (Hrsg.) (2005) ICF. Internationale Klassifikation der Funktionsfähigkeit, Behinderung und Gesundheit. Genf: World Health Organization (https://www.dimdi.de/dynamic/de/klassifikationen/downloads/?dir=icf, Zugriff am: 01.08.2021)

Deutschen Institut für Medizinische Dokumentation und Information (DIMDI) (Hrsg.) (2012) Sturzprophylaxe bei älteren Menschen in ihrer persönlichen Wohnumgebung (https://portal.dimdi.de/de/hta/hta_berichte/hta255_bericht_de.pdf, Zugriff am: 01.08.2012)

Dietz B (2018) Demenzsensible Architektur: Planen und Gestalten für alle Sinne. 1. Aufl. Stuttgart: Fraunhofer IRB

Deutsches Institut für Normierung e. V. (2010) DIN18040-1. Barrierefreies Bauen –Planungsgrundlagen –Teil 1: Öffentlich zugängliche Gebäude. Berlin: Beuth (http://www.stmb.bayern.de/assets/stmi/buw/baurechtundtechnik/planungsgrundlagen_barrierefreies_bauen.pdf, Zugriff am: 01.08.2021)

Deutsches Institut für Normierung e. V. (2011) DIN18040-2. Barrierefreies Bauen –Planungsgrundlagen –Teil 2: Wohnungen. Berlin: Beuth (http://www.stmb.bayern.de/assets/stmi/buw/baurechtundtechnik/planungsgrundlagen_barrierefreies_bauen.pdf, Zugriff am: 01.08.2021)

Deutsches Institut für Normierung e. V. (2012) DIN 32975 Gestaltung visueller Informationen im öffentlichen Raum zur barrierefreien Nutzung. Berlin: Beuth

FiTLicht e.V. (2009) Licht für Senioren: Leitlinien zur tageslichtorientierten Innenraum-Beleuchtung von Wohnungen für ältere Menschen (http://www.fitlicht.de/wp-content/uploads/2013/09/Licht-fu%CC%88r-Senioren-2009.pdf, Zugriff am: 01.08.2021)

Icks A, Becker C, Kunstmann, W (2005) Sturzprävention bei Senioren: Eine interdisziplinäre Aufgabe. In: Dtsch Arztebl 2005; 102(31-32) (https://www.aerzteblatt.de/archiv/47870/Sturzpraevention-bei-Senioren-Eine-interdisziplinaere-Aufgabe, Zugriff am: 01.08.2021)

Kaiser G (2019) Farbe und Farbgestaltung. In: Metlitzky N, & Engelhard L (Hrsg.). Atlas barrierefrei Bauen. Köln: Rudolf Müller. Teil C Kap. 10 S. 1–16

Licht.de (Hrsg.) (2016a) licht.wissen 01 https://www.licht.de/fileadmin/Publikationen_Downloads/1603_lw01_Kuenstliches-Licht_web.pdf Zugriff am: 01.08.2021)

Licht.de (Hrsg.) (2016b) licht.wissen 12 (https://www.licht.de/fileadmin/Publikationen_Downloads/1607_lw12_Lichtmanagement_web.pdf, Zugriff am: 01.08.2021)

Schweizerischer Zentralverein für das Blindenwesen (SZBlind) (2013) Allgemeines Merkblatt: Merkblatt zur sehbehindertengerechten Beleuchtung (https://www.szb.ch/fileadmin/pdfs/informationsmaterial/1-SZB_Lichtblatt_neu-Allgemein-BF.pdf, Zugriff am: 01.08.2021)

TU München (TUM) (2008) Universal design im globalen demographischen Wandel. (https://docplayer.org/6772853-Universal-design-im-globalen-demographischen-wandel.html, Zugriff am: 01.08.2021)

Verband der Ingenieure (2004) Richtlinie VDI/VDE 6008 Blatt 3 »Barrierefreie Lebensräume – Möglichkeiten der Elektrotechnik und Gebäudeautomation«. Berlin: Beuth

Wansing G (2005) Teilhabe an der Gesellschaft. Menschen mit Behinderung zwischen Inklusion und Exklusion. Wiesbaden: VS Verlag für Sozialwissenschaften

Zumtobel (2010) Licht für die Pflege. Der Mensch und seine Bedürfnisse stehen im Mittelpunkt. (https://www.zumtobel.com/PDB/teaser/DE/AWB_Care.pdf, Zugriff am: 01.08.2021)

9 Ein Stück Alltag zurückgewinnen und selbstständig bleiben – trotz Sehbeeinträchtigung und Blindheit

Birgit Lang und Sabine Lütkens

Zusammenfassung

- Wenn in fortgeschrittenem Alter eine hochgradige Sehbehinderung oder eine Blindheit eintritt, dann sind viele alltägliche Aktivitäten und Strategien scheinbar nicht mehr realisierbar.
- Von Kindheit an wurde die Bewältigung der meisten Alltagsaufgaben durch visuelle Nachahmung zum Beispiel der Eltern, im Kindergarten oder in der Schule erlernt. Diese selbstverständlichen Handlungsstrategien können nun für viele Aufgaben im Alltag nicht mehr erfolgreich eingesetzt werden.
- Deshalb empfiehlt es sich, eine Schulung in Orientierung & Mobilität (O&M) und/oder Lebenspraktischen Fähigkeiten (LPF) einzuleiten. Die hierfür speziell ausgebildeten Rehabilitationsfachkräfte für blinde und sehbeeinträchtigte Menschen sind in der Lage – unter Einbezug der konkreten Sehbeeinträchtigung und eventueller zusätzlicher Einschränkungen – eine individuell angepasste Schulung zu entwickeln und anzubieten. Dies wird in diesem Beitrag beispielhaft genauer ausgeführt.

9.1 Einleitung

Stellen Sie sich den Tagesablauf eines älteren Menschen mit einer hochgradigen Sehbehinderung oder Blindheit vor. Nach dem Wachwerden ist die erste Hürde der Weg ins Badezimmer und zur Toilette. Dort soll die Morgenhygiene am Waschbecken erledigt werden, z. B. die Dosierung von Zahnpasta auf die Zahnbürste. Im Anschluss daran wird die Kleidung gezielt aus dem Schrank herausgenommen und angezogen. Am Frühstückstisch werden Kaffee und Milch in die Tasse eingeschenkt, Zucker dosiert und hinzugefügt und das Brötchen aufgeschnitten und belegt. Danach geht es zum Einkaufen in den Supermarkt, in dem viele verschiedene Herausforderungen warten: Vom Heraussuchen der Lebensmittel bis hin zum Bezahlen an der Kasse, bei dem Geldmünzen und Scheine selbstständig unterschieden werden müssen. Der bekannte Weg Nachhause wird problemlos bewältigt, da durch ein Training eine sichere Orientierung möglich ist und Hindernissen ausgewichen werden kann. Man könnte diese Liste noch deutlich erweitern, wenn man alle Anforderungen eines Tages aufzählen würde.

All diese Tätigkeiten sind mit den im Laufe des Lebens erlernten visuellen Handlungsstrategien und Techniken nicht mehr zu bewältigen. Um nicht ständig bei all diesen Aufgaben auf Hilfe angewiesen zu sein bzw. sie komplett in andere Hände zu geben und dadurch einen Großteil der eigenen Selbständigkeit zu verlieren, empfiehlt sich eine Schulung in O&M und/oder LPF mit einem

Rehabilitationslehrer für blinde und sehbehinderte Menschen. Diese Fachkräfte haben eine spezielle, umfangreiche Ausbildung absolviert.

9.2 Planung einer Schulung

Vor Beginn einer Schulung führt die Rehabilitationsfachkraft ein ausführliches persönliches Beratungsgespräch mit dem Betroffenen durch und erarbeitet gemeinsam einen Schulungsplan, der die Trainingsinhalte festlegt und sich dabei an den Wünschen und Möglichkeiten des Klienten orientiert und eventuelle zusätzliche Einschränkungen berücksichtigt.

Die Lernziele werden im Laufe der Schulung immer wieder gemeinsam überprüft, ergänzt oder können auch reduziert werden. Eine Schulung kann, je nach festgestelltem Bedarf, insgesamt 10 bis 60 Stunden umfassen und wird optimalerweise in ca. 1,5 Zeitstunden (2 Unterrichtsstunden) ein bis zwei Mal pro Woche durchgeführt. Die Schulungen finden immer im Einzelunterricht statt.

Die Kosten für eine Schulung in O&M werden nach Prüfung des erstellten Schulungsplans und einer Kostenaufstellung der Rehabilitationsfachkraft von der Krankenkasse übernommen (ggf. wird die Maßnahme zusätzlich durch den medizinischen Dienst MD überprüft). Im Einzelfall kommen auch andere Sozialhilfeträger in Frage.

In Ausnahmefällen wird LPF für späterblindete Personen als »medizinisches Basistraining« von der Krankenkasse gewährt. Weitere Möglichkeiten der Finanzierung werden mit der Fachkraft ausführlich besprochen.

9.3 Schulungsinhalte am Fallbeispiel

Um den Ablauf einer Schulung in O&M und LPF mit möglichen Lerninhalten und deren Durchführung deutlich zu machen, soll im Folgenden ein fiktives Fallbeispiel geschildert werden.

Frau Müller, 80 Jahre alt, ist in der Nähe ihrer Kinder in eine Pflegeeinrichtung umgezogen. Körperlich mit wenig Einschränkungen in der Mobilität und geistig sehr rege, ist sie von einer fortschreitenden Altersbedingten Makuladegeneration, kurz AMD, betroffen. Ihr Sehen hat im Laufe der letzten Jahre stark abgenommen: Umrisse in der Peripherie werden noch unscharf wahrgenommen, das Erkennen von Personen und deren Mimik fällt ihr schwer, das Lesen selbst von Überschriften in der Tageszeitung ist schon lange nicht mehr möglich.

Frau Müller hat ein geräumiges Zimmer bezogen, inklusive einer kleinen Teeküche sowie einem eigenen Balkon. Das Bad befindet sich separat in der Nähe der Zimmereingangstür. Das Essen wird in einem Speisesaal eingenommen. Hier finden auch Veranstaltungen statt. Am Gebäude angrenzend befindet sich ein Park für kleine Spaziergänge.

Da die neue Umgebung für Frau Müller aufgrund ihrer Sehbehinderung eine Herausforderung darstellt, wird in Absprache mit dem Pflegepersonal, der Familie und ggf. der

Selbsthilfe für Blinde und Sehbehinderte eine Rehabilitationsfachkraft hinzugezogen. In einem persönlichen Beratungsgespräch werden die Schulungspläne zu O&M- und LPF-Training sowie ein Kostenplan erstellt und anschließend beim Kostenträger eingereicht.

9.4 Die Schulung beginnt: Körperschutz und Raumerkundung

Damit sich Frau Müller sicher in der Pflegeeinrichtung orientieren kann, werden ihr die Körperschutztechniken und die Techniken der systematischen Raumerkundung vermittelt. Ziel dabei ist der Aufbau einer vollständigen Raumvorstellung. Dies soll am Beispiel der Erkundung des Speisesaals veranschaulicht werden.

Um zunächst die Struktur und Dimension des Raumes zu erfassen, wird ein Ausgangspunkt festgelegt, in diesem Fall die Eingangstür. Diese wird in geschlossenem wie offenem Zustand genau erkundet. Damit keine Verwechselung mit einer anderen Tür entsteht, wird der Türgriff innen und außen ggf. mit einer Schnur, einem dicken Gummiband oder speziellen Markierungspunkten gekennzeichnet. Das Personal wird darüber informiert, wozu diese Markierungen gut sind und dass es diese nicht entfernen darf.

Bei der Erkundung des Raums kommen die Körperschutztechniken zum Einsatz. Diese benötigt man zur eigenständigen und sicheren Fortbewegung im Raum ohne zusätzliche Hilfsmittel.

- Zum Beispiel wird der *Kopfschutz* eingesetzt, um Hindernisse in Kopfhöhe rechtzeitig wahrzunehmen und Verletzungen zu vermeiden. Dazu wird ein Arm diagonal mit 20 cm Abstand vor den Kopf gehalten, sodass die Hand bis zur anderen Körperseite reicht. Wichtig ist er auch beim Bücken, um Kollisionen mit dem Kopf an Tischkanten etc. vorzubeugen.

- Der *Oberkörperschutz* dient der Absicherung in Brusthöhe. Der Arm wird wieder diagonal und ausreichend bis zur anderen Körperseite gehalten mit 20 cm Abstand. Diesen benötigt man, wenn man weiß, dass im Kopfbereich keine Gefahr zu erwarten ist, aber sich Hindernisse im Oberkörperbereich befinden.
- Der *Unterkörperschutz* dient z. B. zur Wahrnehmung von Tischkanten bei der Fortbewegung quer durch den Raum. Hierzu wird ein Arm mit genügend Abstand diagonal vor den Unterkörper gehalten.

Mit einer Hand gleitet Frau Müller zur Erkundung des Raums nun an den Wänden, an den Möbeln oder anderen Gegenständen entlang, bis sie wieder am Ausgangspunkt angekommen ist. Die andere Hand übernimmt z. B. den Oberkörperschutz. Der Rundgang wird so lange wiederholt, bis Frau Müller weiß, was an welchen Wänden steht, wo sich ihr Sitzplatz und die Eingangstür befinden. Frau Müller helfen feste Bezeichnungen für die unterschiedlichen Wände. So kann sie sich besser merken, welche Wände sich gegenüber befinden (z. B. Türwand gegenüber Klavierwand) und bekommt hierdurch eine verbesserte Raumvorstellung.

Es schließt sich die aktive Erkundung des Innenbereichs des Speisesaals an. Vor der Durchquerung des Raums richtet Frau Müller ihren Körper gerade aus und stellt sich dazu mit dem Rücken und den Fersen an eine Wand. Dies ist wichtig, damit sie möglichst gerade den Raum durchschreiten kann. Nachdem sie diesen ausreichend erkundet hat, werden feste Wege eingeübt, z. B. von ihrem Essplatz zur Tür oder zum Klavier. Diese gelernten Wege werden – um eine umfassende Raumvorstellung zu erlangen – mehrfach wiederholt und somit gefestigt.

Es kann vorkommen, dass Frau Müller trotz guter Übung die Orientierung im Speisesaal verliert. Falls dies geschieht, ist es wichtig, dass sie bei Desorientierung nicht sofort weitergeht, sondern zunächst stehenbleibt und versucht, einen Anhaltspunkt zu finden. Dies können z. B. Stimmen im Flur sein, das Radio oder ein laufender Fernseher. Auch Außengeräusche durch ein offenes Fenster oder Gegenstände in unmittelbarer Nähe, die sie ertastet und sicher erkennt, geben ihr Hinweise, wo sie ist oder in welche Richtung sie gehen muss.

Wichtig: Räume immer *selbst* aktiv von den Bertoffenen erkunden lassen. Reine Erklärungen helfen leider wenig und werden schnell vergessen und verwechselt.

9.5 Essenstechniken

Frau Müller findet den Weg zu ihrem Platz im Speisesaal nun selbstständig. Damit sie sich auch beim Essen zurechtfindet, wird ein Schulungsplan zum Thema Ernährung erarbeitet (▶ Abb. 9.1). Gemeinsam mit dem Personal wird die Ausstattung und Anordnung von Essbesteck und Geschirr besprochen. Ein Tischset erzeugt einen guten Kontrast und grenzt ihren Bereich klar von dem ihrer Sitznachbarn ab (▶ Teil II, Kap. 8.3.4). Auf durchsichtige Gläser sollte für sie ganz verzichtet werden; stattdessen empfehlen sich farbig abgesetzte und vor allem standfeste Gläser und Becher. Beim Einschenken von Getränken hilft bei Bedarf ein akustischer »Füllstandanzeiger«. Dieser wird an ein Glas oder eine Tasse angebracht und gibt ein Signal, bevor die Flüssigkeit den Rand erreicht.

Zu den Mahlzeiten benutzt sie eine große Serviette oder ein Tuch für den Schoß. Mit einem Serviettenkettchen (ähnlich wie beim Zahnarzt) lässt sich das Tuch auch zum Schutz des Oberkörpers anbringen; es kann so nicht verrutschen oder zu Boden fallen. Eine zweite kleine Papierserviette oder auch ein feuchtes Einmaltuch liegt immer griffbereit neben dem Teller. Die Finger können so einfach und dezent von Essensresten gesäubert werden.

Zu allen Mahlzeiten lässt Frau Müller sich immer komplettes Besteck geben: Messer, Gabel, Esslöffel, Teelöffel. Sie hat gelernt, dass sie zwei Besteckteile nutzen muss. Sie kann so die Lage ihrer Speisen auf dem Teller besser kontrollieren und nutzt ein Besteckteil zum Essen, ein zweites zum Aufschieben der Nahrung oder als Abgrenzung. Selbst der Verzehr von Sahnetorte ist hierdurch problemlos möglich, wenn sie eine Kuchengabel und den Teelöffel in Kombination einsetzt.

Tipp: Für Mahlzeiten grundsätzlich immer zwei Besteckteile nutzen, um sich auf dem Teller zu orientieren.

Ernährung

- [x] Orientierung auf dem Tisch und auf dem Teller
- [x] Sich das Essen servieren
- [x] Umgang mit Besteck: Stech- und Schiebehaltung
- [x] Schneiden, Streichen und Belegen von Brot
- [x] Schneiden von Speisen
- [x] Eingießen, Umfüllen von Flüssigkeiten
- [x] Taktile Kontrollmöglichkeiten beim Essen
- [x] Würzen bei Tisch
- [x] Erkennen, Öffnen und Verschließen verpackter Lebensmittel

geschätzter Unterrichtsbedarf in diesem Abschnitt: 12

Abb. 9.1: Auszug aus dem Schulungsplan LPF von Frau Müller zum Thema Ernährung

9.6 Raumgestaltung und Ordnungsprinzipien

Nachdem sich die sehbehinderte Seniorin nun im Speisesaal orientieren und ihre Mahlzeiten einnehmen kann, steht als nächster Schulungsinhalt die Zimmergestaltung von Frau Müller an.

Teppiche werden oft als Stolperfallen wahrgenommen. Sind diese jedoch rutschfest und günstig platziert, geben sie einen Hinweis für die Orientierung. So kann z. B. ein Sessel auf einem Läufer abgestellt sein. Durch das Ertasten des Läufers mit den Füßen wird man frühzeitig auf die Nähe des Sessels aufmerksam. Teppichkanten sind auch Hinweisgeber für eine Laufrichtung. Eine sog. Leitlinie entsteht, an deren Ende beispielsweise der Fernseher zu finden ist.

Möbelstücke stehen praktischerweise mit der Rückseite direkt an der Wand. Nebeneinander angeordnet bilden sie auch in den Zimmerecken rechte Winkel. Die Orientierung im Raum wird dadurch erleichtert. Zudem vermeidet man überstehende Ecken und Kanten von Tischen und Schränken.

> **Wichtig:** Halb offenstehende Türen sind gefährlich für sehbeeinträchtigte Senioren. Sie werden erst wahrgenommen, wenn man mit Kopf oder Körper daran anstößt. Es ist darauf zu achten, dass Türen und Schranktüren nicht in den Raum hinein offenstehen. Oberschranktüren müssen geschlossen werden, sobald man sich – auch nur kurz – von diesen entfernt.

Für die sehbehinderte Frau Müller ist es hilfreich, kontrastreiche Gegenstände, die sie noch erkennen kann, zu ihrer Orientierung zu nutzen. So legt sie eine für sie gut erkennbare Decke über ihren Sessel; dies ergibt einen guten Kontrast zur Raumumgebung.

Da Frau Müller aufgrund ihrer Augenerkrankung sehr blendempfindlich ist und trotzdem einen hohen Lichtbedarf hat, ist sowohl eine indirekte Raumbeleuchtung als auch eine individuelle Tischlampe bei der Gestaltung des Wohnraumes zu berücksichtigen (zu Beleuchtung ► Teil II, Kap. 8.2.3).

Die wichtigen und persönlichen Dinge befinden sich bei Frau Müller im Nachttisch. Damit sie sich hier gut zurechtfindet, werden an den Schubladen unterschiedliche Markierungen angebracht. Eine rutschfeste Unterlage sorgt dafür, dass ihr die Gegenstände beim

Suchen und Tasten nicht auf den Boden fallen.

Frau Müller ist sehr modebewusst und möchte ihre Kleidung selbstständig auswählen. Dazu ist es nötig, dass ihr die Aufteilung im Kleiderschrank gut bekannt ist. Die Griffe der Schranktüren und Schubladen werden wieder unterschiedlich markiert. Die Anordnung der Kleidungsstücke in den Schrankfächern kann sie sich anhand des eigenen Körperschemas gut einprägen (▶ Abb. 9.2).

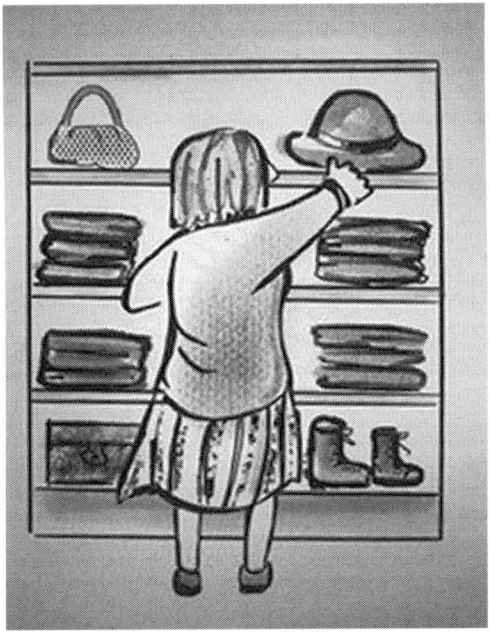

Abb. 9.2: Beispielhafte Anordnung der Kleidung im Kleiderschrank, z. B. in Kopfhöhe die Kopfbekleidung, in Brusthöhe die Pullover, T-Shirts usw., in Bauchhöhe sind Unterwäsche und Strümpfe platziert und in Hüfthöhe Hosen, ganz unten stehen Schuhe.

Die Wäschefächer sind, ggf. mit Unterstützung durch die Familie oder das Personal, immer selbst von Frau Müller einzuräumen. Nur so wird sie ihre Lieblingsstücke gut wiederfinden. Idealerweise ist der Kleiderschrank nur mit Kleidung für die aktuelle Jahreszeit bestückt. Eine bessere Übersicht entsteht, wenn die Wäsche gut gestapelt übereinander liegt und zwischen den Stapeln ein Abstand besteht. Bei Bedarf gibt es für Kleiderschränke auch eine spezielle Beleuchtung.

Die Sortierung in einem Regalfach kann nach Farbe, Form, Stoffeigenschaft (Baumwolle, Wolle, Synthetik usw.) oder eigenen Vorlieben erfolgen. Mit »Zwischenböden« aus unterschiedlich strukturierten oder markierten festen Pappen, lassen sich Wäschestapel nochmals unterteilen. So können auch mehrere Pullover auf einmal herausgenommen werden, ohne auseinanderzufallen. Die einzelnen Regalbretter lassen sich mit Markierungspunkten, die sich durch Anzahl oder Struktur unterscheiden, wiedererkennen. Besonders eignen sich auch verschieden große Aufbewahrungskörbe, die in unterschiedlichen Formen, Farben und Materialien erhältlich sind. Socken, Strümpfe, ggf. Unterwäsche lassen sich somit einfach sortieren. Eine Kleiderstange wird durch die Verwendung unterschiedlicher Kleiderbügel übersichtlicher. Eine Reihe Holzbügel, dann Kunststoff-, Draht- und Stoffbügel oder als besonderes Merkmal ein Mottenholzring, kennzeichnen den Übergang von Blusen zu Jacken oder den Übergang zu verschiedenen Farben.

Tipp: Eine einfache Lösung sind *Wäschesets*. Hierbei werden Kleidungsstücke zu jeweils einer kompletten Tagesgarderobe zusammengestellt. Jedes Set wird übersichtlich eingeräumt, ist somit schnell zur Hand und gibt Gewissheit, gut angezogen zu sein.

9.7 Körperpflege

Neben dem Ankleiden und der Auswahl der Garderobe gibt es noch weitere Inhalte im Bereich der Körperpflege. Auch hierfür wird für Frau Müller ein Schulungsplan erarbeitet (▶ Abb. 9.3), der u. a. auch die Gestaltung des Umfelds berücksichtigt. Frau Müllers Badezimmer ist weiß gekachelt. Daher eignen sich idealerweise ein dunkles Waschbecken, dunkle Duschtüreinfassungen und ein dunkles WC, um den nötigen Kontrast zu erzeugen (▶ Teil II, Kap. 8.3.4).

Können die Armaturen aufgrund baulicher Gegebenheiten nicht ausgewechselt werden, lässt sich ein kontrastreicher WC-Sitz leicht erneuern, damit er sich farblich absetzt. Ebenso können kontrastreiche Handtücher verwendet werden.

Die Ablagen für die Toilettenutensilien sollen übersichtlich gestaltet sein. Kleine Körbchen und unterschiedliche Schalen erleichtern das gezielte Auffinden.

Unterschiedliche Formen bei Pflegemittelflaschen und -behältern vermeiden eine Verwechslung. Ein Gummiband, am Verschluss angebracht, hilft dabei, das Shampoo vom Duschgel zu unterscheiden.

Sehr hilfreich sind Seifenspender, die durch Kontakt mit einem Sensor nur die einmalige Dosierung zum Händewaschen abgeben. Die altbewährte »Seife am Band« ist eine gute Alternative, sie rutscht nicht davon und bleibt an ihrem Platz. Auf kontrastreiche stabile Becher mit sicherem Stand für Zahncreme, Bürste etc. sollte geachtet werden.

Tipp: Es ist sehr schwierig, Zahncreme ohne visuelle Kontrolle auf der Zahnbürste zu platzieren und richtig zu dosieren. Es ist einfacher, die Zahnpasta aus der Tube direkt in den Mund zu drücken.

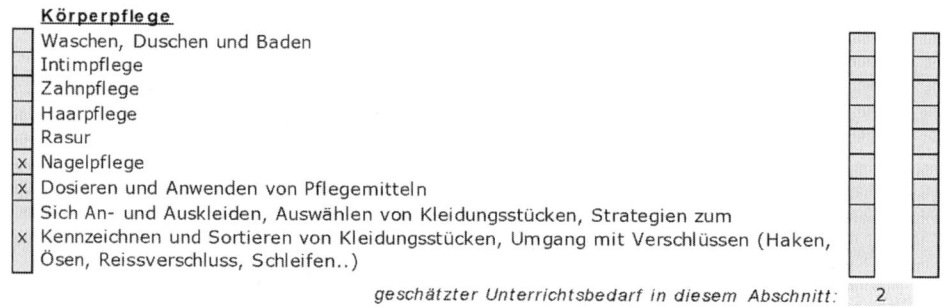

Abb. 9.3: Auszug aus dem Schulungsplan LPF von Frau Müller zum Thema Körperpflege

9.8 Sehende Begleitung

Frau Müller hat sich inzwischen gut eingewöhnt und findet sich in ihren Räumen und dem Speisesaal gut zurecht. Die Wege dorthin oder zum Sport im Untergeschoss bewältigt sie in Begleitung von sehenden Personen z. B. Mitbewohnern oder dem Pflegepersonal. Allerdings bietet jede dieser Personen eine andere Art der Begleitung an: Sie wird geschoben oder untergehakt oder sie darf ihre Hand auf die Schulter der sehenden Person legen – alles Methoden, die Frau Müller eher unangenehm sind und sie nicht miteinbeziehen.

Aus diesem Grund werden in den nächsten Schulungseinheiten die umfangreichen Techniken der sehenden Begleitung mit Frau Müller in Teilabschnitten geübt. Zwei elementare Grundtechniken sind für sie besonders wichtig.

Eine erste wichtige Technik ist der richtige Griff. Frau Müller umgreift den Oberarm/Ellbogen (»Führarm«/»Zeigearm«) der Begleitperson und geht so einen Schritt versetzt hinter ihr. Wenn es eng wird, sagt die Begleitung dies an und legt den Führarm deutlich angewinkelt hinter den Rücken, damit Frau Müller nun hinter der Begleitung gehen kann.

Die zweite elementare Grundtechnik ist das richtige Anzeigen von Gegenständen oder Sitzplätzen. Hält sich Frau Müller z. B. am rechten Ellenbogen der Begleitperson, kann diese die rechte Hand des Führarms auf die Stuhllehne legen. Nun gleitet Frau Müller mit ihrer freien Hand am Führarm der Begleitperson entlang und findet die Lehne. Das Hinsetzen kann sie ohne weitere Hilfe selbst ausführen. Auf diese Weise werden ihr auch Türgriffe oder Treppengeländer zielgenau angezeigt.

Sinnvollerweise möchte auch die Tochter von Frau Müller die Techniken der Sehenden Begleitung erlernen. Hierzu setzt sie eine Simulationsbrille auf, die annähernd das Sehvermögen ihrer Mutter simuliert. Sie spürt schnell, welche Unsicherheiten bei ihr selbst entstehen und lernt, was zu beachten ist, wenn sie ihre Mutter in Zukunft sicher führen möchte.

> *Wichtig:* Bei der Sehenden Begleitung wird der sehbeeinträchtigten Person durch leichte Berührung der Arm angeboten, damit diese den Ellenbogen gezielt umfassen kann. Prinzipiell geht sie immer einen Schritt versetzt hinter dem Führenden (vgl. DBSV 2015; Klee 2000).

9.9 Der weiße Blindenlangstock und andere weiße Helfer

Frau Müller werden die Techniken im Umgang mit dem weißen Blindenlangstock anhand eines für sie erarbeiteten Schulungsplans (▶ Abb. 9.4) vermittelt. Ihr Ziel ist es, vorerst kleine bekannte Wege wieder ohne sehende Begleitpersonen zurückzulegen und damit unabhängiger zu werden. Aber auch unterwegs mit einer sehenden Begleitperson ist der Langstock zur Kennzeichnung wichtig, wirkt zudem unterstützend und gibt Sicherheit beim Abschätzen von Stufen, Kanten und Unebenheiten.

Zunächst werden Frau Müller mehrere Stockmodelle vorgestellt, jeweils angepasst an ihre Körpergröße. Der Stock hat die Länge vom Boden bis unter die Achsel und ist ihr beim Einsatz immer zwei Schritte voraus.

Alle Stöcke haben einen sogenannten Golfgriff aus Kautschuk, Kork oder Holz und bestehen aus mehreren weißreflektierenden Gliedern, sind faltbar oder sie sind zweiteilig und lassen sich teleskopartig zusammenschieben. Am Ende befindet sich eine Rollspitze. Welches Langstockmodell Frau Müller letztendlich für ihren Alltag einsetzen wird, entscheidet sie selbst, nach mehrfacher Erprobung aller Modelle am Ende der gesamten Schulung.

Frau Müller ist schon lange nicht mehr ohne sehende Begleitung unterwegs gewesen und fühlt sich sehr unsicher, außerdem hat sie leichte Gleichgewichtsprobleme. Deshalb setzt sie gerne in Kombination zum Blindenlangstock einen weißen Stützstock ein. Er gibt ihr zusätzlichen Halt. Die Koordination beider Stöcke fällt ihr durch das jahrelange Wandern mit Nordic-Walking-Stöcken nicht besonders schwer.

Für bekannte Räumlichkeiten ohne Treppen und Bodenkanten oder zusätzlich, wenn sie sich begleiten lässt, kann Frau Müller auch einen kleinen weißen Tast- und Kennzeichnungsstock einsetzen. Ein solcher Stock sollte mindestens 105 cm lang, dünn und klein zusammenfaltbar sein. Er hat keine Rollspitze, ist dezent und erhöht trotzdem die eigene Sicherheit.

Frau Müller lernt zunächst, kurze Wege im Gebäude mit dem Blindenlangstock zu bewältigen und erhält die Möglichkeit, Plätze auf dem Gelände im Park selbstständig und sicher zu erreichen. Durch Pendelbewegungen wird der Boden mit der Spitze abgetastet. Somit werden Unebenheiten oder Hindernisse sowie Absätze spürbar, um eine rechtzeitige Reaktion zu ermöglichen.

> *Wichtig:* Bis ein Weg sicher bewältigt werden kann, sind viele Handlungsschritte zu erlernen, die in geschützter Umgebung begonnen werden. Viele Übungen und Wiederholungen der umfangreichen Techniken mit dem Blindenlangstock sind erforderlich, damit der Einsatz automatisiert ablaufen und sich die Person auf das Umfeld und bekannte wie unbekannte Wege konzentrieren kann.

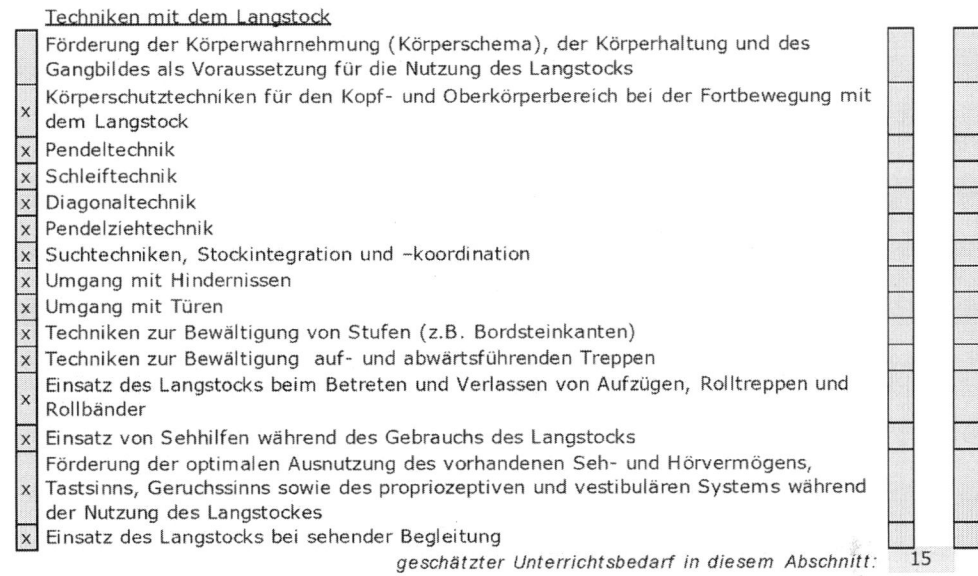

Abb. 9.4: Auszug aus dem Schulungsplan O&M von Frau Müller zu den Techniken mit dem Langstock

9.10 Hilfsmittel

Die Tochter von Frau Müller hat im Internet unter »Blindenhilfsmittel« einige Fachfirmen gefunden, die spezielle Hilfsmittel für blinde und sehbeeinträchtigte Personen anbieten. Da sie weiß, dass sich sehr viele Alltagsgegenstände für blinde und sehbeeinträchtigte Menschen anpassen lassen, bestellt sie ihrer Mutter unterschiedliche Markierungspunkte. Damit lässt sich z. B. der Lieblingssender am Radio markieren. Weitere sinnvolle Hilfsmittel sind u. a. ein einfach zu bedienendes, sprechendes Telefon, ein Füllstandanzeiger, eine sprechende Armbanduhr und ein sprechender Wecker. Es gibt sehr viele unterschiedliche Hilfsmittel, die im Rahmen der Schulung im Vorfeld getestet werden können.

Zum Beispiel hat Frau Müller gelernt, dass sich Euromünzen gut durch die verschiedenen rundumlaufenden Prägungen voneinander unterscheiden lassen. Diese abzutasten dauert ihr beim Bezahlen jedoch zu lang. Sie verwendet lieber eine Münzbox, in die sie die Münzen zu Hause in aller Ruhe einsortiert, um dann an der Kasse beim Bäcker um die Ecke kleine Geldbeträge schnell und passend zur Hand zu haben. Darüber hinaus gibt es auch Geldscheinschablonen in verschiedenen Ausführungen.

Zum Leisten der eigenen Unterschrift nutzt Frau Müller künftig eine Unterschriftenschablone (eine dünne Platte mit einzeligem Ausschnitt), die von sehenden Personen an die passende Stelle – zum Beispiel auf einem Formular – platziert wird. Frau Müller kann nun in der Aussparung unterschreiben, ohne dabei in der Zeile zu verrutschen.

Sie freut sich zudem sehr darüber, wieder selbstständig Grußkarten schreiben zu können. Dazu benutzt sie eine Schreibtafel mit mehrzeiligen Aussparungen (▶ Abb. 9.5).

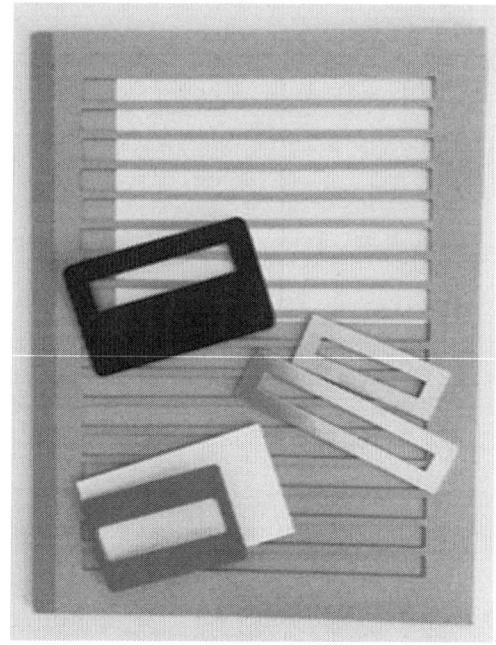

Abb. 9.5: Verschiedene Schreibschablonen

9.11 Tipps für den Umgang mit blinden und sehbeeinträchtigten Menschen

Wichtig ist es, dass auch das Umfeld von Frau Müller versteht, wie es die sehbeeinträchtigte Seniorin im Alltag unterstützen und einbinden kann. Umgangsregeln mit blinden oder sehbeeinträchtigten Personen sollten daher bekannt sein, denn sich sehen, sich gegenseitig erkennen, sich in die Augen schauen, sich gegenseitig beobachten oder betrachten können, ist ein wichtiger Teil der zwischenmenschlichen Kommunikation.

Sehbeeinträchtigte und blinde Menschen können andere Personen oft nicht sicher erkennen. Aus diesem Grund sollte man im Kontakt laut und deutlich seinen Namen nennen, da allein die Stimme nicht immer zugeordnet werden kann.

Senioren, die nicht oder nur wenig sehen, erleben einen sehr unangenehmen Kontrollverlust, wenn andere Personen in das Zimmer eintreten, unkommentierte Verrichtungen vornehmen und ohne Worte wieder hinausgehen. Das birgt Konflikte, die mit entsprechenden Kommunikationsstrategien vermieden werden können.

> *Tipp:* Begriffe wie Sehen, Schauen, Gucken usw. müssen nicht vermieden werden. Unter sehbeeinträchtigten Menschen gibt es keine besondere Sprache. Reden Sie mit sehbehinderten Personen so, wie mit jedem anderen.

9.12 Fazit

Durch ihre Schulungseinheiten hat Frau Müller ein Stück Alltag zurückgewonnen. Sie erfährt Unterstützung durch die Mitarbeitenden der Pflegeeinrichtung, die Familie und die individuell auf sie abgestimmte Rehabilitation.

Obwohl fiktiv beschrieben, entspricht dieses Szenario der Arbeit von Rehabilitationsfachkräften mit den typischen Lerninhalten für betroffene Personen. Die aufgezeigten Beispiele entspringen keinem angelesenen Fachwissen, sondern sind auf Basis einer besonderen Ausbildung mit sehr vielen speziellen Inhalten, viel Eigenerfahrung unter der Simulationsbrille und nicht zuletzt viel Erfahrung im Alltag einer Rehabilitationsfachkraft dargestellt.

Zusammengetragen, entwickelt und ergänzt werden diese besonderen Vorgehensweisen und Hilfsmittel seit vielen Jahrzehnten von den Betroffenen, den Rehabilitationsfachkräften und den Ausbildungseinrichtungen. Eine Rehabilitationsfachkraft ist aufgrund ihrer Ausbildung und ihrer Erfahrung unabdingbar, um die notwendigen Lernprozesse sinnvoll anzubahnen und zu begleiten und auf diese Weise die Teilhabe von sehbehinderten und blinden Senioren am gesellschaftlichen Leben zu verbessern.

Kasten 9.1: Rehabilitationsfachkräfte

> In Deutschland gibt es zwei Institute, in denen die Qualifizierung zur Rehabilitationsfachkraft erlangt werden kann:
>
> - IRIS e. V., Institut für Rehabilitation und Integration in Hamburg
> - Deutsche Blindenstudienanstalt e. V. (blista) in Marburg
>
> Welche Rehabilitationsfachkräfte regional tätig sind, kann auf www.rehalehrer.de abgerufen werden. Auf dieser Internetseite des Bundesverbandes der Rehabilitationslehrer/-lehrerinnen für Blinde und Sehbehinderte e. V. (Orientierung & Mobilität/Lebenspraktische Fähigkeiten) sind alle qualifizierten Rehabilitationslehrer deutschlandweit aufgeführt.

Literatur und Quellen

Cory P (2020) Mit Sehbeeinträchtigung im Alltag klarkommen. Förderung lebenspraktischer Fähigkeiten. München: Ernst Reinhardt Verlag

Deutscher Blinden- und Sehbehindertenverband e. V. (2013) Mobil im Alltag. Schulung in Orientierung und Mobilität (O&M). Berlin

Deutscher Blinden- und Sehbehindertenverband e. V. (2015) Sehende Begleitung. Berlin

Deutscher Blinden- und Sehbehindertenverband e. V. (2017) Sehbehinderte Menschen in Alterseinrichtungen. Berlin

Deutscher Blinden- und Sehbehindertenverband e. V. (2018) Unterwegs mit Seh- und Gehbehinderung. Berlin

Deutscher Blinden- und Sehbehindertenverband e. V. (2017) Wieder selbstständig im Alltag. Schulung in Lebenspraktischen Fähigkeiten (LPF). Berlin

Klee K (2000) Techniken der sehenden Begleitung und Körperschutztechniken. Arbeitshilfen für die Praxis. 3. Aufl. Marburg: Fokus e. V.

sehwerk-service (2015) Stolpern war gestern ... Tipps für ein leichteres Miteinander von sehenden und sehbehinderten/blinden Menschen (DVD/CD) Schriesheim

Wiener W, Welsh R, Blasch B (2010) Foundations of Orientation and Mobility. 3. Aufl. New York: AFB Press

10 Gesundheitskompetenzen von Senioren stärken – Am Beispiel von Beschäftigungsangeboten in der stationären Pflege zum Thema »Gutes Sehen im Alter«

Carolin Kirchgeßner

Zusammenfassung

- Altersbilder haben nachweislich einen Einfluss auf die eigene Gesundheit. Aus der steigenden Lebenserwartung und dem medizinischen Fortschritt heraus entsteht ein lebenslanger Anspruch auf Selbstständigkeit, Selbstbestimmung und Gesundheitsförderung, um möglichst lange aktiv zu sein.
- Um Senioren für gesundheitsbezogene Themen zu sensibilisieren, können Beschäftigungsangebote genutzt werden. Bei der Planung sollten besonders die heterogene Zielgruppe und die räumlichen Rahmenbedingungen berücksichtigt werden.
- Im Themenfeld »Sehen im Alter« eignen sich Beschäftigungsangebote zu folgenden Inhalten: Augenmedizinische Gesundheit, Informationen zu Hilfsmitteln und spezifischen Fachdisziplinen, Sozialrechtliche Unterstützung.
- Bei der Auswahl der Materialien sollte ein besonderes Augenmerk auf die Gestaltung von Texten und den Einsatz von Bildern und Kontrasten gelenkt werden.

10.1 Einleitung

> »Der »typische« alte Patient hat mehr als drei Krankheitsdiagnosen, nimmt mehr als drei Medikamente, klagt über Sehstörungen und hat einen Mobilitätsverlust [...]«
> (Hansen 2007, S. 10).

Dieses Zitat zeigt auf, dass sich im Alterungsprozess eine gewisse Regelhaftigkeit beobachten lässt. Mit fortschreitendem Alter nimmt die Zahl der Erkrankungen und funktionellen Beeinträchtigungen, wie beispielsweise beim Sehen, zu – die selbstständige Bewältigung des Alltags wird zu einer immer größeren Herausforderung (vgl. ebd., S. 10).

Der natürliche Alterungsprozess darf dennoch nicht als Krankheit angesehen werden. Die physiologische Alterung und die damit einhergehenden Funktionseinbußen, wie beispielsweise der Sinnesorgane, sollten vielmehr als altersspezifische Folgen mit Krankheitswert bezeichnet und anerkannt werden. Einschränkungen in alltäglichen Dingen sollten also nicht als unvermeidliche Alterserscheinung toleriert werden. Es kann beispielsweise vorkommen, dass das morgendliche Zeitunglesen aufgrund einer Seheinschränkung nicht mehr möglich ist, weshalb eine frühzeitige augenmedizinische Diagnostik und augenoptische Versorgung nötig sind. Für die Betroffenen sind solche Einschränkungen die ersten Einschnitte in die Selbstständigkeit und beeinflussen folglich deren Lebensqualität maßgeblich. Treten im Alter verschiedene Erkrankungen auf, ist häufig fremde Hilfe für die Bewältigung des Alltags notwendig. Psychosoziale Veränderungen, wie Isolation oder Vereinsamung, können die Folge sein (vgl. ebd., Geleitwort).

Den Alterungsprozess kann niemand aufhalten, doch im Hinblick auf den Erhalt der funktionellen Fähigkeit des Sehens kann präventiv einiges getan werden, damit wie im obenstehenden Beispiel die Tageszeitung möglichst lange gelesen werden kann oder eine räumliche Orientierung möglich ist. Um ein Bewusstsein für die Bedeutung des Sehens im Alter bei den Senioren zu schaffen und eine aktive Bereitschaft zu fördern, für die eigene Augengesundheit einzustehen, bedarf es zunächst einer Sensibilisierung für das Thema und viel Aufklärungsarbeit. Wie dies gelingen kann, soll im Folgenden am Beispiel von Beschäftigungsangeboten aufgezeigt werden, die mit Senioren in Pflegeeinrichtungen durchgeführt werden können.

10.2 Die Rolle der Senioren im Prozess der Sensibilisierung zum Thema »Gutes Sehen im Alter«

Die Senioren in einer teil- bzw. vollstationären Pflegeeinrichtung befinden sich in unterschiedlichen Lebensphasen. Manche wohnen noch zu Hause und verbringen ein paar Tage in der Woche in der Tagespflege. Andere leben bei den Angehörigen und haben eine sehr gute Beziehung zu ihnen. Einige Senioren sind seit langer Zeit in einer vollstationären Pflegeeinrichtung wohnhaft und werden regelmäßig von Angehörigen besucht, manche sind ganz auf sich allein gestellt. Der Großteil der Senioren hat Erkrankungen, die sich individuell auswirken und Einschränkungen mit sich bringen, weshalb in unterschiedlichem Maße Unterstützung und Pflege benötigt werden. So unterschiedlich wie die Biografie und die Lebensumstände der Senioren sind, ist auch ihre Haltung dem Älterwerden gegenüber. Diese Vorstellungen vom Altern und Alt-Sein werden als Altersbilder bezeichnet, welche mit unterschiedlichen Vorstellungen und Gefühlen einhergehen. Jeder hat sein ganz persönliches Bild vom Älterwerden vor Augen, was zwangsläufig individuelle Auswirkungen auf das eigene Lebensgefühl, die Lebensführung und die weiteren Pläne der einzelnen Lebensphasen mit sich bringt. Dieses persönliche Altersbild wird auch als *individuelles Altersbild* bezeichnet. Es gibt jedoch auch *kollektive Altersbilder*, welche nicht individuell geprägt, sondern durch kulturelle Sichtweisen und gesellschaftliche Stereotypen des Alt-Seins, wie beispielsweise der Darstellung älterer Menschen in den Medien oder Filmen, beeinflusst werden. Diese Altersbilder unterscheiden sich zwischen den Kulturen und ändern sich mit der Zeit (vgl. Kuhn et al. 2017, S. 18).

Die Vorstellungen der Altersbilder können gewinn- oder verlustorientiert sein. Wird das Altersbild eher negativ und mit der Vorstellung von körperlichen und funktionellen Einschränkungen assoziiert, wird von einem *verlustorientieren Altersbild* gesprochen. Werden dem Älterwerden hingegen positive Eigenschaften zugeschrieben, wie beispielsweise die gesammelte Lebenserfahrung und die Entfaltungsfreiheit, spricht man von einem *positiven Altersbild*. Das Altern wird hier nicht als Zustand des Leidens oder des Eingeschränkt-Seins betrachtet. Dieses gewinnorientierte Altersbild hat erstaunliche Auswirkungen auf die Gesundheit und Langlebigkeit. Studien haben gezeigt, dass Menschen mit positiven Altersbildern älter werden und später erkranken (vgl. ebd., S. 18 f.).

Die geschilderten Altersbilder müssen sich jedoch nicht ausschließen, oftmals haben Menschen sowohl positive als auch negative Empfindungen und Assoziationen zum Älterwerden. Im Alter steigt die Zahl der verlustorientierten Altersbilder, was vermutlich darin zu begründen ist, dass sich die ersten altersbedingten Veränderungen und Einschränkungen bemerkbar machen. Insgesamt lässt sich in Deutschland allerdings seit 1970 ein Anstieg eines positiven Altersbilds beobachten, welcher sich auch auf das Leben der Senioren auswirkt, denn: »Altersbilder beeinflussen das gesundheitsbezogene Verhalten ebenso wie die Gestaltung gesundheitlicher Versorgung älterer Menschen und damit die Lebensqualität im Alter« (Kuhn et al. 2017, S. 20).

Kohortenstudien aus der Psychologie belegen diesen Wandel eines positiven Altersbildes: »Später geborene Ältere sind z. B. generell zufriedener, weniger einsam, in ihrer Alltagsfunktionalität besser und kognitiv leistungsfähiger, sie schätzen die Bedeutung von Freundschaft höher ein, und sie beschreiben sich in geringem Maße als external kontrolliert als Gleichaltrige, die vor 20 oder 30 Jahren untersucht wurden« (Wahl 2021, S. 3 f.). Dieses Wissen sollte von der Psychologie genutzt werden, um Menschen auch in der nachberuflichen Zeit zu unterstützen. Depressionen können nicht nur Risikofaktor für körperliche Einschränkungen, sondern auch für eine Demenz im höheren Alter sein und den weiteren gesundheitlichen Verlauf und die Vorstellung des Alterns maßgeblich beeinflussen. Für präventive Maßnahmen zum Erhalt der psychischen, körperlichen und kognitiven Fähigkeiten älterer Menschen gab es, historisch gesehen, bisher keine besseren Voraussetzungen als jetzt (vgl. Wahl 2021, S. 4).

Diese Erkenntnisse sollten auch bei der Sensibilisierung der Senioren für das Thema »Gutes Sehen im Alter« berücksichtigt werden. Sowohl die Mitarbeitenden in Pflegeeinrichtungen als auch die Senioren selbst, sollten an einem gewinnorientierten Altersbild anknüpfen. Im hohen Alter, mit verschiedenen Krankheitsdiagnosen und spürbaren Einschränkungen und Verlusten gelingt die Vermittlung dieses positiven Altersbildes, indem an den vorhandenen Fähigkeiten angeknüpft und möglichen Einschränkungen bestmöglich präventiv entgegengewirkt wird. Es ist daher sehr bedeutsam, dass die Senioren selbst den Nutzen und die Wichtigkeit der augenmedizinischen Versorgung verstehen und den Schritt zum Augenarzt selbst befürworten und die Sehverschlechterung nicht als rein physiologischen und unumkehrbaren Alterungsprozess akzeptieren. Um dieses Ziel zu erreichen, bedarf es gezielter Wissensvermittlung und eines kommunikativen Austausches darüber, wie wichtig die Vorsorge ist und welche Unterstützungsmöglichkeiten es sowohl medizinisch als auch durch Hilfsmittel gibt. Wie dies durch das Medium von Beschäftigungsangeboten gelingen kann, wird im Folgenden dargestellt.

10.3 Wie können Senioren durch Beschäftigungsangebote sensibilisiert werden?

Durch Inkrafttreten des Pflegestärkungsgesetzes § 43b SGB XI wird allen Pflegebedürftigen in einer voll- bzw. teilstationären Pflegeeinrichtung ein Rechtsanspruch auf Maßnahmen zur zusätzlichen Betreuung und Aktivierung zugesichert (vgl. Bundesministerium für Gesundheit 2017). Infolgedessen bietet das Medium der Beschäftigungsangebote einen geeigneten und vielfältigen Rahmen, um die Senioren für das Thema »Gutes Sehen im Alter« zu sensibilisieren und Wissen zu vermitteln.

10 Gesundheitskompetenzen von Senioren stärken

Der folgende Abschnitt befasst sich zunächst mit den besonderen Rahmenbedingungen, welche bei der Planung eines Beschäftigungsangebotes in einer Pflegeeinrichtung zu berücksichtigen sind. Anschließend werden die wichtigsten Themen vorgestellt, welche zur Sensibilisierung der Senioren für das »Gute Sehen im Alter« beitragen können. Zuletzt soll auch die Gestaltung der Beschäftigungsmaterialien in den Blick genommen werden, denn »Im Alter von 65 Jahren hat [...] jeder Vierte Schwierigkeiten beim Sehen« (Kuhn et al. 2017, S. 75). Daher kann eine Sensibilisierung für das Thema »Gutes Sehen im Alter« nur gelingen, wenn auch die Materialien in der Beschäftigung sehgerecht gestaltet sind.

10.3.1 Rahmenbedingungen für sehbeeinträchtigte Senioren

Wer ein Beschäftigungsangebot mit einer Seniorengruppe in einer Pflegeeinrichtung durchführt, sollte sich vorab Gedanken zu den geeigneten Rahmenbedingungen machen. Das folgende Modell der Angebotsentwicklung in Anlehnung an Schlutz (▸ Abb. 10.1) zeigt auf, welche Aspekte bei der Planung berücksichtigt werden sollten. Im Hinblick auf die Angebotsgestaltung für Senioren in einer Pflegeeinrichtung, die häufig Einschränkungen beim Sehen vorweisen, wurde das Augenmerk in diesem Kapitel besonders auf die Zielgruppe (Für wen?) und auf die räumliche Gestaltung (Wo?) gelegt.

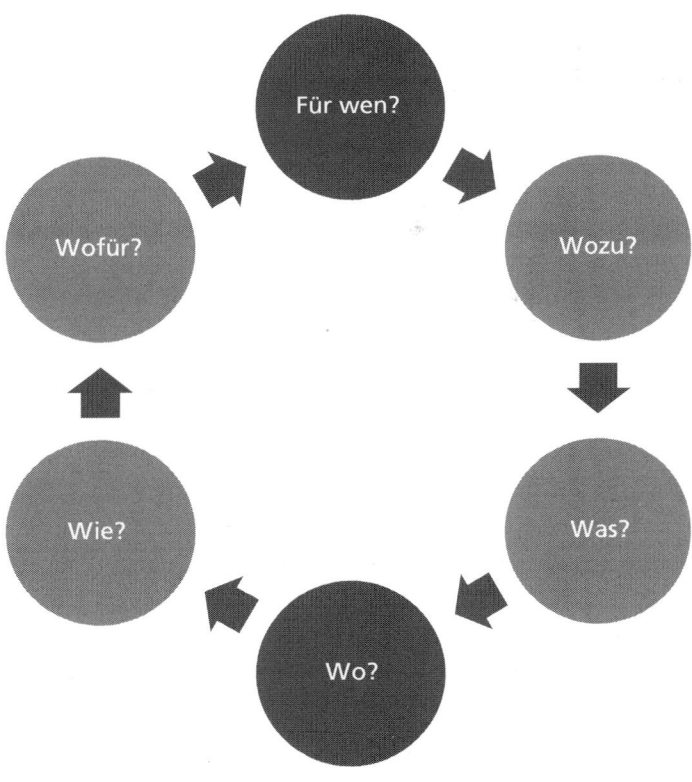

Abb. 10.1: Eigene Darstellung in Anlehnung an das Modell der Angebotsentwicklung nach Schlutz (vgl. Schlutz 2006, S. 78)

Die *Zielgruppe* wird von Senioren gebildet, welche sich in unterschiedlichen Lebensphasen befinden und vor persönlichen Herausforderungen im Alter stehen. Der Prozess des Alterns ist individuell und verläuft auf verschiedene Art und Weise, umfasst jedoch häufig kognitive, körperliche und Sinnesbeeinträchtigungen. Diese Facetten des Alterns sollten auf jeden Fall auch bei der Planung eines Beschäftigungsangebotes berücksichtigt werden, welches oftmals in einer sehr heterogenen Gruppe durchgeführt wird (vgl. Kade 2009, S. 37).

Bei der Durchführung von Beschäftigungsangeboten, welche als Wissensvermittlung bzw. Gedächtnistraining eingesetzt werden, sollte auf das unterschiedliche kognitive Leistungsvermögen eingegangen werden. Die Menge an neuen Informationen sollte bewusst gewählt werden, damit der Verarbeitungsprozess von allen Senioren gut bewältigt werden kann. Zudem sollten neue Inhalte immer an bereits entwickelte Kompetenzen, Interessen, Wissen und Erfahrungen anknüpfen. Das Weiterlernen, welches die Lernbiografie berücksichtigt, ist weitaus erfolgreicher als ein Neulernen, welches mit einem Umlernen und einer Neuorganisation bestimmter Muster verbunden ist (vgl. ebd., S. 43).

Es ist empfehlenswert, Übungen zur körperlichen Aktivierung in Beschäftigungsangebote zu integrieren, besonders wenn es sich um ein Gedächtnistraining handelt. Der sogenannte ganzheitliche Ansatz umfasst sowohl die Förderung der kognitiven Fähigkeiten als auch die körperliche Aktivität der Senioren. Der ganzheitliche Ansatz bietet den Teilnehmenden durch Bewegung einen Ausgleich zu kognitiven Denkprozessen, indem der Fokus von der geistigen Anstrengung hin zur körperlichen Aktivität gelenkt wird. Infolgedessen werden sowohl koordinative Fertigkeiten trainiert bzw. erhalten als auch der Stoffwechsel und die Durchblutung des Gehirns angeregt (vgl. Schloffer et al. 2010, S. 100).

Im Alter sind die Veränderungen der Sinneswahrnehmungen deutlich zu beobachten. Besonders häufig sind die Sehkraft und das Hörvermögen (▶ Teil I, Kap. 7.3). betroffen. Eingeschränkte Sinneswahrnehmungen erschweren die Aufnahme und Verarbeitung von visuellen und auditiven Eindrücken. In Alltagssituationen ist die Informationsaufnahme infolge einer Seh- und/oder Hörminderung deutlich eingeschränkt. Personen werden nicht mehr erkannt oder es fällt zunehmend schwerer, Gesprächen mit mehreren Kommunikationspartnern zu folgen und sich auf eine Stimme zu konzentrieren. Alltägliche Störgeräusche, wie sie z. B. in den Gruppenräumen einer Pflegeeinrichtung vermehrt vorkommen, können häufig nicht gefiltert oder zugeordnet werden (vgl. ebd., S. 146).

Besonders aufgrund der Veränderung der Sinneswahrnehmung sollte die *Räumlichkeit* bei der Durchführung eines Beschäftigungsangebotes gut gewählt und an die Bedürfnisse der Senioren angepasst werden. Da der Lichtbedarf im Alter deutlich ansteigt, sollte auf eine gute Allgemeinbeleuchtung des Gruppenraumes geachtet werden. Benötigen Senioren ein zusätzliches Licht für Angebote in der Nähe, kann dies durch eine ergänzende Tischleuchte ermöglicht werden (▶ Teil I, Kap. 4.3.1). Zudem sollten Senioren mit erhöhtem Lichtbedarf immer in Fensternähe sitzen, damit das Tageslicht bestmöglich genutzt werden kann. Bei blendempfindlichen Senioren sollte hingegen darauf geachtet werden, dass sie möglichst mit dem Rücken zum Fenster sitzen und von der Deckenleuchte nicht geblendet werden. Wenn ein Beschäftigungsangebot durchgeführt wird, sollten Senioren mit einer Sinnesveränderung immer möglichst nah bei der Betreuungskraft sitzen, um sie besser sehen und hören zu können.

10.3.2 Themen für die Beschäftigung zum Thema »Gutes Sehen im Alter«

Um die Senioren in einer Pflegeeinrichtung für das Thema »Gutes Sehen im Alter« zu sensibilisieren, sollte ein Bewusstsein dafür geschaffen werden, wie wichtig die augenmedizinische Diagnostik und augenoptische Versorgung besonders im Alter sind und welche Unterstützungsmöglichkeiten es bei Seheeinträchtigungen gibt. Um diese Inhalte fachlich und umfassend an die Senioren weitergeben zu können, sollte sich die durchführende Betreuungskraft im Vorfeld intensiv mit den Themen auseinandersetzen und sich Fachwissen aneignen. Im Folgenden sind die wichtigsten Themen zusammengetragen, welche anhand eines Beschäftigungsangebotes mit den Senioren durchgeführt werden können. Diese Punkte dienen der Anregung und Annäherung an die Thematik und stellen nur eine Auswahl an Themen dar.

Damit die Informationen zur augenmedizinischen Gesundheit interaktiv und einfach an die Senioren herangetragen werden können, können verschiedene Angebote der Beschäftigung genutzt werden.

Kasten 10.1: Informationen zur augenmedizinischen Gesundheit

- Ab dem 40. Lebensjahr mindestens ein Augenarztbesuch pro Jahr
- Die häufigsten Augenerkrankungen im Alter: Katarakt, Glaukom, altersbedingte Makuladegeneration (AMD), Diabetische Retinopathie
- Aufklärung zu Behandlungsmöglichkeiten

(Weitere Informationen hierzu: ▶ Teil I, Kap. 2.1)

Als Methode eignet sich beispielsweise ein Quiz in verschiedenen Varianten, um die einzelnen Augenerkrankungen und deren Behandlungsmöglichkeiten mit den Senioren zu besprechen.

Bei der Quiz-Variante »Richtig oder Falsch« kann zum Beispiel eine Aussage zu einer Augenerkrankung vorgelesen werden und die Gruppe entscheidet, ob die Aussage richtig oder falsch ist. Anschließend kann die durchführende Betreuungskraft die Antwort auf die Frage geben und zusätzliche Informationen an die Senioren herantragen.

Es kann auch die Variante mit *vorgegebenen Antwortmöglichkeiten* durchgeführt werden, indem eine Frage und verschiedene Aussagen vorgelesen werden. Die Senioren können sich im Anschluss daran besprechen und entscheiden, welche Aussage richtig ist. Die Betreuungskraft löst die Frage am Ende auf.

Bei beiden Varianten sollte darauf geachtet werden, dass die Senioren untereinander in ein Gespräch kommen und sich so über ihre Erfahrungen austauschen können. Fragen sollte ausreichend Raum gegeben werden. Das Quiz kann in seiner Schwierigkeit individuell an die Teilnehmenden angepasst und sowohl in der großen Gruppe als auch in der Einzelbeschäftigung durchgeführt werden.

Kasten 10.2: Informationen zur augenoptischen und alltäglichen Unterstützung

Informationen zu Hilfsmitteln:

- Optische und elektronische Hilfsmittel
  - Lupen
  - Licht
  - Bildschirmlesegeräte
  - etc.
- Unterschiedliche Brillen für unterschiedliche Bedürfnisse
  - Nahbrillen
  - Fernbrillen
  - Gleitsichtbrillen
  - Sonnenbrillen
- Anpassung von Hilfsmitteln durch einen Augenoptiker
- Regelmäßige Termine bei einem Augenoptiker zur Kontrolle der Brillengläser
- Reinigung und Lagerung einer Brille

Informationen zu Fachdisziplinen:

- Low-Vision-Optiker
- Rehabilitationslehrer für Orientierung und Mobilität und Lebenspraktische Fähigkeiten
- Selbsthilfegruppen und Beratungsstellen
- Spezielle Alltagshilfsmittel: Sprechende Uhren, Füllstandsanzeiger etc.

(Weitere Informationen hierzu: ▶ Teil I, Kap. 4.3; ▶ Teil II, Kap. 9.1).

Um die aufgeführten Themen an die Senioren heranzutragen, können verschiedene Methoden gewählt werden.

Mithilfe eines *Memorys* können beispielsweise sowohl die optischen und elektronischen Hilfsmittel als auch die Alltagshilfsmittel vorgestellt und mit den Senioren besprochen werden. Hierbei kann wiederum variiert werden, indem *klassische Memorykarten* erstellt werden mit dem Ziel, zwei gleiche Bilder zu finden (▶ Abb. 10.2a–d).

Eine erschwerte Variante könnte ein *Begriff-Bild-Memory* darstellen (▶ Abb. 10.3a–d). Bei dieser Variante ist es das Ziel, dem Bild den passenden Begriff (oder umgekehrt) zuzuordnen. Die Bilder und Begriffe können entweder verdeckt oder offen auf dem Tisch liegen.

Bei beiden Varianten gibt es einige Dinge hinsichtlich der Gestaltung zu beachten, welche im nachfolgenden Unterkapitel (▶ Teil II, Kap. 10.3.3) genauer beschrieben werden.

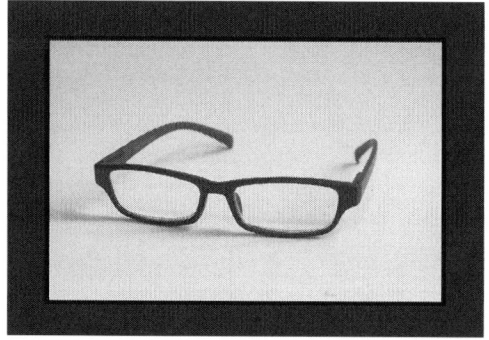 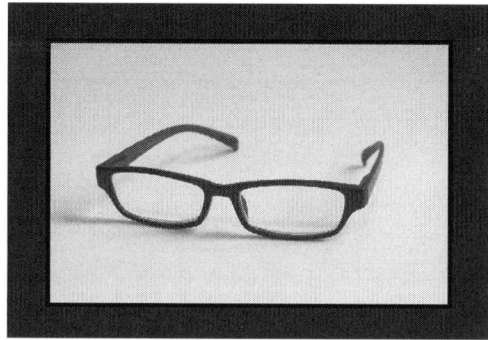

Abb. 10.2a+b: Klassische Memorykarten mit optischen Hilfsmitteln und farbigem Rand

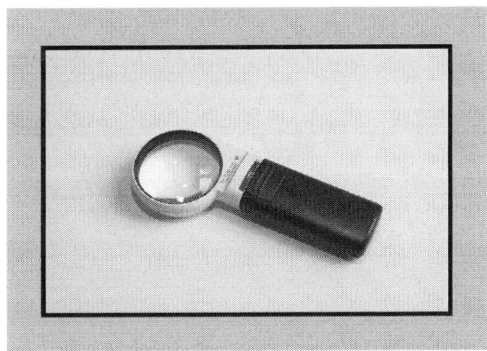
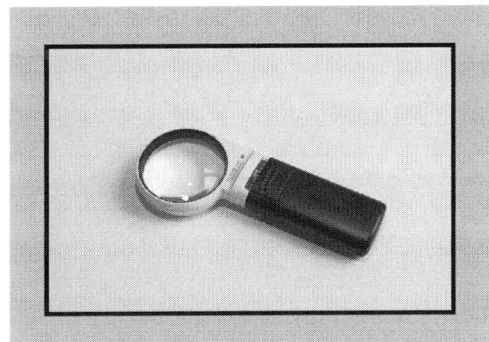

Abb. 10.2c+d: Klassische Memorykarten mit optischen Hilfsmitteln und farbigem Rand

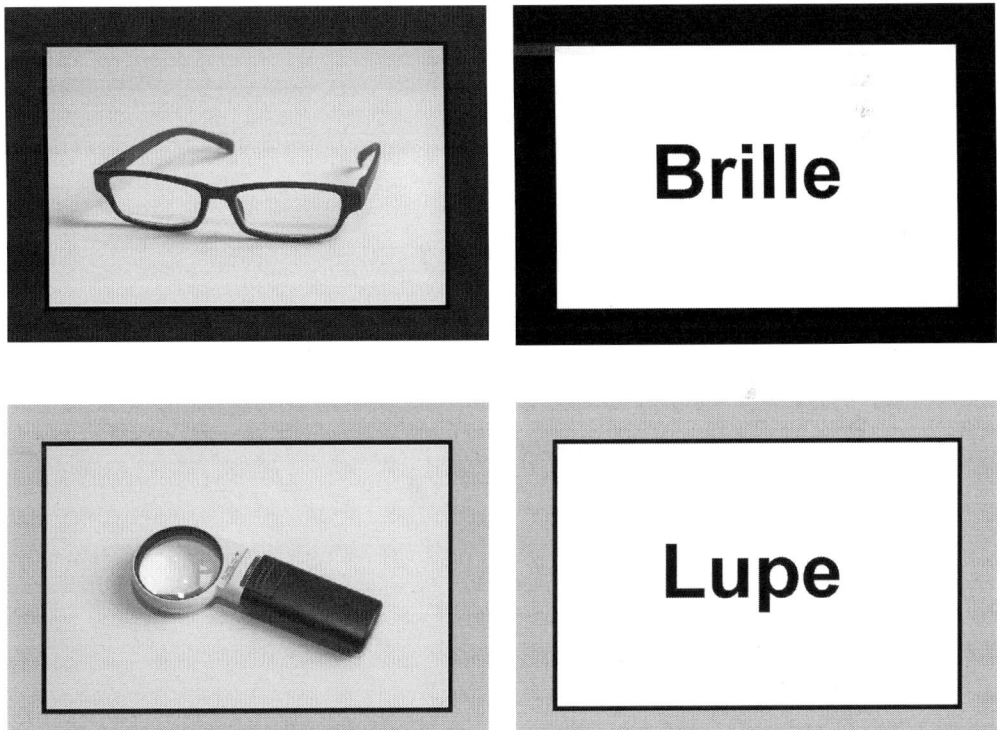

Abb. 10.3a–d: Begriff-Bild-Memory mit Bildern und Begriffen von Hilfsmitteln

Sollten Senioren in der Pflegeeinrichtung optische und/oder elektronische Sehhilfen oder Alltagshilfsmittel besitzen, können diese zu einem bestimmten Termin mitgebracht und in der Gruppe vorgestellt werden. Somit wird die Kommunikation angeregt, Erfahrungen werden ausgetauscht und andere Senioren können die Hilfsmittel kennenlernen.

Für die eher theoretisch aufgelisteten Themen, wie Selbsthilfegruppen, Beratungsstellen,

Low-Vision-Optiker etc., ist es empfehlenswert, Experten und Ansprechpartner aus der Region in die Pflegeeinrichtung einzuladen. Dies kann entweder am Vormittag im Rahmen der Beschäftigung stattfinden oder am Abend im Rahmen einer Informationsveranstaltung. Mit Experten vor Ort wird den Senioren die Möglichkeit geboten, individuelle und konkrete Fragen zu stellen und die Hemmschwelle abgebaut, Kontakt selbstständig aufzunehmen.

Kasten 10.3: Informationen zur sozialrechtlichen Unterstützung

- Definition von Sehbehinderung, hochgradiger Sehbehinderung und Blindheit
- Finanzielle Unterstützungsmöglichkeiten durch z. B. Sehbehinderten- und Blindengeld, Taubblindengeld etc.
- Schwerbehindertenausweis

(Weitere Informationen hierzu: ▶ Teil I, Kap. 4.3.2)

Diese Themen lassen sich ebenfalls in verschiedenen Quiz-Varianten an die Senioren herantragen (vgl. Themen zur augenmedizinischen Gesundheit). Zur nachhaltigen Festigung der besprochenen Inhalte kann darüber hinaus beispielsweise auch ein seniorengerechtes Kreuzworträtsel (▶ Abb. 10.4a+b) erstellt werden, welches Fragen rund um das Thema »Sozialrechtliche Unterstützung« beinhaltet. Das Kreuzworträtsel kann entweder mit einer Gruppe oder als Einzelbeschäftigung ausgeführt werden.

Damit die Wichtigkeit des »Guten Sehens im Alter« bei den Senioren nachhaltig verankert wird und im Alltag an Bedeutung gewinnt, ist es ratsam, regelmäßig eines der aufgeführten Themen in die Beschäftigung einzubauen. Dies muss nicht immer das gesamte Zeitfenster der Beschäftigung in Anspruch nehmen, sondern kann immer wieder ein kleiner Bestandteil davon sein.

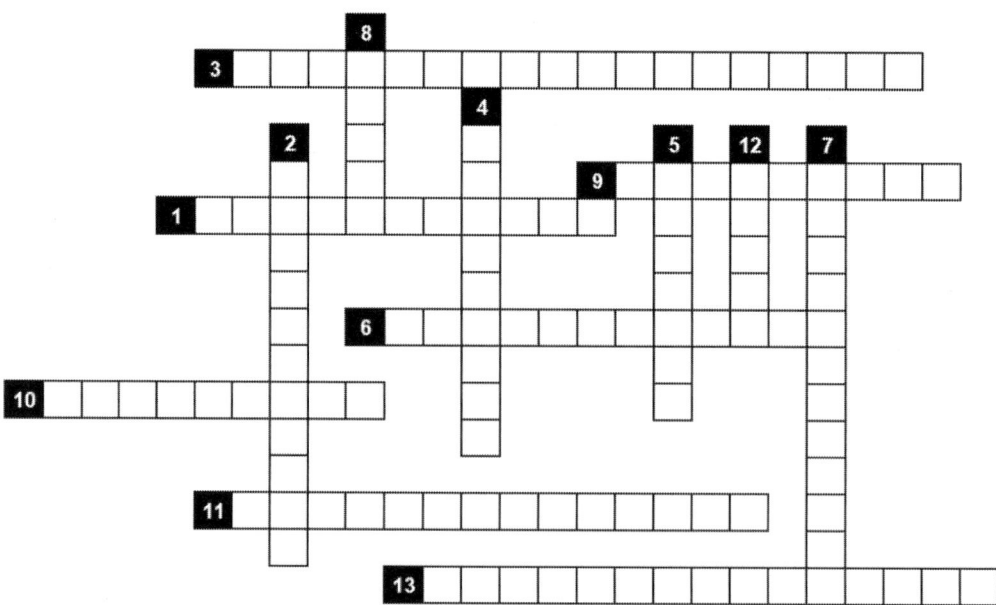

Abb. 10.4a: Seniorengerechtes Kreuzworträtsel rund um das Thema »Sehen«

10 Gesundheitskompetenzen von Senioren stärken

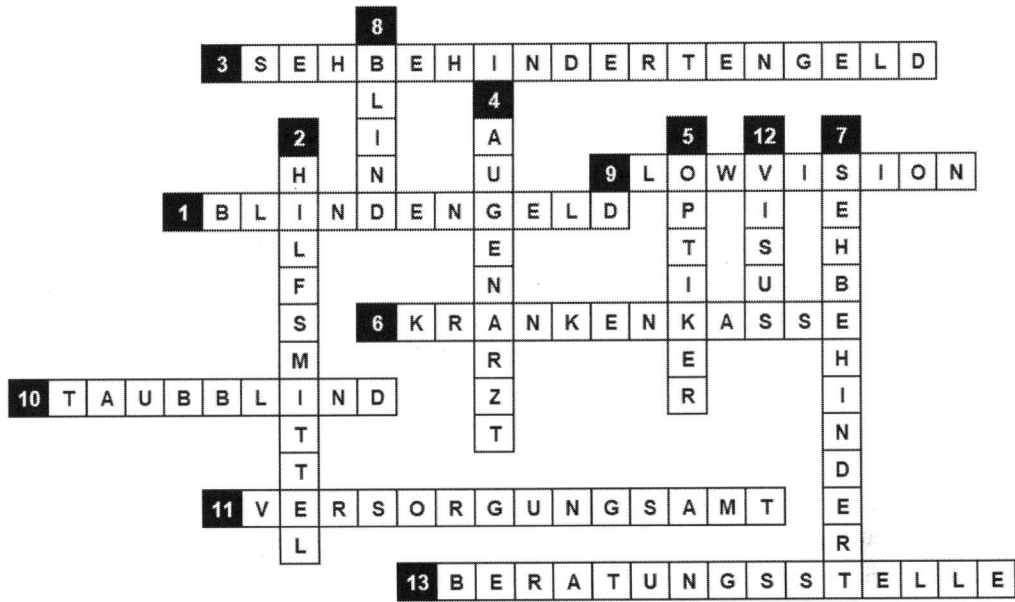

Abb. 10.4b: Seniorengerechtes Kreuzworträtsel rund um das Thema »Sehen«

10.3.3 Aspekte der Gestaltung

Damit die gesamte Gruppe an den Beschäftigungsangeboten teilnehmen kann, insbesondere die Senioren mit Seheinschränkung, sollten ein paar grundlegende Aspekte bei der Anfertigung und Auswahl der Materialien berücksichtigt werden.

Eine der wichtigsten Voraussetzungen ist die barrierefreie Gestaltung von schriftlichen Informationen. Hierbei gilt es folgende Punkte zu berücksichtigen.

Checkliste:

- Informationen übersichtlich gliedern
- Bei Dokumenten wie z. B. Liedblatt, Speiseplan, Brief usw. mindestens Schriftgröße 14
- Bei Aushängen und Plakaten mindestens Schriftgröße 48
- Fachbegriffe und Modewörter vermeiden
- Sich auf das Wesentliche beschränken
- Serifenlose Schriften verwenden (z. B. Arial und Helvetica)
- Nicht unnötig viele verschiedene Schriftgrößen verwenden
- Ausreichende Strichstärke verwenden
- Buchstabenabstände nicht zu klein wählen
- Auf kursive Schrift verzichten
- Auf durchgehende Großbuchstaben verzichten
- Auf Kontrast zwischen Schrift und Hintergrund achten (schwarze Schrift und weißer Hintergrund ist am besten)
- Textausrichtung: linksbündig
- Bilder nicht als Hintergrund verwenden

(vgl. DBSV 2008, S. 16 ff.).

Diese Grundlagen der Gestaltung schriftlicher Informationen sollten in allen textgebundenen Beschäftigungsangeboten berücksichtigt werden, bei Liedtexten, Kurzgeschichten, Aushängen, Einladungen etc. Oben (▶ Teil II, Kap. 10.3.2) wurde empfohlen, die Augenerkrankungen und deren Behandlungsmöglichkeiten anhand eines Quiz mit den Senioren zu besprechen und sie somit zu sensibilisieren. Bei der Gestaltung der Quizkarten sollten die genannten Aspekte unbedingt berücksichtigt werden, damit die Senioren selbstständig die Fragen vorlesen und beantworten können. Sollten Texte nicht selbstgestaltet, sondern kopiert sein, kann hier zumindest vergrößert kopiert werden.

Oftmals werden in Beschäftigungsangeboten Bilder zur visuellen Unterstützung herangezogen. Hier sollte auf Folgendes geachtet werden.

Checkliste:

- Bilder mit einer klaren Aussage verwenden (z. B. Piktogramme)
- Auf einen guten Kontrast achten
- Eine angemessene Größe wählen
- Die Qualität der Bilder berücksichtigen
- Bilder möglichst in Farbe ausdrucken

Der Einsatz von Bildern, bestmöglich von Piktogrammen, kann das Gesagte unterstützen und für die Senioren eine visuelle Hilfe sein.

Oben (▶ Teil II, Kap. 10.3.2) wurde empfohlen, den Senioren die optischen und elektronischen Sehhilfen sowie Alltagshilfsmittel beispielsweise anhand eines Memorys vorzustellen. Hier ist folglich darauf zu achten, dass die Bilder die genannten Kriterien erfüllen. Eine Memorykarte sollte ca. in DIN-A5-Größe gestaltet sein.

Zur visuellen Unterstützung bei Senioren mit Seheinschränkungen sollten Kontraste gezielt eingesetzt werden.

Checkliste:

- Beim Gestalten auf Kontraste achten (z. B. dicke kontraststarke Linien beim Ausschneiden, farbige Klebestifte etc.)
- Visuelle Orientierung am Tisch durch Einsatz einer kontraststarken Unterlage
- Vorhandene Materialien mit Kontrasten nachrüsten (Rückseite von Memorykarten etc., ▶ Abb. 10.5a+b)

 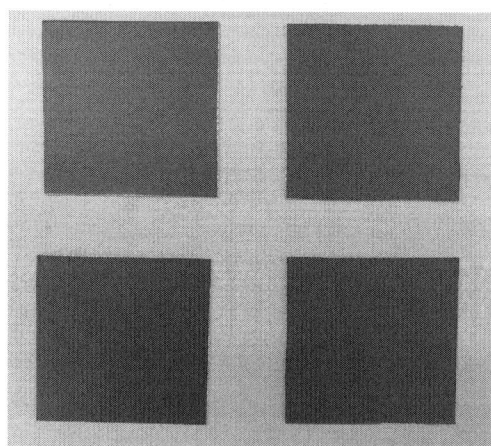

Abb. 10.5a+b: Standard-Memorykarten mit selbstklebender Folie kontraststark adaptiert

Durch den Einsatz von Kontrasten profitieren alle Senioren, unabhängig von ihrer Sehleistung. Bei der Gestaltung der oben (▶ Teil II, Kap. 10.3.2) beschriebenen Memorykarten ist es zu empfehlen, die Rückseite der Karten im Kontrast zur Unterlage zu gestalten. Wenn in einer Pflegeeinrichtung helle Tische vorhanden sind, sollte die Rückseite der Memorykarten möglichst dunkel sein, bei dunklen Tischen möglichst hell.

Die aufgeführten Beispiele wurden in der Praxis gemeinsam mit Betreuungskräften und Senioren erprobt. Um auch Menschen mit Seheinschränkungen und Blindheit im Sinne der Partizipation miteinzubeziehen, hat sich die Beachtung der aufgezeigten sehbezogenen Gestaltungsgrundlagen als sehr gewinnbringend erwiesen. Das Thema »Sehen« bietet viele verschiedene Anknüpfungspunkte an die Lebenswelt der Senioren und regt dadurch zur aktiven Teilnahme und zum gemeinsamen Erfahrungsaustausch an. Letztlich kann so nicht nur die Augengesundheit gestärkt werden, sondern auch die kognitiven Ressourcen, die körperliche Aktivierung und die psychische Gesundheit werden gefördert – und damit genau die Präventionsziele, die auch im Leitfaden Prävention in stationären Pflegeeinrichtungen benannt werden (▶ Teil III, Kap. 13.3). Durch das Aufzeigen von Unterstützungsangeboten und das Wissen um die Wichtigkeit von Vorsorgeuntersuchungen, werden die Senioren ermutigt, selbst für ihre Gesundheit einzutreten.

10.4 Ausblick

Altersbilder haben nachweislich einen Einfluss auf die eigene Gesundheit. Es bleibt daher zu hoffen, dass sich der Trend der immer positiveren Sichtweise auf das Alter in unserer Gesellschaft weiter fortsetzen wird. Das Thema »Gesund älter werden« erhält verstärkt Aufmerksamkeit und Medienpräsenz. Aus der steigenden Lebenserwartung und dem medizinischen Fortschritt heraus entsteht ein lebenslanger Anspruch auf Selbstständigkeit, Selbstbestimmung und Gesundheitsförderung, um möglichst lange aktiv zu sein.

Mit diesem Ziel vor Augen ist es lohnenswert, sich frühzeitig um wichtige gesundheitliche Vorsorgemaßnahmen zu kümmern, präventive Angebote in Anspruch zu nehmen und die eigenen Gesundheitskompetenzen zu stärken. Dies gilt allgemein, doch im Besonderen auch im Hinblick auf das Sehen, da dieses maßgeblich für eine sichere Orientierung und Mobilität, für die psychische Gesundheit, für den Erhalt der kognitiven Ressourcen und die soziale Teilhabe ist.

Neben den Seniorinnen und Senioren selbst werden in diesem Prozess weiterhin Angehörige und Pflegende wichtige Ansprechpartner und Unterstützer sein, da diese besonders von Menschen im hohen Alter als Bezugspersonen und Vertraute in gesundheitliche Entscheidungen miteinbezogen werden. Dies setzt voraus, dass diese Personengruppen über die Gesundheitsfragen der Senioren informiert sind, um bestmöglich beratend zur Seite zu stehen.

Literatur und Quellen

Bundesministerium für Gesundheit: Zusätzliche Betreuungskräfte (Stand 2017) https://www.bundesgesundheitsministerium.de/themen/pflege/pflegekraefte/zusaetzliche-betreuungskraefte.html, Zugriff am: 06.12.2020

Deutscher Blinden- und Sehbehindertenverband e. V. – DBSV (2008) Klartext! Barrierefreie Gestaltung von schriftlichen Informationen, https://www.musenkuss-muenchen.de/uploads/assets/5b0bfbb46005698f9b000a09/DBSV_Klartext.pdf, Zugriff am: 06.12.2020

Hansen W (Hrsg.) (2007) Medizin des Alterns und des alten Menschen. Mit 20 Tabellen. Stuttgart: Schattauer (Querschnitt konkret)

Kade S (2009) Altern und Bildung. Eine Einführung. 2. aktualisierte und überarb. Aufl. Bielefeld: Bertelsmann

Kuhn J, Moritz B, Poppe F, Reisig V, Zollikofer S (2017) Gesundheit im Alter. Bericht zur Seniorengesundheit in Bayern, Bayerisches Staatsministerium für Gesundheit und Pflege

Schloffer H, Frick-Salzmann A, Prang E (2010) Gedächtnistraining. Theoretische und praktische Grundlagen: mit 5 Tabellen. Berlin/Heidelberg: Springer-Verlag Berlin Heidelberg

Schlutz E (2006) Bildungsdienstleistungen und Angebotsentwicklung. Münster/New York/München/Berlin: Waxmann (Studienreihe Bildungs- und Wissenschaftsmanagement, Band 4).

Wahl W (2021) Wie »alt« sieht die Psychologie aus? In: reportpsychologie: Alter und Altern heute 09/2021 46. Jahrgang

11 Standards zur Qualitätssteigerung in der Pflege – Augen- und Brillenpflege

Susanne Janka und Klara Wolf

Zusammenfassung

- Sehbeeinträchtigungen und Augenerkrankungen treten mit zunehmendem Lebensalter vermehrt auf, weshalb viele Senioren Sehhilfen und/oder Medikamente für die Augen benötigen. Neben der Pflege und richtigen Handhabung von Brillen sind die Gabe von Augentropfen oder -salben daher häufig auftretende Aufgaben im Pflegealltag.
- Da die Tränenfilmproduktion und die Frequenz des Lidschlages bei älteren Menschen abnehmen können, haben diese ein erhöhtes Risiko geröteter und trockener Augen. Damit verbunden treten auch häufig Lidrandentzündungen auf, die sehr schmerzhaft sein können. Um Beschwerden zu verringern, kann eine Lidrandpflege durchgeführt werden.
- Durch eine Tumorerkrankung oder einen Unfall kann es zum Verlust eines Auges kommen. Sowohl aus medizinischen als auch kosmetischen Gründen kann dann eine Augenprothese verwendet werden.
- Die richtigen Vorgehensweisen für diese Themen werden im Beitrag Schritt für Schritt erklärt.

11.1 Einleitung

Die unterschiedlichen Qualifikationen von Mitarbeitern einerseits und das Zusammenspiel von Erfahrungswissen, Fachwissen und individuellen Vorgehensweisen anderseits erfordern klare Arbeitsrichtlinien für die pflegerischen Tätigkeiten. Pflege- und Expertenstandards dienen dabei als Basis für die Durchführung pflegerischer Maßnahmen.

Expertenstandards werden von übergeordneten Fachgremien erarbeitet, die sich aus unterschiedlichen Disziplinen aus der Praxis und der Wissenschaft zusammensetzen. Sie werden als allgemeingültige Qualitätsstandards im Pflegesektor angesehen. Pflegestandards werden wiederrum in der Regel für jede Einrichtung erarbeitet und angepasst und sind daher auf die individuellen Schwerpunkte und Bedarfe ausgerichtet.

Auch für die Augengesundheit ist es wichtig, Standards in den Pflegealltag zu integrieren, um die Anforderungen dazu mit hoher Qualität zu erfüllen.

Der folgende Beitrag erläutert pflegerische Maßnahmen, die im Alltag eingebunden und einfach umgesetzt werden können, um die Senioren bestmöglich beim Sehen zu unterstützen. Als Grundlage für die aufgeführten Empfehlungen wurden die Standards des Portals für Qualitätsmanagement und Service in der geriatrischen Pflege – das Altenpflegemagazin im Internet (pqsg) zum Themenbereich Auge verwendet.

11.2 Wissenswertes zur Brille

Die Pflege von Hilfsmitteln, wie z. B. Brillen, sollte regelmäßig durchgeführt werden. Sie umfasst die Reinigung und die Überprüfung der Funktionsfähigkeit. Geprüft werden sollte z. B., ob die Bügel verbogen oder locker sind und ob die Nasenpads noch vorhanden sind. Mechanische Schäden können ein Grund sein, warum eine Brille nicht getragen wird. Bei sichtbaren Beschädigungen sollte die Brille vom Augenoptiker repariert werden. Eine verschmutzte Brille kann das Sehen erheblich beeinträchtigen, daher ist es wichtig, dass diese einmal täglich und bei sichtbaren Verschmutzungen gereinigt wird. Um Kratzer auf den Gläsern zu vermeiden, sollte darauf geachtet werden, dass die Brille richtig gelagert wird.

11.2.1 Reinigung der Brille

Das Reinigen einer Brille wird unter fließend kaltem Wasser durchgeführt. Zuerst wird die Brille befeuchtet (▶ Abb. 11.1a *Schritt 1*), dann wird ein Tropfen mildes Spülmittel ohne Pflegezusatz (▶ Abb. 11.1b *Schritt 2*) auf die Fingerspitzen gegeben und auf den Gläsern verrieben (▶ Abb. 11.1c *Schritt 3*). Auch das Gestell sollte immer gereinigt werden, denn an den Ohrenbügeln und am Nasensteg sammeln sich Hautfett und Schweiß an. Danach wird die Brille mit kaltem Wasser abgespült (▶ Abb. 11.1d *Schritt 4*), bis die Gläser vom Spülmittel befreit sind. Anschließend werden die Gläser mit einem weichen, frischen Kosmetiktuch getrocknet (▶ Abb. 11.1e *Schritt 5*). Haushaltstücher, Taschentücher, T-Shirts oder Geschirrtücher sollten nicht zum Trockenreiben benutzt werden, da die Gläser dadurch verkratzen können.

Um die Brille zwischendurch zu säubern, kann ein Mikrofasertuch, welches speziell für Brillengläser geeignet ist, benutzt werden. Diese Reinigungsart sollte allerdings nicht bevorzugt und nicht ständig angewandt werden, da die Beschichtung der Gläser durch das trockene Putzen mit der Zeit beschädigt und dadurch die Sehleistung gemindert werden kann.

Zur Reinigung von Brillen ist ein Ultraschallbad zu empfehlen. Es muss kein spezielles Reinigungsmittel hinzugefügt werden, ein kleiner Tropfen Spülmittel ist völlig ausreichend. Die Brille sollte nur ein paar Minuten im Reinigungsbad liegen. Um die Reste des Reinigungsmittels zu entfernen, ist auch hier das Abspülen der Brille nach dem Ultraschallbad mit kaltem Wasser wichtig. Die Brille wird mit einem weichen Kosmetiktuch getrocknet.

Im Handel erhältliche, feuchte Brillenputztücher sollten nur in Ausnahmefällen benutzt werden, da diese die Oberfläche der Gläser (besonders bei Kunststoffgläsern) beschädigen können.

11.2.2 Lagerung der Brille

Brillen sind Wertgegenstände und sollten umsichtig behandelt werden. Deshalb ist es empfehlenswert, dass sie ausschließlich im dafür vorgesehenen Etui gelagert werden, welches immer am selben Platz liegt. Das erleichtert dem Senior das Auffinden der Brille.

Die Brille wird immer auf den Bügeln und nicht auf den Gläsern abgelegt, um Kratzer auf den Brillengläsern zu vermeiden, die Einfluss auf die Sehleistung haben.

11 Standards zur Qualitätssteigerung in der Pflege

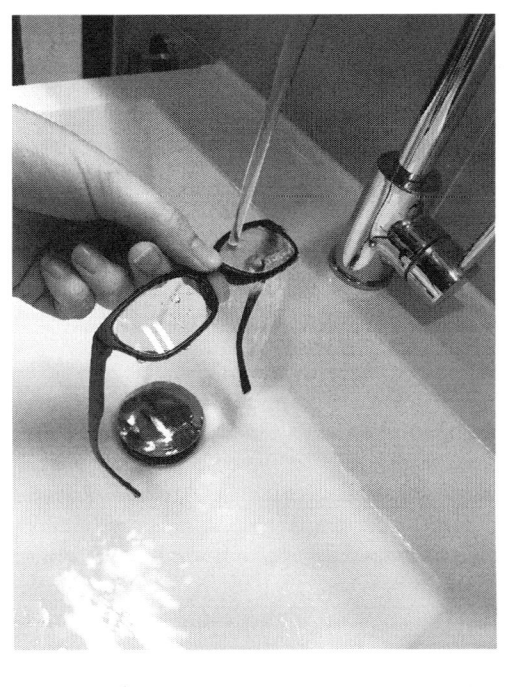
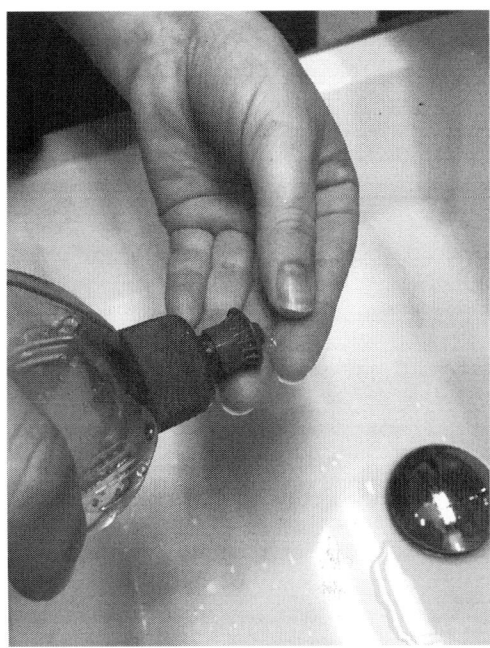
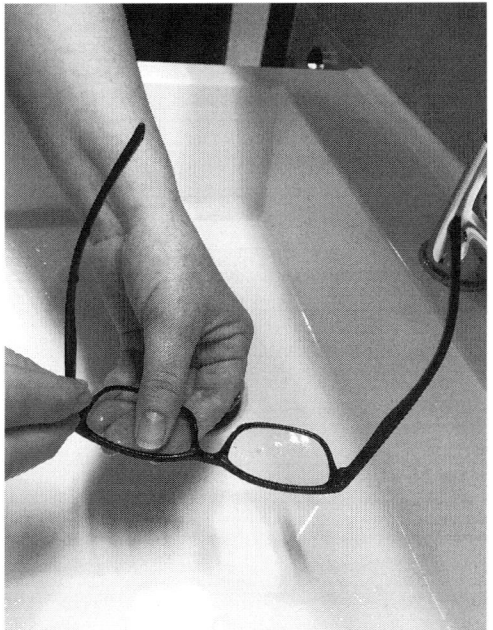
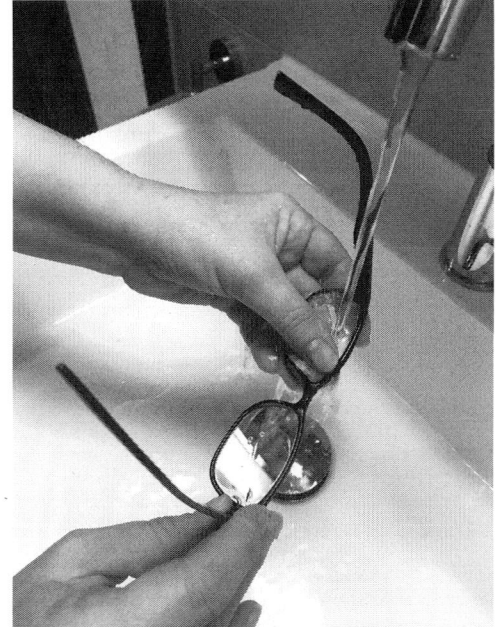

Abb. 11.1a–d: Die Brillenreinigung in fünf Schritten

Teil II Unterstützung in der Praxis

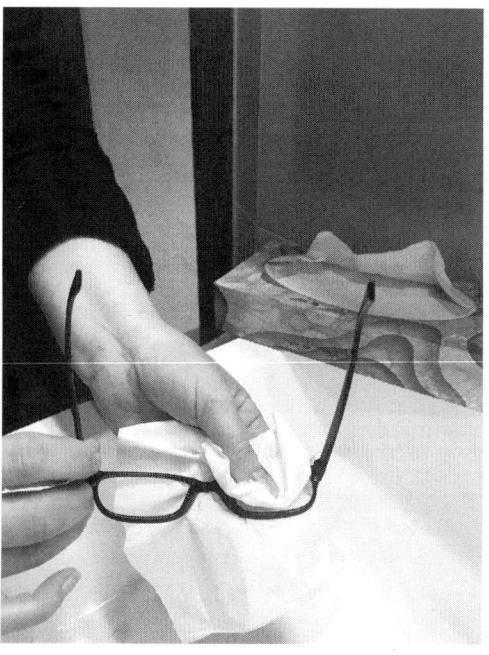

Abb. 11.1e: Die Brillenreinigung in fünf Schritten

11.2.3 Beschriftung der Brille

Damit die Brille von der richtigen Person und im passenden Kontext verwendet wird, ist besonders in der Pflegeeinrichtung darauf zu achten, dass sie mit einem entsprechenden Hinweis versehen wird. Zu empfehlen ist eine Beschriftung mit dem Namen oder den Initialen des Brillenträgers und der Art der Brille (Fern-, Nah- oder Gleitsichtbrille). Mit einem Punkt farbigem Nagellack oder mit einem Klebestreifen kann beispielsweise innen am Brillenbügel eine Markierung vorgenommen werden (▶ Abb. 11.2). Möglich ist auch eine Beschriftung an einem eventuell vorhandenen Brillenband. Zusätzlich sollte die Brille fotografiert und zur Akte des Besitzers hinzugefügt werden, inklusive weiterer Angaben, wie z. B. Alter und Art der Brille. Eine Unterscheidung wird dadurch erleichtert und eine Verwechslung der Brillen unter den Bewohnern/Tagespflegegästen verhindert.

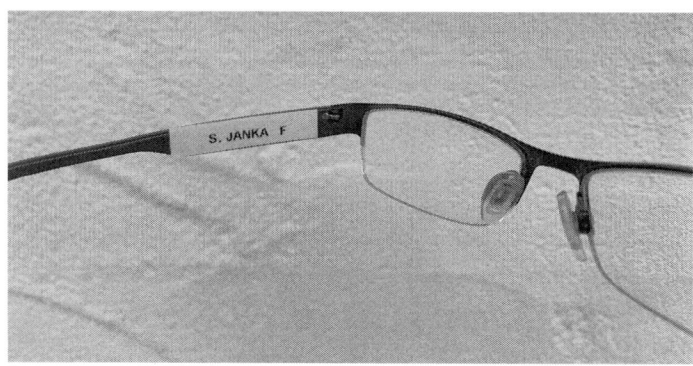

Abb. 11.2: Beschriftung der Brille

11.2.4 Kontrollen beim Augenoptiker

Sitzt die Brille zu locker oder schief, sind Druckstellen an der Nase oder hinter den Ohren zu sehen oder fehlen sogar Teile, wie z. B. Nasenpads, sollte ein Termin beim Augenoptiker vereinbart werden. Eine regelmäßige Kontrolle der mechanischen Funktionsfähigkeit der Brille ist mindestens alle zwei Jahre empfehlenswert. Zudem sollte in diesem Zeitraum auch die Sehschärfe überprüft werden, um sicherzustellen, dass die Brillenglasstärke noch die passende ist.

Es ist wichtig, dass immer die richtige Brille für die entsprechende Tätigkeit getragen wird,

d. h. die Fernbrille zum Spazierengehen und Fernsehen, die Nahbrille zum Lesen, Handarbeiten und Essen. Mit einer Gleitsichtbrille ist das Sehen in verschiedenen Distanzen (Fern-, Mittel- und Nahbereich) möglich, weshalb diese bei allen Tätigkeiten getragen werden kann. Ob man mit der Handhabung einer Gleitsichtbrille zurechtkommt, muss allerdings im Einzelfall geprüft werden.

Checkliste:

- Brillen täglich reinigen
- Auf die richtige Lagerung achten
- Brillen beschriften und in der Dokumentation aufführen
- Reparaturen veranlassen
- Sehschärfe und Sitz der Brille vom Optiker überprüfen lassen

11.3 Lidrandpflege

Das gesunde Auge ist in der Lage, sich mittels Lidschlag und der Produktion von Tränenflüssigkeit selbst zu reinigen. Durch die dauerhafte Benetzung der Hornhaut wird das Auge vor Austrocknung geschützt. Dazu muss ein regelmäßiger und vollständiger Lidschlag durchgeführt werden. Ältere Menschen haben ein erhöhtes Risiko für eine Lidrandentzündung, da im Alter die Tränenfilmproduktion und die Frequenz des Lidschlages abnehmen können. Es gibt verschiedene Ursachen der Lidrandentzündung (▶ Teil I, Kap. 2.2.3). Häufig sind die Talgdrüsen der Augenlider, die sogenannten Meibom-Drüsen, verstopft. Dies kann zu trockenen Augen führen, da der Tränenfilm durch mangelndes Sekret schneller verdunstet (▶ Teil I, Kap. 2.3.3). Die Lidränder beginnen zu brennen und zu jucken, eventuell sind die Lidkanten gerötet und es sind verklebte Wimpern, Verkrustungen und Augentränen zu beobachten. Um dies wieder zu verbessern, sollte eine Lidrandpflege durchgeführt werden.

11.3.1 Durchführung der Lidrandpflege

Die Lidrandpflege wird ein- bis zweimal täglich (morgens und abends) durchgeführt. Bei starken Verkrustungen der Lidränder oder nach ärztlicher Anordnung kann auch häufiger gereinigt werden. Da das Auge sehr empfindlich ist, besteht bei allen Pflegemaßnahmen eine erhöhte Verletzungs- und Infektionsgefahr, deshalb sollte stets sanft und behutsam gearbeitet werden. Alle Materialen, die mit dem Auge in Kontakt kommen, sollten steril oder zumindest keimarm sein. Die Pflegefachkraft führt eine hygienische Händedesinfektion durch und benutzt Einmalhandschuhe. Die Senioren sollten über die anstehende Maßnahme informiert und um Zustimmung gebeten werden. Kontaktlinsen müssen vor der Lidrandpflege entfernt werden.

Benötigte Materialien:

- Weiche und nicht fasernde Kompressen bzw. Wattepads (mindestens vier Stück)
- Eventuell Wärmebrille
- Einmalhandschuhe
- Warmes Wasser
- Abwurfbehälter
- Sterile Nierenschale für das Wasser (unsterile Nierenschalen eignen sich nur als Abwurfschalen)

Liderwärmung

Die Verstopfung der Meibom-Drüsen lässt sich durch Wärme lösen. Zunächst wird das Wasser auf ca. 45 Grad erwärmt und die nicht fasernden Kompressen oder Wattepads werden in der sterilen Nierenschale mit dem Wasser befeuchtet. Spezielle Zusätze aus der Apotheke (z. B. Reinigungstücher oder Reinigungsflüssigkeiten zur Lidrandpflege) können benutzt werden, sind aber nicht notwendig. Von der Verwendung von Kamillenteebeuteln ist abzuraten, da eine allergische Bindehautentzündung durch die Kamillenpollen oder durch Verunreinigung der Teebeutel ausgelöst werden kann. Anschließend werden die Kompressen für fünf bis zehn Minuten auf die geschlossenen Lider gelegt (▶ Abb. 11.3). Eventuell kann zusätzlich eine Wärmebrille angewendet werden, um die Temperatur länger zu halten. Die Wärmebrille wird in der Mikrowelle nach Packungsanweisung erwärmt. Aus hygienischen Gründen sollte diese nur von einer Person benutzt werden. Durch die Wärme verflüssigt sich das zähe und verdickte Sekret der Lidränder.

Nach fünf bis zehn Minuten werden die Kompressen wieder entfernt und entsorgt.

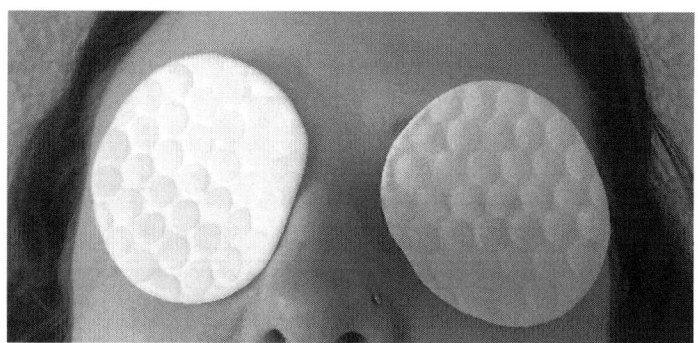

Abb. 11.3: Kompressen auf Augen

Lidmassage

Mit einem Finger oder einem Wattestäbchen wird bei geschlossenem Auge mehrmals in der Mitte des Oberlids von oben nach unten (▶ Abb. 11.4a *Schritt 1*) und mittig am Unterlid von unten nach oben (▶ Abb. 11.4b *Schritt 2*), jeweils zum Lidspalt hin gestrichen. Danach wird mehrmals vom äußeren zum inneren Lidwinkel massiert (▶ Abb. 11.4c *Schritt 3*). Am anderen Auge wird die Massage in gleicher Weise wiederholt. Pro Auge wird circa eine Minute lang massiert.

Lidreinigung

Anschließend erfolgt die Lidreinigung. Dazu wird mit einer neuen feuchten Kompresse bei geschlossenem Auge in gleicher Weise wie bei der Lidmassage am Oberlid von oben nach unten und am Unterlid von unten nach oben, jeweils zum Lidspalt hin und danach von außen zur Nase hin sanft gestrichen. Es wird ohne Druck gewischt, nicht gerieben. Das gesamte Auge wird gesäubert, also Augenlider, Lidränder, Wimpern und Augeninnenwinkel. Jede Kompresse wird nur für einen Reinigungsvorgang genutzt, da sonst die Gefahr besteht, eventuell vorhandene Keime zu verteilen. Bei jedem Auge wird zunächst das Unterlid und dann das geschlossene Oberlid gesäubert. Das Unterlid kann leichter

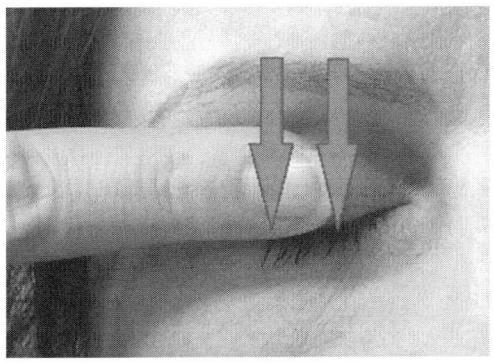
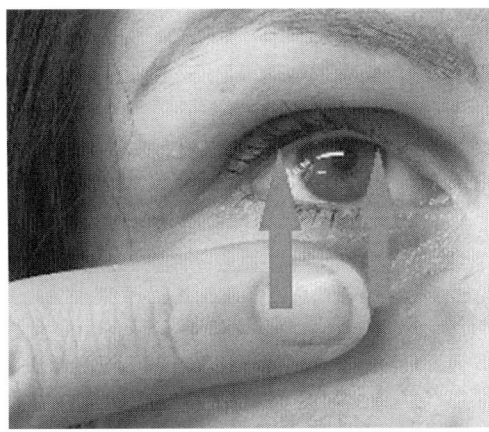
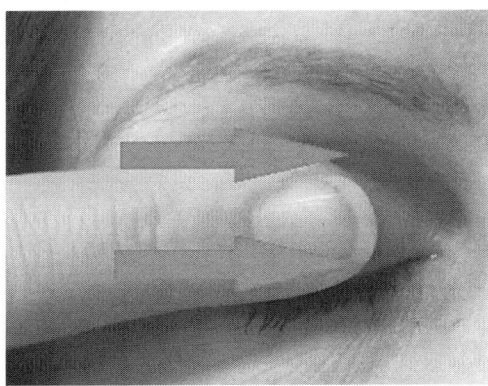

Abb. 11.4a–c: Lidmassage in drei Schritten

gereinigt werden, wenn die betroffene Person mit offenem Auge nach oben sieht. Bei der Reinigung von geöffneten Augen sollte der Kontakt mit dem Augapfel strikt vermieden werden, da die Leder- und die Hornhaut höchst empfindlich auf direktes Reiben reagieren. Es wird stets nur eine Seite der Kompresse von der Pflegefachkraft berührt. Gereinigt wird dann mit der unberührten Seite. Die verwendeten Kompressen werden umgehend verworfen. Bei Schmerzäußerungen seitens des Patienten wird die Maßnahme sofort beendet. Abschließend werden die Augenlider mit einer trockenen Kompresse noch einmal nachgesäubert und abgetrocknet.

Vor der Lidrandpflege sollte auf krankhafte Veränderungen des Auges, insbesondere Rötung der weißen Augenhaut (Sklera), Verklebungen, Schmerzen, Fremdkörper oder Eintrübungen der Hornhaut oder Linse, geachtet werden. Im Zweifel muss ein Augenarzt konsultiert werden.

Die Lidrandpflege sollte so lange fortgesetzt werden, bis keine Verkrustungen oder Lidrandrötungen mehr vorhanden sind. Eine Besserung zeigt sich häufig erst nach drei bis vier Wochen. Eventuell sind zusätzlich Augentropfen zur Befeuchtung notwendig. Falls verordnet, werden anschließend Medikamente, wie z. B. Augentropfen oder -salben, eingegeben.

Checkliste zur Lidrandpflege:

- Wichtig bei Lidrandentzündungen
- Durchführung ein- bis zweimal täglich
- Besserung der Beschwerden nach drei bis vier Wochen
- Ziel: Vorbeugung und Behandlung von trockenen Augen

11.4 Gabe von Augentropfen und Augensalben

Augentropfen und -salben sind sterile Arzneimittel, die mittels einer Dosiervorrichtung in den Bindehautsack des Auges geträufelt bzw. gegeben werden. Augensalben sind dickflüssiger als Augentropfen, dadurch verbleiben sie besser auf der Augenoberfläche als die wässrigen Augentropfen und können so länger wirken. Die Anwendung von Augensalben kann durch Bildung von Schlieren die Sehfähigkeit beeinträchtigen und sollte daher vorzugsweise am Abend erfolgen.

Anwendungsgebiete für Augentropfen und -salben sind bakterielle und virale Augeninfektionen, Allergien, oberflächliche Verletzungen der Hornhaut und die Behandlung des Glaukoms (Grüner Star). Ebenfalls können Augentropfen ohne zusätzliche Arzneistoffe als Tränenersatzmittel zur Befeuchtung der Augenoberfläche genutzt werden. Vor allem Umweltbelastungen wie etwa ein hoher Ozongehalt in der Luft oder die Nutzung von Klimaanlagen können zu trockenen Augen führen (▶ Teil I, Kap. 2.3.3).

Es ist darauf zu achten, zwischen kurzzeitigen und chronischen (dauerhaften) Erkrankungen zu unterscheiden. Werden z. B. Tropfen für die Glaukombehandlung gegeben, sind die Regelmäßigkeit der Applikation und die genaue Einhaltung der Abstände dazwischen von großer Bedeutung für den Erfolg der Therapie. Aus diesem Grund ist es wichtig, zu wissen, für welche Behandlungsform die Augentropfen oder -salben eingesetzt werden.

11.4.1 Vorbereitungen vor der Gabe von Augentropfen und Augensalben

Die regelmäßige Gabe von Augentropfen oder -salben sollte stets nach ärztlicher Verordnung durchgeführt werden. Alle Materialien, die mit dem Auge in Kontakt kommen, sollten vorzugsweise steril oder zumindest keimarm sein.

Benötigte Materialien:

- Einmalhandschuhe
- Verordnete Augensalbe bzw. -tropfen
- Zwei sterile Kompressen
- Abwurfbehälter
- Bei Augensalbe: ggf. Glasstäbchen zur Applikation

Die Pflegefachkraft stellt sicher, dass die Augentropfen bzw. Augensalbe den Senioren korrekt zugeordnet sind, weshalb jedes Medikament mit dem entsprechenden Namen beschriftet sein soll, um Verwechslungen zu vermeiden. Dabei sollte die *6R-Regel* beachtet werden: *richtiger Patient, richtiges Medikament, richtige Dosierung, richtige Zeit, richtige Applikation und richtige Dokumentation.*

Vor dem ersten Öffnen wird das aktuelle Datum als Anbruchsdatum auf der Flasche oder Tube notiert. Der Verbrauchszeitraum kann im Beipackzettel genau nachgelesen werden. In der Regel sind Augentropfen nur sechs Wochen nach Öffnung verwendbar.

Die Pflegefachkraft prüft, ob das Medikament noch gebrauchsfähig ist. Kriterien dafür sind:

- Wurde das Medikament bei der korrekten Temperatur gelagert?
- Ist das Medikament noch haltbar?
- Ist das Medikament frei von optischen Veränderungen, etwa Verfärbungen oder Ausflockungen?

Augentropfen können vor der Applikation abgekühlt oder auf Zimmertemperatur erwärmt werden (Lagerungsrichtlinien beachten!). Eine Abkühlung hat den Vorteil, dass der Betroffene präzise spürt, wenn ein Tropfen den Bindehautsack trifft. Dies ist wichtig, wenn der Patient die Maßnahme ganz oder teilweise eigenständig durchführt.

Wenn sowohl Augentropfen als auch Augensalbe verabreicht werden sollen, erfolgt die Applikation der Augentropfen zuerst. Die Medikamente sollten in einem Abstand von fünf bis zehn Minuten appliziert werden. Die Reihenfolge ist wichtig, da die Augensalbe einen Schmierfilm hinterlässt und dadurch ein nachfolgendes Medikament nicht mehr richtig aufgenommen werden kann. Eine vergleichbare Pause ist ebenfalls notwendig, wenn zwei unterschiedliche Augentropfen nacheinander eingegeben werden sollen. Wenn mehrere Augentropfen verschrieben werden, sollten »unangenehme« Augentropfen zuletzt gegeben werden, also etwa solche Medikamente, die ein Brennen verursachen. Ansonsten kann ein möglicher Lidkrampf die folgenden Applikationen erschweren. Kontaktlinsen werden vor der Verabreichung der Augentropfen oder -salben entfernt. Es sollte eine angemessene Wartezeit eingehalten werden, bis die Linsen nach der Medikamentenvergabe wieder eingesetzt werden. Um die passende Wartezeit einzuhalten, sollten die Packungsbeilage oder die Anweisungen des Arztes beachtet werden. Viele Wirkstoffe könnten ansonsten die Kontaktlinsen verfärben.

11.4.2 Durchführung der Gabe von Augentropfen und Augensalben

Die Pflegefachkraft führt eine hygienische Händedesinfektion durch und zieht Einmalhandschuhe an. Der Patient wird über die anstehende Maßnahme informiert und um Zustimmung gebeten. Mit einer Kompresse wird das Augenlid etwas vom Auge weggezogen. Das Auge wird auf Auffälligkeiten kontrolliert. Dies könnten zum Beispiel Rötungen der Bindehaut bzw. der Lidkante oder Sekretabsonderungen sein. Falls eine Veränderung am Auge oder des Sehens festgestellt wird bzw. der Heilungsverlauf nicht wie geplant verläuft, sollte ein Kontrollbesuch beim Augenarzt vereinbart werden. Vorhandene alte Salbenreste an den Augenlidern werden mit einem sauberen Einmaltuch oder einer Kompresse weggewischt. Eventuell kann die Kompresse mit physiologischer NaCl-Lösung (Kochsalzlösung) angefeuchtet werden, um die anhaftenden Verklebungen besser lösen zu können. Die Hand, mit der das Medikament appliziert werden soll, kann an der Stirn des Patienten abgestützt werden, um einer Verletzungsgefahr durch unbedachte Bewegungen vorzubeugen.

Augentropfen

Augentropfen können sowohl aus Fläschchen als auch aus Pipetten verabreicht werden. Vor der Applikation muss die Flasche eventuell geschüttelt werden (siehe Beipackzettel), um eine gleichmäßige Mischung zu erhalten. Anschließend wird die Tropfenflasche mit dem Daumen und dem Zeigefinger gefasst. Der Patient wird gebeten, nach oben zu sehen, dann werden die Augentropfen aus geringer Höhe in den Bindehautsack eingeträufelt (▶ Abb. 11.5). Dabei ist die Dosierung zu beachten. Die Tropfspitze darf das Auge und die Wimpern nicht berühren, um eine Verunreinigung zu verhindern. Das Medikament wird im Idealfall am äußeren Augenwinkel oder möglichst weit außen am Auge verabreicht. Da sich in Richtung Nase die Tränenablaufkanäle befinden, ist die Wirksamkeit des Medikaments ansonsten herabgesetzt. Es ist darauf zu achten, dass die Augentropfen nicht direkt auf die berührungsempfindliche Hornhaut treffen. Danach soll der Patient behutsam die Augen schließen und den Augapfel einige Sekunden bewegen, damit sich die Flüssigkeit gleichmäßig verteilt. Zudem sollten die Augen beim Schließen nicht zusammengekniffen werden, da sonst ein Großteil der Flüssigkeit aus dem Auge herausläuft. Sollte das Tropfen bei geöffnetem Auge nicht möglich sein, sollte mit dem Facharzt Rücksprache gehalten werden.

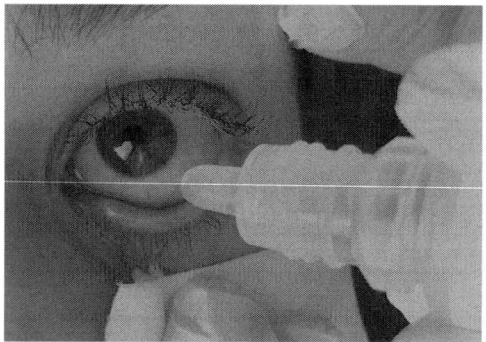

Abb. 11.5: Gabe von Augentropfen

Augensalbe

Bei der Gabe von Salben wird in der Regel (vgl. Beipackzettel) ein rund 1 cm langer Salbenstrang zwischen der Innenseite des Unterlides und dem Augapfel in den Bindehautsack appliziert (▶ Abb. 11.6). Der Patient soll das geöffnete Auge nach oben, unten, rechts und links bewegen, damit die Augensalbe optimal verteilt wird.

11.4.3 Nachbereitungen

Mit einer Kompresse können Tränenflüssigkeit und überschüssige Salbe oder Tropfen aufgenommen werden. Die verwendeten Hilfsmittel werden entsorgt bzw. gesäubert und desinfiziert. Die Medikamentenflasche bzw. -tube wird schnellstmöglich wieder verschlossen. Beim Aufsetzen der Flaschen- und Tubenverschlüsse ist darauf zu achten, dass die Spitze des Medikaments nicht mit der Haut der Pflegefachkraft in Kontakt kommt. Dies würde zu einer Kontamination des Medikamentes führen. Bei auftretenden Nebenwirkungen, wie z. B. Augenbrennen, Rötungen, Kopfschmerzen, Schwellungen, Schwindelgefühl, Gangschwierigkeiten oder Übelkeit, sollte umgehend der behandelnde Augenarzt informiert und ein Termin zur Kontrolle vereinbart werden. Alle Maßnahmen werden umfassend dokumentiert.

Checkliste zu Augentropfen und -salben:

- Medikament richtig lagern
- 6R-Regel beachten
- Wenn beides verordnet ist, Augentropfen vor Augensalbe applizieren
- Nebenwirkung und Heilungsverlauf kontrollieren

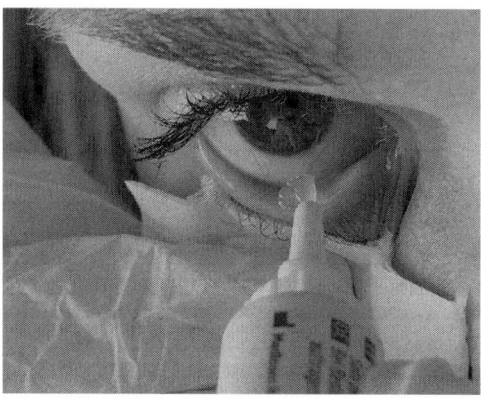

Abb. 11.6: Gabe von Augensalbe

11.5 Augenprothese

Eine Augenprothese, allgemein auch Glasauge oder Kunstauge genannt, ist ein kosmetischer Augenersatz und ein Hilfsmittel, das speziell von einem Ocularisten hergestellt wird (▶ Abb. 11.7). Die Augenprothese wird nach dem Verlust eines Auges, etwa durch einen Unfall oder nach einer Tumoroperation angefertigt und verhindert die damit verbundenen Schrumpfungstendenzen der Augenhöhle (Orbita). Außerdem gibt die Prothese dem Patienten Sicherheit, da die Orbita unauffällig und ästhetisch erscheint. Augenprothesen werden zumeist aus Kryolithglas gefertigt, da dieser Stoff gegenüber Kunststoffen verschiedene Vorteile aufweist. Vor allem verteilt sich wegen der sehr glatten Oberfläche die Tränenflüssigkeit gleichmäßiger. Zudem ist Kryolithglas resistenter gegen externe Einflüsse, wie z. B. Salze aus dem Tränenfilm und somit langlebiger. In der Regel muss ein Glasauge alle zwölf Monate ersetzt werden, wobei diese Zeitspanne je nach Material und Beanspruchung schwanken kann.

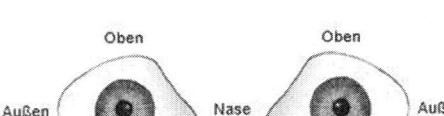

Abb. 11.7: Typische Prothesenform

11.5.1 Herausnehmen der Prothese

Benötigte Materialien:

- Weiches Handtuch
- Spiegel
- Einmalhandschuhe
- Baumwollkompressen
- Stumpfes Stäbchen
- 0,9 %ige NaCl-Lösung
- Reinigungsbehälter
- Aufbewahrungsbox für die Prothese

Die Pflegefachkraft wäscht und desinfiziert sich vorab die Hände. Der Betroffene sollte sich an einen Tisch setzen, auf den ein weiches Handtuch gelegt wird, um gegebenenfalls eine herabfallende Prothese aufzufangen. Der vorbereitete Spiegel wird so aufgestellt, dass der Prothesenträger das Geschehen verfolgen und idealerweise möglichst viele Handgriffe eigenständig erledigen kann. Der Spiegel dient in diesem Fall der Selbstkontrolle.

Ist ein eigenständiges Herausnehmen der Prothese nicht möglich, wird der Patient von einer Pflegefachkraft unterstützt und gebeten, nach oben zu sehen und den Kopf in den Nacken zu legen. Die Pflegefachkraft zieht sich Einmalhandschuhe an und schiebt vorsichtig das Unterlid nach unten, bis sie den unteren Rand der Prothese erkennen kann. Mit der Hand oder mit dem Stäbchen fasst sie nun den unteren Rand der Augenprothese und hebt diese heraus (▶ Abb. 11.8).

11.5.2 Reinigung und Lagerung

Nachdem die Prothese entfernt wurde, sollten diese und die Augenhöhle gereinigt sowie auf Veränderungen kontrolliert werden.

Augenhöhle (Orbita)

Die Lidspalte, d. h. die Öffnung zwischen Ober- und Unterlid, wird mit einer angefeuchteten Kompresse vorsichtig ausgewischt und auf Auffälligkeiten kontrolliert. Veränderungen, wie Rötung, Schwellung, Schmerzen, Sekretabsonderungen oder ein veränderter Tränenfluss, können Hinweise auf eine Erkrankung der Augenhöhle geben. Wird eines dieser relevanten Symptome erkannt, sollte eine fachärztliche Untersuchung zur genauen Abklärung erfolgen.

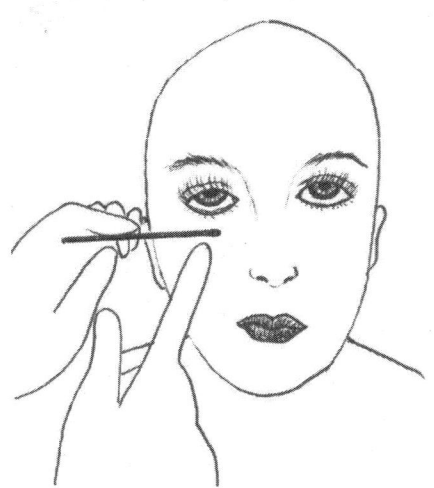

Abb. 11.8: Herausnahme der Prothese

Prothese

Bei Verschmutzungen wird die Prothese für zehn Minuten in Kochsalzlösung gelegt und im Anschluss gut abgespült. Eine längere Einweichzeit ist zu vermeiden. Alternativ kann die Augenprothese unter fließendem Wasser gesäubert werden. Dabei sollte die Pflegefachkraft auf eine lauwarme Wassertemperatur achten. Plötzlich einsetzende Temperaturschwankungen schädigen das Glas. Zudem sollte das Handwaschbecken bereits zur Hälfte mit stehendem Wasser gefüllt sein, um dem Zerbrechen des Glasauges bei einem Herabfallen vorzubeugen. Wenn keine Verunreinigungen sichtbar sind, reicht es zumeist, die Prothese mit NaCl-Lösung abzuspülen. Die Augenprothese sollte nicht über Nacht in Wasser gelagert werden, da dies zu Kalkablagerungen führen kann. Nach dem Spülen wird das Glasauge mit einem weichen Handtuch getrocknet. Zur Lagerung sollte ausschließlich der vorgesehene Behälter verwendet werden.

Die Prothese wird auf Schäden oder Veränderungen überprüft. Ein Beispiel hierfür wäre eine raue, zerkratzte Oberfläche oder eine abgebrochene Stelle. Sollte dies der Fall sein, darf das Glasauge nicht weiter getragen werden, um Verletzungen der Schleimhäute und der Augenhöhle zu verhindern. Die Folge wären ein erhöhter Tränenfluss und gelbliches Sekret. In diesem Fall muss die Prothese erneuert werden. Bei hartnäckigen Anhaftungen wird die Reinigung nur vom Ocularist vorgenommen.

11.5.3 Einsetzen der Augenprothese

Vor dem Einsetzen der Prothese können verschriebene Augensalben oder -tropfen in die Augenhöhle eingegeben werden. Die Prothese wird mit Kochsalzlösung angefeuchtet und kann, soweit möglich, selbstständig eingesetzt werden. Ist dies nicht ohne Hilfestellung möglich, wird der Patient gebeten, nach oben zu sehen und den Kopf in den Nacken zu legen. Im Anschluss fasst die Pflegefachkraft die Prothese an der breitesten Stelle mit dem Daumen und dem Zeigefinger. Sie hebt das Oberlid leicht an und schiebt die Prothese in die Lidfalte (▶ Abb. 11.9). Nun wird das Unterlid heruntergezogen, damit die Prothese in den Bindehautsack gleiten kann. Der Patient wird befragt, ob der Sitz angenehm ist. Häufig bildet sich eine Luftblase unter dem Glasauge, die die Prothese leicht anhebt. Ein sanfter Druck auf das Glas löst dieses Problem. Der Patient wird gebeten, mehrfach zu blinzeln. Die Pflegefachkraft kontrolliert den korrekten Sitz der Prothese: Der spitze Teil weist in Richtung Nase, der breitere Teil zeigt zur Schläfe.

Eine regelmäßige Kontrolle der Augenhöhle durch den Augenarzt und die jährliche Erneuerung der Augenprothese durch einen fachkundigen Spezialisten für deren Herstellung und Anpassung (Ocularist) gewährleistet ein problemloses Tragen der Prothese. Eine Augenprothese ist ein medizinisches Hilfsmittel und damit rezeptpflichtig.

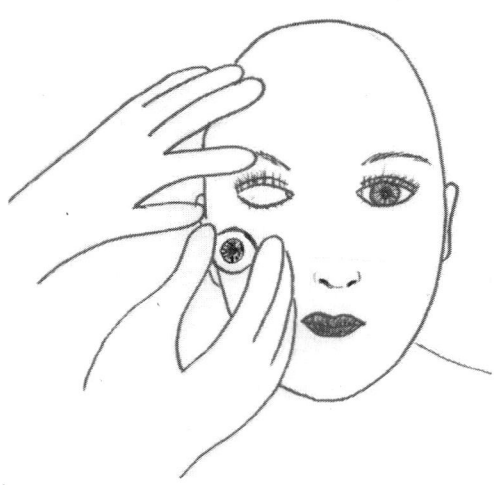

Abb. 11.9: Einsetzen der Augenprothese

11.5.4 Psychosoziale Betreuung

Viele Menschen mit Augenprothese haben große Angst davor, auch das zweite Auge zu verlieren. Bei Tätigkeiten und Sportarten, die ein erhöhtes Verletzungsrisiko für das Auge mit sich bringen, sollte eine Brille als Schutz getragen werden. Das Leben mit einem künstlichen Auge stellt zunächst eine neue und ungewohnte Situation dar. Vor allem in den ersten Monaten nach der Operation fühlen sich viele Betroffene unsicher bei der Verrichtung der täglichen Handgriffe. Häufig wird die Prothese als belastend empfunden. In den ersten Wochen nach der Operation sollte dem Betroffenen Zeit gegeben werden, das Geschehene zu verarbeiten. Ist der Patient bereit dazu, sollte er möglichst selbstständig die Pflege der Prothese durchführen und ermutigt werden, am sozialen Leben teilzunehmen.

Checkliste zur Augenprothese:

- Augenhöhle auf Veränderungen inspizieren
- Glasauge auf Schäden kontrollieren
- Reinigung und richtige Lagerung beachten
- Sitz der Prothese kontrollieren (schmerzfrei)
- Kontrolltermine einhalten

11.6 Fazit

Für den Erhalt der Augengesundheit spielen viele Aspekte eine Rolle. Eine wichtige Funktion nimmt dabei die Pflege ein, da sie dazu beiträgt, dass Erkrankungen an den Augen wahrgenommen und richtig behandelt werden. Pflegefachkräfte sind aufgrund ihrer Qualifikation ein Bindeglied zwischen Patient und Facharzt. Darüber hinaus geben sie wichtige pflegerische Informationen an weitere Mitarbeitende in der Pflegeeinrichtung sowie auch an die Angehörigen der Senioren weiter, damit diese die Auswirkungen einer Erkrankung einordnen und entsprechend mit diesen umgehen können.

Neben der medizinischen Versorgung darf auch das psychosoziale Wohlbefinden nicht unterschätzt werden, da es maßgeblich zu einem positiven Heilungsverlauf beiträgt. Daher sind die Kommunikation mit den betroffenen Senioren und das aktive Einbinden in alle Maßnahmen essenziell.

Standardisierte Abläufe, beispielsweise durch den Einsatz von Pflegestandards, können eine Unterstützung sein, um eine Routine für die notwendigen Behandlungsschritte zu entwickeln. Dies erleichtert die Durchführung von pflegerischen Tätigkeiten ebenso wie die Einarbeitung neuer Mitarbeiter, führt zu mehr Arbeitssicherheit, ist bei der Pflegedokumentation behilflich und sichert die Pflegequalität (vgl. Weitl 1997, S. 9).

Literatur und Quellen

Als Quelle für die abgedruckten Pflegestandards wurde das Portal für Qualitätsmanagement und Service in der geriatrischen Pflege – das Altenpflegemagazin im Internet (www.pqsg.de) verwendet.

Weitl J (1997) Pflegestandards im Krankenhaus. Organisationsstandards der Pflegestationen – Allgemeine und spezielle Pflege. Hannover: Schlütersche https://www.pschyrembel.de/Pflegestandard/S01TX (Zugriff am: 15.06.2021)

Teil III
Bewusstseinsbildung und Prävention

12 Kommunale Prävention und Gesundheitsförderung

Carina Sauter

Zusammenfassung

- Auf kommunaler Ebene sind zielgruppenspezifische Angebote für Menschen mit einer Sehbeeinträchtigung noch zu verbessern.
- Kommunale Präventionsarbeit sollte nach dem Settingansatz erfolgen und Maßnahmen der Verhaltens- und Verhältnisprävention beinhalten. Dies bedeutet, die Kompetenzen jedes Einzelnen zu fördern, aber auch die äußeren Verhältnisse so zu gestalten, dass gesundheitsfördernde Lebensbedingungen ermöglicht werden.
- Ansätze für kommunale Präventionsmaßnahmen zum Thema Sehen können in fünf Kategorien gegliedert werden: Wissen fördern, Vernetzung unterstützen, Versorgungssituation verbessern, Wohn- und Lebensraum gestalten und das Thema Sehen in die Kommunalpolitik integrieren.

12.1 Prävention und Gesundheitsförderung

Mit zunehmendem Lebensalter erhöht sich die Wahrscheinlichkeit für Erkrankungen, die mit körperlichen und kognitiven Einschränkungen verbunden sind. Mit am häufigsten sind kardiometabole Erkrankungen, wie z. B. Bluthochdruck sowie Erkrankungen des Muskel-Skelett-Systems, bei Menschen ab 65 Jahren zu beobachten. Aber auch Einschränkungen der Hör- oder Sehfähigkeit steigen mit zunehmendem Lebensalter. Zudem ändern sich die eigenen Lebensbedingungen und auch das soziale Umfeld wandelt sich (vgl. Robert Koch-Institut (RKI) 2015). In all diesen Veränderungen ist die Aufrechterhaltung der alltagsrelevanten Funktionen und Selbstständigkeit von großer Priorität, um die subjektive Gesundheit und Lebensqualität der Senioren zu erhalten bzw. zu fördern und Pflegebedürftigkeit abzuwenden (vgl. Hollbach-Grömig & Seidel-Schulze 2007; Pohlmann 2016; Robert Koch-Institut (RKI) 2015).

An dieser Stelle möchten Angebote der Gesundheitsförderung und Prävention ansetzen. Während Gesundheitsförderung dazu beiträgt, gesundheitliche Ressourcen zu steigern (vgl. Kruse 2002) und Bedingungen zu schaffen, die eine gesunde Entwicklung begünstigen, beschäftigt sich Prävention mit Möglichkeiten zur Vermeidung und Bekämpfung von Erkrankungen. Der Begriff Prävention beinhaltet außerdem Maßnahmen, die der Vermeidung von funktionellen Einschränkungen im Falle eines Krankheitseintritts dienen (vgl. Pohlmann 2016).

Der Präventionsbegriff kann jedoch noch weiter gefasst werden. Pohlmann (2016) verwendet Prävention als Sammelbegriff, der Ansätze der Gesundheitsförderung miteinbezieht, die dazu dienen die eigene Selbstbestimmung und Funktionalität zu steigern. Prävention wird somit weiter ausgedehnt, bezieht sich nicht nur auf die Krankheitsvermeidung, sondern beinhaltet außerdem verschiedene Maßnahmen zur Aufrechterhaltung und Steigerung der Gesundheit. Wenn in diesem Beitrag von Prävention gesprochen wird, so soll hierunter der weitergefasste Präventionsbegriff verstanden werden.

> »Prävention im Alter zielt nach diesem Verständnis grundsätzlich darauf ab, Menschen vor vermeidbaren Krisen und Belastungen im höheren Lebensalter zu schützen, ihre Bewältigungspotenziale lebenslang zu stärken und bereits in Erscheinung getretenen Beeinträchtigungen möglichst effizient zu begegnen« (ebd., S. 16).

Hierbei ist zu betonen, dass Prävention im Alter nicht aufhören soll. Laut Kruse (2002) können neben den Gesundheitsrisiken im hohen Alter wie Stürzen und sturzbedingten Verletzungen, Erkrankungen des Gebisssystems, kardiovaskulären Erkrankungen oder Harninkontinenz auch Einbußen des Hörens und Sehens durch Prävention deutlich verringert werden. Auch wenn bereits Erkrankungen diagnostiziert und Symptome vorhanden sind, können diese bei frühzeitiger Diagnose vermieden oder gelindert werden, um so die Selbstständigkeit und Lebensqualität der Betroffenen zu fördern (vgl. Kruse 2002). Prävention sollte daher zu jedem Zeitpunkt geplant und ganzheitlich initiiert werden. Doch wie kann dies im Hinblick auf das Sehen ganz praktisch aussehen?

Eine Möglichkeit, ganzheitlich Prävention zum Thema Sehen zu gestalten, ist die Prävention auf kommunaler Ebene. Dieser Artikel versucht, Antworten zu geben und Wege hierfür aufzuzeigen und legt den Fokus auf kommunale Präventionsstrategien, um Beeinträchtigungen des Sehens zu verringern oder frühzeitig abzuwehren. Welche Schritte können präventiv getan werden, wenn das Sehen bei älteren Menschen nachlässt, welche Präventionsansätze gibt es hierfür und wie kann die konkrete Umsetzung in der Kommune aussehen? Alle Vorschläge, die im Folgenden beschrieben werden, verfolgen das Ziel, dem Entstehen von Sehbeeinträchtigungen vorzubeugen bzw. die Selbstständigkeit und Lebensqualität von Menschen mit einer Sehbeeinträchtigung zu steigern.

12.2 Kommunale Prävention

12.2.1 Präventionsangebote in der Kommune für Senioren

Laut einer deutschlandweiten repräsentativen Befragung von 180 Städten, Landkreisen und Gemeinden in 2015 durch die Bundeszentrale für gesundheitliche Aufklärung (BZgA) zur Gesundheitsförderung und Prävention sind Maßnahmen speziell für Kinder und Jugendliche auf kommunaler Ebene gut ausgebaut und entwickelt. Auch Maßnahmen zum Betrieblichen Gesundheitsmanagement sind fest in den Strukturen der Kommunen verankert. In der Umsetzung von Präventionsangeboten für ältere Menschen hingegen gibt es noch Verbesserungspotenzial. Es zeigte sich, dass verschiedene Zielgruppen von Angeboten im Bereich Prävention und Gesundheitsförderung in Städten und Gemeinden nicht erreicht werden. Ältere Menschen mit einer Seh- und/oder Hörbehinderung gehören zu 29,2 % diesen Zielgruppen an (vgl. Hollbach-Grömig & Frölich von Bodelschwingh 2015). Im

Jahr 2013 richteten sich die meisten Angebote mit Settingansatz vorwiegend an Kitas und Schulen, jedoch wurden nur ca. 8 % der Projekte in der Kommune, im Stadtteil oder in Pflegeeinrichtungen durchgeführt (vgl. Ludewig & Wolf 2016). Auch der Präventionsbericht 2020 der gesetzlichen Krankenkassen weist ähnliche Ergebnisse auf. Im Jahr 2019 richteten sich nur 8 % der Präventionsaktivitäten in den Lebenswelten an jüngere Alte (68–80 Jahre) und nur 4 % an Betagte und Hochbetagte (über 80 Jahre) (vgl. Bauer et. al. 2020). Dies zeigt, dass zielgruppenspezifische Angebote für ältere Menschen nur in geringem Ausmaß umgesetzt werden und die Zielgruppe noch nicht vollständig erreicht wird. Daraus lässt sich folgern, dass auch das Thema »Sehen im Alter« wenig im Fokus ist. Eine Verbesserung auf kommunaler Ebene sollte daher angestrebt werden.

12.2.2 Die Kommune als Ort für Prävention

Prävention und Gesundheitsförderung stellen eine gesamtpolitische Aufgabe dar. Deshalb gibt es eine Vielzahl an verantwortlichen Akteuren und Institutionen für deren Umsetzung auf unterschiedlichen Ebenen: der Bundes- und der Länderebene sowie auf der kommunalen Ebene. Kommunen sind zuständig für die »Gestaltung der Lebensverhältnisse der Menschen vor dem Hintergrund des demografischen Alterns der Bevölkerung« (vgl. Kuhlmann & Koch 2009, S. 5). Da Gesundheit häufig von den Lebensverhältnissen abhängt, stellt die Kommune daher eine Lebenswelt dar, in der Senioren von Angeboten zur Prävention und Gesundheitsförderung profitieren können (ebd.). Kommunen haben somit die Aufgabe, gesundheitsförderliche Lebenswelten zu schaffen, Gemeinschaftsaktionen zu initiieren, die die Gesundheit fördern, und Gesundheitsdienste zu gewährleisten (vgl. Landeszentrum Gesundheit Nordrhein-Westfalen 2018).

12.3 Strategien der kommunalen Präventionsarbeit

12.3.1 Settingansatz

Eine Strategie zur erfolgreichen Umsetzung von Präventionsangeboten in der Kommune ist der Settingansatz. Der Grundgedanke dieses Ansatzes spiegelt die Aussagen der Ottawa-Charta der Weltgesundheitsorganisation wider. Diese besagen, dass Gesundheit nicht nur von individuellem Verhalten abhängt, sondern auch von den Verhältnissen, in denen der Mensch lebt (vgl. Weltgesundheitsorganisation 1986). Um den Gesundheits- und Krankheitszustand genauer erklären zu können, sollten außerdem Determinanten betrachtet werden, die sich positiv und negativ auf die Gesundheit auswirken. Diese sind z. B. individuelle und soziale Faktoren, aber auch Bedingungen im eigenen sozioökonomischen, kulturellen und physischen Umfeld, wie z. B. Lebens- und Arbeitsbedingungen (vgl. Hurrelmann & Richter 2018). Dies bedeutet, dass die äußeren Bedingungen der Kommune einen Einfluss auf die Gesundheit der Menschen haben und eine Veränderung dieser Lebensbedingungen eine positive Wirkung auf die Gesundheit ausübt. Der Settingansatz verfolgt somit das Ziel, »die räumlichen, sozialen und institutionellen Strukturen so zu gestalten, dass verlässliche und dauerhafte Bedingungen für eine gesunde

Lebenswelt gegeben sind« (vgl. Bundeszentrale für gesundheitliche Aufklärung 2014, S. 2). Frei- und Grünflächen schaffen, Infrastrukturen ausbauen, Sport-, Kultur- und Präventionsangebote bereitstellen sowie gesundheitliche Dienstleistungen und Versorgungsstrukturen verbessern, sind Möglichkeiten, um den Settingansatz zu erfüllen.

Präventionsmaßnahmen lassen sich unterscheiden und zwei verschiedenen Kategorien zuordnen: der Verhaltens- und der Verhältnisprävention. Unter Verhaltensprävention werden Aktivitäten verstanden, die am Verhalten der Menschen ansetzen. Das Ziel ist dabei, ein Bewusstsein dafür zu schaffen, dass jeder Mensch selbst für seine Gesundheit verantwortlich ist und etwas dazu beitragen kann. Die Verhaltensprävention möchte die Selbstwirksamkeitserwartungen steigern, Lösungsansätze und Bewältigungsstrategien fördern und Anreize zum Handeln schaffen. Die individuellen Kompetenzen und Ressourcen jedes Einzelnen sollen hierbei gefördert werden. Dies kann z. B. durch Überzeugungsarbeit oder Bildungsangebote erfolgen (vgl. Gold et al. 2014; Pohlmann 2016). Die Verhältnisprävention hingegen beinhaltet Strategien, die auf eine Veränderung und Entwicklung der Strukturen abzielen. Dies bedeutet, dass Gesundheitsrisiken in der Umwelt reduziert und gesundheitsfördernde Lebens- und Arbeitsbedingungen geschaffen werden. Somit entstehen Rahmenbedingungen, die zur Gesundheit der Menschen beitragen (vgl. Gold et al. 2014).

Da Gesundheit sowohl durch das Verhalten als auch durch die Verhältnisse beeinflusst wird, sollte im Settingansatz ein Zusammenspiel von Maßnahmen aus beiden Kategorien erfolgen. Im Hinblick auf das Thema Sehen sollten Angebote initiiert werden, die sowohl am Verhalten der Senioren als auch an den Strukturen der Kommune, wie z. B. die Verbesserung der sehgerechten Barrierefreiheit in öffentlich zugänglichen Gebäuden oder der augenärztlichen Versorgung, ansetzen. Die Kommunalpolitik fungiert als koordinierende Instanz, um die verschiedenen Angebote mit mehreren beteiligten Akteuren (▶ Abb. 12.1) abzustimmen, sodass unterschiedliche Maßnahmen geplant und umgesetzt werden und die Senioren davon profitieren können (vgl. Bundeszentrale für gesundheitliche Aufklärung 2014).

12.3.2 Empowerment, Partizipation der Zielgruppe und Vernetzung der Beteiligten

Neben der Umsetzung von Angeboten zur Verhaltens- und Verhältnisprävention gibt es weitere Prinzipien und Standards, die zu einer nachhaltigen Präventionsstrategie beitragen. Pott (2016) nennt hierbei die Begriffe Empowerment und Partizipation. Darunter versteht man, dass persönliche Kompetenzen gestärkt und die Zielgruppen in die Entwicklung von kommunalen Präventionskonzepten einbezogen werden. Bei allen Aktivitäten sollte jederzeit die Heterogenität der Zielgruppe berücksichtigt werden. Die Lebensumstände, finanzielle Absicherungsmechanismen, berufliche und kulturelle Hintergründe sowie persönliche Interessen sind bei jedem Menschen verschieden. Besonders ältere Menschen haben bereits viele unterschiedliche Situationen erlebt, wie z. B. schulischer und beruflicher Werdegang, Familiengestaltung oder persönliche Erlebnisse, die individuell prägen (vgl. Pott 2016). Eine beginnende Sehbeeinträchtigung wird von jeder Person anders wahrgenommen, was zudem zur Heterogenität der Zielgruppe beiträgt. Diese Vielfältigkeit sollte speziell bei der Gestaltung von partizipativen Präventionsangeboten für ältere und sehbeeinträchtigte Menschen betrachtet werden. Zur Umsetzung der Angebote sollte ein an den Ressourcen orientierter Ansatz gewählt werden, der sich auch an den

Bedürfnissen der sehbeeinträchtigten Menschen orientiert. Dies trägt dazu bei, ältere und sehbeeinträchtigte Menschen in ihrer Selbstständigkeit, Selbstbestimmtheit, sozialen Integration und Gesundheit zu unterstützen (vgl. ebd.).

Ein weiterer wichtiger Aspekt zur erfolgreichen Umsetzung von Prävention in der Kommune ist die Vernetzung der verschiedenen Beteiligten vor Ort (vgl. ebd.). Nur wenn ein Austausch gegeben ist, können Angebote abgesprochen sowie geeignete Zugangswege und Angebotsformen identifiziert werden. Eine Zusammenarbeit der Verantwortlichen aus unterschiedlichen Sektoren, u. a. aus den Bereichen Bildung, Gesundheit, Dienstleistung, Städteplanung, ist hierbei zwingend notwendig.

Um Präventionsangebote zum Thema Sehen ganzheitlich auf kommunaler Ebene umsetzen zu können, bedarf es einer Vielzahl an Akteuren, die in der folgenden Grafik (▶ Abb. 12.1) dargestellt sind. Im Zentrum stehen Senioren mit oder ohne Sehbeeinträchtigung, die in der Kommune leben. Diese stellen die Zielgruppe dar, die von kommunalen Präventionsprogrammen angesprochen werden. Im zweiten Kreis sind verschiedene Personen und Berufsgruppen dargestellt, die in einem engen Bezug zur Zielgruppe stehen, wie z. B. Angehörige und Freunde und medizinisches und pädagogisches Personal, das zur Gesundheitskompetenz der Senioren beitragen kann. Der nächste Kreis beinhaltet Organisationen, Einrichtungen, Vereine und weitere Beteiligte, die Präventionsangebote mitgestalten. Der äußerste Kreis stellt mögliche Sponsoren, Unterstützer oder Organisatoren dar.

Alle dargestellten Akteure sind Teil des Settings »Kommune«. Wie die Kommune stellt auch die Pflegeeinrichtung ein eigenes Setting dar, in welchem Angebote zur Verhaltens- und Verhältnisprävention initiiert werden können. Die in der Grafik dargestellten Personen, Berufsgruppen bzw. Einrichtungen können daher auch als Partner für eine Zusammenarbeit mit der Pflegeeinrichtung gesehen werden. Durch Kooperationen kann ein Netzwerk geschaffen werden, um so die Senioren umfassend zu unterstützen und zu beraten (weitere Informationen zu diesem Thema ▶ Teil I, Kap. 4.4).

Teil III Bewusstseinsbildung und Prävention

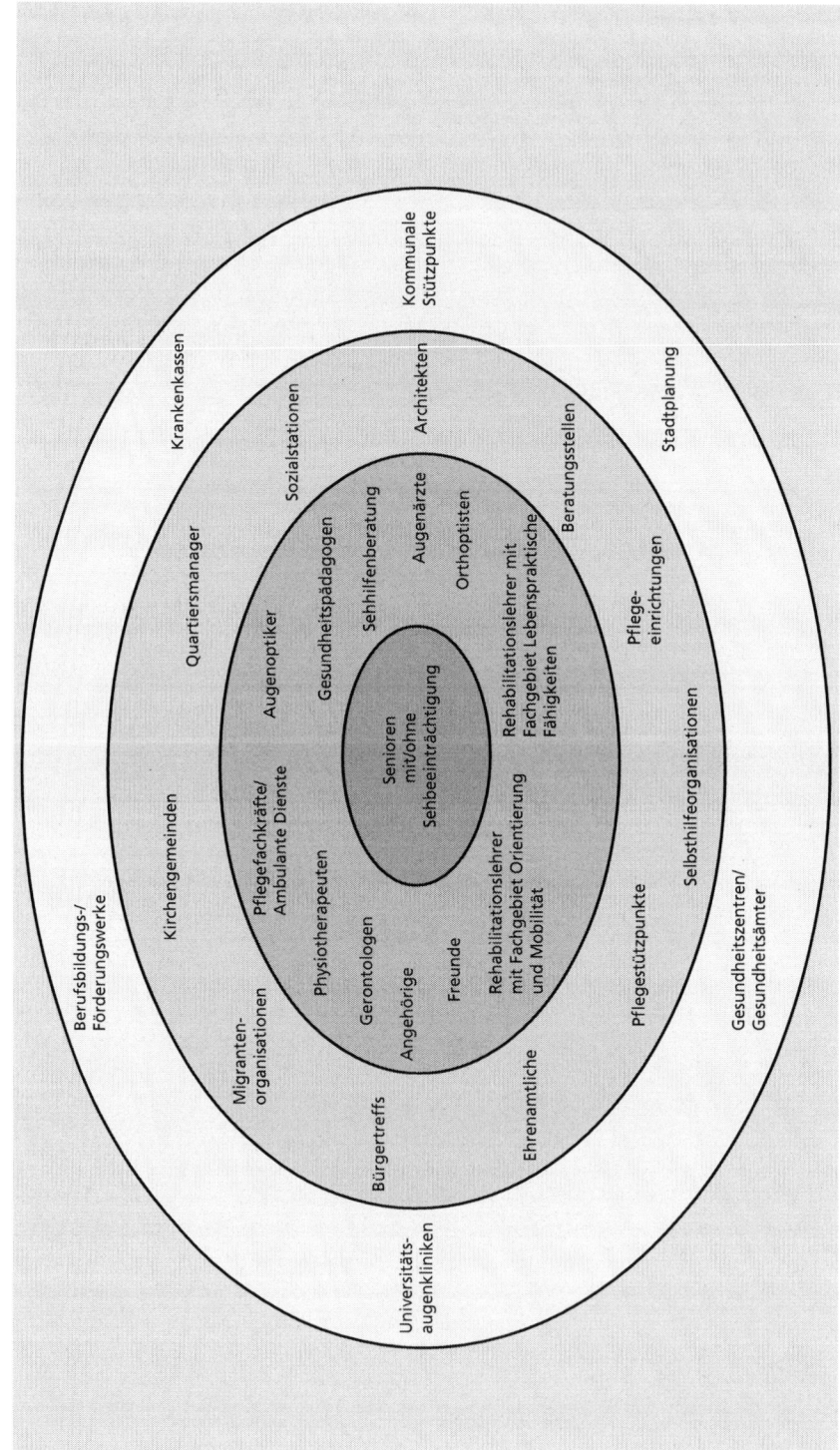

Abb. 12.1: Darstellung aller beteiligten Akteure

12.4 Mögliche Präventionsmaßnahmen zum Thema Sehen auf kommunaler Ebene

12.4.1 Maßnahmen zur Verhältnis- und Verhaltensprävention

Auf Grundlage der beschriebenen Kriterien einer nachhaltigen kommunalen Präventionsstrategie lassen sich mögliche Maßnahmen zur Gestaltung von Prävention auf kommunaler Ebene zum Thema Sehen entwickeln (▶ Tab. 12.1). Diese stellen sowohl Möglichkeiten der Verhältnis- als auch der Verhaltensprävention dar.

Thematisch können die Aktivitäten in fünf Kategorien aufgeteilt werden:

1. Wissen fördern
2. Vernetzung unterstützen
3. Versorgungssituation verbessern
4. Wohn- und Lebensraum gestalten
5. Thema Sehen in die Kommunalpolitik integrieren

Tab. 12.1: Maßnahmen der Verhältnis- und Verhaltensprävention zum Thema Sehen in der Kommune, eigene Zusammenstellung unter Einbezug folgender Quellen: Bayerisches Staatsministerium für Gesundheit und Pflege 2020; Bundesministerium für Gesundheit 2021; HyperJoint GmbH 2020; KfW 2020; Krupp 2020; Kruse 2002; Osterloh 2016; Sachverständigenrat 2005

	Verhältnisprävention	Verhaltensprävention
Wissen fördern	Wissen von Beteiligten in der Kommune zum Thema »Sehen im Alter« fördern • Inhalte in Ausbildungsgänge bei Berufsbildungs-/Fortbildungswerken integrieren • Fortbildungen für Angehörige von Senioren, medizinischem Fachpersonal und Architekten → Ausbildung von Multiplikatoren • Großflächig angelegte Informationskampagnen	Wissen von Senioren zum Thema »Sehen im Alter« fördern • Kommunale (Gesundheits-) Magazine • Informationsveranstaltungen/ Bildungsveranstaltungen • Seniorenwochen, Gesundheitstage, Gesundheitskurse • Angebote von Seniorenvereinigungen, Kirchengemeinden, Bürgertreffs, kommunalen, öffentlichen Gesundheitszentren
Vernetzung unterstützen	• Vernetzung von verschiedenen lokalen Akteuren wie z. B. Ärzte, Augenoptiker, Ehrenamtliche, Mitarbeiter bei Beratungsstellen und Selbsthilfeorganisationen, in Freizeit- und Bildungseinrichtungen, in Gesundheitsämtern und Krankenkassen, bei Migrantenorganisationen, in Pflegeeinrichtungen und bei Pflegestützpunkten, in Sozialstationen und Quartiersmanager mit dem Ziel, ältere sehbeeinträchtigte Menschen zu erreichen und Gesundheitskompetenzen zu stärken.	Individuelle gegenseitige Unterstützung ermöglichen • Durch Bildung von Seniorengruppen • Durch Vernetzung mit dem Seniorenbeirat, damit sich dieser auch für die Bedürfnisse von sehbeeinträchtigten Menschen engagiert.

Tab. 12.1: Maßnahmen der Verhältnis- und Verhaltensprävention zum Thema Sehen in der Kommune, eigene Zusammenstellung unter Einbezug folgender Quellen: Bayerisches Staatsministerium für Gesundheit und Pflege 2020; Bundesministerium für Gesundheit 2021; HyperJoint GmbH 2020; KfW 2020; Krupp 2020; Kruse 2002; Osterloh 2016; Sachverständigenrat 2005 – Fortsetzung

	Verhältnisprävention	Verhaltensprävention
Versorgungssituation verbessern	Verbesserung der Versorgungssituation in der Kommune • Anreize in der Kommune für Augenärzte/Orthoptisten/Augenoptiker schaffen, z. B. durch Bereitstellung von Praxisräumen, sodass Vorsorgeuntersuchungen sowie der Zugang zu Hilfs- und Heilmitteln leichter möglich sind. • Ausbau von Beratungsstellen	Steigerung der Motivation, individuelle Beratungen in Anspruch zu nehmen • Aufklärung und Werbung durch Beratungsstellen (Sehhilfenberatung (Low Vision), Selbsthilfegruppen)
Wohn- und Lebensraum gestalten	Äußere Gestaltung des Quartiers • Barrierefreie Gestaltung von öffentlich zugänglichen Wegen, Plätzen, Verkehrs- und Grünanlagen sowie öffentlich zugänglichen Gebäuden in der Kommune gemäß der DIN 18040 • Ausbau von Wohnberatungsstellen • Beratung von Architekturbüros, Wohnraumanbietern, Städteplanern, Quartiersmanagern zur alters- bzw. sehgerechten Gestaltung des Wohnumfeldes	Steigerung der Motivation, den eigenen Wohnbereich anzupassen • Aufklärung und Werbung durch Wohnberatungsstellen • Aufklärung und Inanspruchnahme von finanzieller Unterstützung bei wohnumfeldverbessernden Maßnahmen, z. B. durch die Pflegekasse bei einem Pflegegrad 1 bis 5
Thema Sehen in der Kommunalpolitik	• Bildung von Gesundheitsregionen • Thema Sehen in Kommunalen Gesundheitskonferenzen anbringen • Gesundheits- und Sozialberichterstattung als Grundlage für kommunale Entscheidungen	• Inanspruchnahme von finanziellen staatlichen Hilfen, z. B. bei Umbauten, bereitgestellt durch das Bundesministerium des Innern, für Bau und Heimat und der Kreditanstalt für Wiederaufbau

12.4.2 Praxisbeispiel anhand einer Seniorenwoche

Wie kommunale Präventionsarbeit praktisch gestaltet werden kann, soll am Beispiel einer Seniorenwoche in der Kommune erläutert werden. Mithilfe der Seniorenwoche mit dem Themenschwerpunkt »Sehen im Alter« soll Wissen vermittelt und das Bewusstsein für dieses Thema sowohl bei den Senioren als auch bei allen Beteiligten in der Kommune geschärft werden. Dazu werden verschiedene Mitwirkende einbezogen und unterschiedliche Angebote zur Verhaltens- und Verhältnisprävention initiiert. Der Hauptorganisator und finanzieller Unterstützer der Seniorenwoche ist das Kommunalunternehmen der Region in Zusammenarbeit mit dem ortsansässigen Gesundheitsamt sowie Senioreneinrichtungen im Umfeld. Augenärzte, Augenoptiker, Apotheken, Hausärzte, Beratungsstellen etc. sind inhaltlich beteiligt.

Im Folgenden werden Möglichkeiten aufgezeigt, wie verschiedene Themenschwerpunkte im Rahmen der Seniorenwoche an unterschiedlichen Orten gestaltet werden können, die für alle Interessierten zugänglich sind.

Informationen zu kommunalen Veränderungen

Zu Beginn eröffnet der ortsansässige Bürgermeister die Seniorenwoche mit einer Rede. Dies könnte sowohl im kommunalen Gemeindezentrum als auch in einer Pflegeeinrichtung stattfinden. Hierbei stellt er das Programm der Seniorenwoche dar und informiert die Bürger über geplante Veränderungen, wie z. B. die barrierefreie Umgestaltung der öffentlichen Wege, Plätze, Verkehrs- und Grünanlagen sowie öffentlich zugänglichen Gebäude in der Kommune nach der DIN 18040 (vgl. HyperJoint GmbH 2020). Besonders für sehbeeinträchtigte Menschen ist dieser Aspekt von großer Bedeutung, da durch die barrierefreie Gestaltung des äußeren Umfeldes die Mobilität, Orientierung, Selbstständigkeit und somit die Lebensqualität gesteigert werden können. Außerdem wird angekündigt, dass sich die Kommunen im Landkreis zu einer gesundheitsfördernden Region zusammenschließen, wie es beispielsweise in Bayern durch die *Gesundheitsregionen plus* umgesetzt wird. In solchen regionalen Netzwerken sollen auf kommunaler Ebene gemeinsame Lösungsstrategien zur Prävention und Gesundheitsförderung vor Ort entwickelt werden (vgl. Bayerisches Staatsministerium für Gesundheit und Pflege 2020).

Wissensvermittlung und Beratung zum Thema »Sehen im Alter« für alle Interessierten

Im Rahmen der Seniorenwoche öffnen verschiedene Beratungsstellen, wie z. B. die Sehhilfenberatung, die Pflegestützpunkte, Selbsthilfegruppe oder Augenoptiker, ihre Türen für alle Interessierten. Hierbei finden verschiedene Aktivitäten statt. Pflegestützpunkte bieten Vorträge und Sprechstunden bei offenen Fragen zu finanziellen Hilfsmöglichkeiten, z. B. bei Wohnraumanpassungen, an, in den Räumlichkeiten der Selbsthilfegruppen und Low-Vision-Beratungsstellen sind Sinnesparcours aufgebaut, um nachzufühlen, wie sich verschiedene Augenerkrankungen auswirken. Augenoptiker stellen vor, wie die Brille richtig gereinigt werden soll und bieten diesen Service für alle Interessierten am Tag der offenen Türe an. Bei all diesen Aktionen werden die Senioren darauf aufmerksam gemacht, wie wichtig es ist, Vorsorgeuntersuchungen zur Augengesundheit durchführen zu lassen und verschiedene Beratungsangebote in Anspruch zu nehmen. Dadurch werden die Senioren in ihrer Gesundheitskompetenz gestärkt.

Schulung von Fachkräften

Während der Seniorenwoche werden spezielle Seminare für Mitarbeitende von Pflegeeinrichtungen und Kliniken sowie ambulanten Diensten angeboten. Sie können sowohl im kommunalen Gemeindezentrum als auch in der Pflegeeinrichtung durchgeführt werden. In diesen Seminaren werden konkrete Tipps vermittelt, wie Senioren mit einer Sehbeeinträchtigung oder Blindheit bestmöglich in ihrer Selbstständigkeit unterstützt werden können. Die Seminare verfolgen das Ziel, das Wissen des Pflege- und Betreuungspersonals der Einrichtung sowie der ambulanten Dienste zu fördern und tragen dazu bei, die Teilnehmenden als Multiplikatoren für das Thema Sehen zu gewinnen. Folglich können diese Berufsgruppen Menschen mit einer Sehbeeinträchtigung bzw. solche, die davon gefährdet sind, bestmöglich beraten und frühzeitig auf weitere Hilfs- und Beratungsangebote und Programme aufmerksam machen. Auf diese Art können sich sowohl im Setting »Kommune« als auch im Setting »Pflegeeinrichtung« gesundheitsförderliche Lebensbedingungen für Menschen mit einer Sehbeeinträchtigung entwickeln.

Offene Bürgertreffs

In Kirchengemeinden, Migrantenorganisationen oder auch im kommunalen Gemeindezentrum gibt es die Möglichkeit, andere Senioren kennenzulernen. Hieraus können offene Bürgertreffs und regelmäßige Seniorengruppen zur gegenseitigen individuellen Unterstützung entstehen. Dadurch werden Räume geschaffen, in denen sich Senioren aktiv einbringen, ein Austausch stattfindet, Probleme und Herausforderungen bei Sehbeeinträchtigungen besprochen und gemeinsame Lösungswege erarbeitet werden können. Als Unterstützung können auch regionale Selbsthilfegruppen für blinde und sehbeeinträchtigte Menschen miteinbezogen werden. Die Zielgruppe wird hierbei aktiv in die Planung der Maßnahmen einbezogen und gestaltet diese mit (Partizipation). Hierbei kann der Grundsatz der Modellierung einen positiven Effekt bewirken (vgl. Bartholomew Eldredge et al. 2016). Dies bedeutet, dass ältere Menschen, die selbst von einer Sehbeeinträchtigung betroffen sind und gelernt haben, damit umzugehen bzw. Hilfsmöglichkeiten in Anspruch zu nehmen, zu Vorbildern der anderen Senioren werden. Die Vorbilder können die Senioren darin unterstützen, selbst aktiv zu werden und weitere Schritte für ihre Augengesundheit zu gehen – auch über die Seniorenwoche hinaus.

Beratung zur Wohnraumgestaltung

Architekturbüros, Städteplaner oder Wohnberatungsstellen bieten in ihren Räumlichkeiten Vorträge zur individuellen sehgerechten Wohnraumgestaltung an. Hierbei wird durch individuelle Beratung und Austausch besonders auf Sturzgefahren zu Hause hingewiesen und Möglichkeiten werden aufgezeigt, wie durch die sehbezogene Barrierefreiheit zu Hause die Orientierung und Selbstständigkeit gestärkt werden können. Dies trägt dazu bei, die Motivation der Senioren zu steigern und Angebote der Wohnberatung in Anspruch zu nehmen, um den eigenen Wohnbereich sehgerecht anzupassen.

Unterstützende Aufklärungs- und Werbemaßnahmen

Neben den angebotenen Veranstaltungen und Aktivitäten werden bereits im Vorfeld der Seniorenwoche unterstützende Aufklärungs- und Werbemaßnahmen umgesetzt. Aushänge an Plakatsäulen oder Bushaltestellen mit Informationen zur Augengesundheit, Themenartikel im Gemeindeblatt oder im kommunalen (Gesundheits-)Magazin können Senioren ansprechen und Inhalte zum Thema Sehen und Hilfsmöglichkeiten bei Veränderungen des Sehens vermitteln. Dies trägt dazu bei, sowohl für die Seniorenwoche zu werben als auch Wissen zum Thema Sehen im Alter zu fördern und Handlungskompetenzen bei allen Beteiligten der Kommune zu erweitern.

12.5 Fazit und Ausblick

Zusammenfassend lässt sich festhalten, dass in der Kommune optimale Rahmenbedingungen gegeben sind, um zielgruppenspezifische Präventionsangebote zum Thema »Sehen« umzusetzen. Da die Lebensverhältnisse eine entscheidende Rolle für die Gesundheit der Menschen spielen, ist die Entwicklung von kommunalen sehgerechten Strukturen für

Menschen mit einer Sehbeeinträchtigung von großer Bedeutung. Dies umfasst die Wissensvermittlung an alle Beteiligten der Kommune, die barrierefreie Gestaltung der Wege, Plätze und Gebäude sowie die Verbesserung der Versorgungssituation.

Damit präventive Angebote in der Kommune erfolgreich umgesetzt werden können, ist die Vernetzung ein zentraler Punkt. Eine Umsetzung kann nur gelingen, wenn alle Akteure effektiv zusammenarbeiten und gemeinsam das Ziel verfolgen, die Gesundheit und Lebensqualität älterer Menschen mit einer Sehbeeinträchtigung zu fördern. Das Aktionsbündnis »Sehen im Alter« ist eine bundesweite Initiative, die sich für die Vernetzung verschiedener Fachdisziplinen einsetzt. Sowohl auf politischer als auch auf gesellschaftlicher Ebene ist das Aktionsbündnis aktiv und könnte beispielsweise als wichtiger Ansprechpartner zur Umsetzung von kommunalen Präventionsangeboten fungieren.

Prävention sollte auch im Alter nicht vergessen werden, sondern ein Leben lang erfolgen. Im Hinblick auf das Thema Sehen bedeutet dies: sowohl vor dem Eintritt als auch im Falle einer Sehbeeinträchtigung. Wenn Prävention zu verschiedenen Zeitpunkten ansetzt, können Einschränkungen in der Selbstständigkeit und Lebensqualität für die Senioren so gering wie möglich gehalten werden. Damit dies gelingen kann, ist eine gesamtgesellschaftliche Bewusstseinsbildung für das Thema Sehen und Sehbeeinträchtigung bedeutsam. Eine Aufklärung und Sensibilisierung sollte sich daher nicht nur an Senioren richten, sondern an alle Beteiligten in der Kommune.

Ein weiterer bedeutsamer Schritt zur Verbesserung von präventiven Angeboten zum Thema Sehen ist der Ausbau der Präventionsforschung. Zum jetzigen Zeitpunkt gibt es nur wenige Daten darüber, wie Maßnahmen der Verhältnis- und Verhaltensprävention zum Thema Sehen im Alter gestaltet werden können, sodass diese auch von der Zielgruppe in Anspruch genommen werden. Zudem ist wenig bekannt, inwiefern zielgruppenspezifische Angebote zur Steigerung der Lebensqualität für sehbeeinträchtigte Menschen wirken. Die Umsetzung von einigen in diesem Beitrag vorgeschlagenen Ansätzen in der Kommune und der wissenschaftlichen Begleitung in allen Phasen könnte einen Beitrag hierfür leisten. Auf Grundlage dessen könnten weitere Präventionsmaßnahmen zum Thema Sehen geplant und initiiert werden, um so die Selbstständigkeit und Lebensqualität der Senioren bestmöglich zu fördern.

Literatur und Quellen

Bartholomew Eldredge L K, Markham C M, Ruiter R A C., Fernandez M E, Kok G, Parcel G S (2016) Planning health promotion programs: An intervention mapping approach. 4. Aufl. San Francisco: Jossey-Bass

Bauer S, Geiger L, Niggemann R, Seidel J (2020) Präventionsbericht 2020. Essen

Bayerisches Staatsministerium für Gesundheit und Pflege (2020) Gesundheitsregionen plus (https://www.gesundheitsregionenplus.bayern.de/#1559303809859-88c2f269-77d3b0d2-f94cf123-e76c, Zugriff am: 05.06.2020)

Bundesministerium für Gesundheit (2021) Wohnumfeldverbessernde Maßnahmen (https://www.bundesgesundheitsministerium.de/leistungen-der-pflege/wohnumfeldverbessernde-massnahmen.html, Zugriff am: 29.08.2021)

Bundeszentrale für gesundheitliche Aufklärung (2014) Gesundheitsförderung im Quartier bzw. Stadtteil (https://www.gesundheitliche-chancengleichheit.de/gesundheitsfoerderung-im-quartier/hintergruende-daten-materialien/, Zugriff am: 17.06.2020)

Gold C, Bräunling S, Geene R, Kilian H, Sadowski U & Weber A (2014) Aktiv werden für Gesundheit: Arbeitshilfen für kommunale Prävention und Gesundheitsförderung – Heft 1. 4.aktualisierte Aufl. Berlin: Gesundheit Berlin-Brandenburg

Hollbach-Grömig B & Frölich von Bodelschwingh F (2015) Gesundheitsförderung und Prävention - Zugangswege älterer Menschen auf kommunaler Ebene: Wiederholungsbefragung des Deutschen Instituts für Urbanistik (2015) (Forschung und Praxis der Gesundheitsförderung). Köln

Hollbach-Grömig B & Seidel-Schulze A (2007) Seniorenbezogene Gesundheitsförderung und Prävention auf kommunaler Ebene – eine Bestandsaufnahme (No. Band 33). Köln

Hurrelmann K & Richter M (2018) Determinanten von Gesundheit (https://www.leitbegriffe.bzga.de/alphabetisches-verzeichnis/determinanten-von-gesundheit/, Zugriff am: 20.01.2021)

HyperJoint GmbH (2020) DIN 18040-3:2014-12 Barrierefreies Bauen - Planungsgrundlagen - Teil 3: Öffentlicher Verkehrs- und Freiraum (https://nullbarriere.de/din18040-3.htm, Zugriff am: 10.06.2020)

KfW (2020) Barrierereduzierung- Investitionszuschuss (https://www.kfw.de/inlandsfoerderung/Privatpersonen/Bestandsimmobilie/Förderprodukte/Altersgerecht-Umbauen-Investitionszuschuss-(455)/, Zugriff am: 29.11.2020)

Krupp S (2020) Geriatrisches Assessment leitliniengerecht gestalten, Geriatrie Report, 15(4), S. 27–33.

Kruse A (2002) Gesund altern: Stand der Prävention und Entwicklung ergänzender Präventionsstrategien. Schriftenreihe des Bundesministeriums für Gesundheit. Vol. 146. Baden-Baden: Nomos Verlagsgesellschaft mbH & Co. KG

Kuhlmann A & Koch K (2009) Gesundheitsförderung und Prävention für ältere Menschen im Setting Kommune: Kurz-Expertise. Dortmund: Bundesministerium für Gesundheit.

Landeszentrum Gesundheit Nordrhein-Westfalen (2018) Verhältnisebene - Lebenswelten (https://www.lzg.nrw.de/ges_foerd/ges_foerd_alter/gesundheitsfoerderung_und_praevention/verhaeltnisebene/index.html, Zugriff am: 24.02.2020)

Ludewig K & Wolf R (2016) Prävention aus Sicht der Krankenkassen. In: Pohlmann S (Hrsg.) Alter und Prävention. Wiesbaden: Springer VS. S. 271-299

Osterloh F (2016) Ärztliche Versorgung auf dem Land: Die Kommunen sind gefordert, Deutsches Ärzteblatt, 113(18), S. 852–853

Pohlmann S (2016) Prävention im Alter verstehen - eine Einführung. In: Pohlmann S (Hrsg.) Alter und Prävention. Wiesbaden: Springer VS. S. 11–45

Pott E (2016) Präventiver Erhalt von Gesundheit und Aktivität im Alter. In: Pohlmann S (Hrsg.) Alter und Prävention. Wiesbaden: Springer VS. S. 65–83

Robert Koch-Institut (RKI) (2015) Gesundheit in Deutschland.: Gesundheitsberichterstattung des Bundes: gemeinsam getragen von RKI und DESTATIS. Berlin: RKI

Sachverständigenrat (2005) Gutachten 2005 »Koordination und Qualität im Gesundheitswesen« (https://www.svr-gesundheit.de/fileadmin/user_upload/Aktuelles/2005/PM_30._Mai_2005.pdf, Zugriff am: 20.03.2020)

Weltgesundheitsorganisation (1986) Ottawa-Charta zur Gesundheitsförderung, 1986 (http://www.euro.who.int/__data/assets/pdf_file/0006/129534/Ottawa_Charter_G.pdf, Zugriff am: 05.03.2020)

13 Prävention in stationären Pflegeeinrichtungen – Am Beispiel des bayerischen Präventionsprogramms »Gutes Sehen«

Arnela Dzinic

Zusammenfassung

- Mit dem Inkrafttreten des Präventionsgesetzes im Jahr 2015 wurden die Prävention für und die Gesundheitsförderung von älteren Menschen zum ersten Mal gesetzlich als verpflichtender Auftrag an die Pflegekassen festgelegt.
- Diese präventiven Leistungen sind anhand des Leitfadens »Prävention in stationären Pflegeeinrichtungen nach § 5 SGB XI« zu gestalten und können von den Pflegekassen oder durch Dritte im Auftrag der Pflegekassen durchgeführt werden.
- Der folgende Beitrag zeigt auf, wie das Präventionsgesetz zu deuten ist und wie es in der Praxis umgesetzt werden kann. Als Beispiel wird das bayerische Präventionsprogramm »Gutes Sehen in Pflegeeinrichtungen« vorgestellt.

13.1 Einleitung

Damit ältere Menschen ihre Selbstständigkeit möglichst lange erhalten können, spielen Gesundheitsförderung und Prävention eine große Rolle. Gesundheitsförderung umfasst die Steigerung von gesundheitlichen Ressourcen, während sich die Prävention auf das Vermeiden von gesundheitlichen Risiken bezieht. Beides steht im hohen Alter im engen Zusammenspiel (vgl. Kurse 2014, S. 91). In einer alternden Gesellschaft lohnen sich Prävention und Gesundheitsförderung nicht nur für jeden Einzelnen, sondern auch wirtschaftlich. Durch langfristige Prävention könnten theoretisch 25–30 Prozent der Gesundheitsausgaben in Deutschland verringert werden (vgl. Sachverständigenrat zur Begutachtung der Entwicklung im Gesundheitswesen 2000/2001).

Der Schwerpunkt der Prävention bei älteren Menschen liegt hauptsächlich auf der Aufrechterhaltung des Gesundheitszustandes sowie der Förderung der vorhandenen Gesundheitsressourcen, um somit neuen Erkrankungen vorzubeugen (vgl. Schüz & Ziegelmann 2012, S. 163). Damit Prävention erfolgreich sein kann, ist es wichtig, alle Lebensbereiche der Senioren zu berücksichtigen, da die Gesundheit nicht nur vom eigenen Lebensstil oder der genetischen Veranlagung abhängt, sondern auch von der sozioökonomischen Lage, dem sozialen Umfeld sowie von wirtschaftlichen Einflüssen.

Im Gesundheitswesen gibt es den Settingansatz, der diese unterschiedlichen Lebensbereiche (Lebenswelten) berücksichtigt bzw. fokussiert. Im Settingansatz werden die Rahmenbedingungen, unter denen Menschen leben, lernen und arbeiten, in die Gesundheitsförderungsprogramme miteinbezogen (vgl. Rosenbrock & Hartung 2015, S. 892). Für pflegebedürftige Menschen in stationären Pflegeeinrichtungen bedeutet dies, dass bei der Prävention nicht nur die Bewohner, sondern auch Mitarbeitende der Pflegeeinrichtung, Angehörige, Heimbeiräte, Ärzte, Pflegekassen, Rehabilitationseinrichtungen usw. in den Prozess eingebunden sind. Der Settingansatz findet sich auch in vielen Strategiemaßnahmen der WHO (World Health Organisation). In Deutschland ist der Ansatz unter anderem ein fester Bestandteil im Präventionsgesetz (vgl. ebd., S. 893).

13.2 Rahmenbedingungen des Präventionsgesetzes

13.2.1 Präventionsgesetz

Das Präventionsgesetz (PrävG) oder auch »Gesetz zur Stärkung der Gesundheitsförderung und der Prävention« trat im Juli 2015 in Kraft. Das Gesetz stärkt die Zusammenarbeit von Sozialversicherungsträgern, Ländern und Kommunen in den Bereichen Prävention und Gesundheitsförderung (vgl. Bundesministerium für Gesundheit 2019). Mit dem Inkrafttreten des Präventionsgesetzes wurde die Nationale Präventionskonferenz (NPK) eingeführt mit dem Ziel, eine bundesweite Präventionsstrategie zu entwickeln. Die Träger der NPK sind die gesetzlichen Kranken-, Unfall- und Rentenversicherungen sowie die soziale Pflegeversicherung, vertreten durch den GKV-Spitzenverband (vgl. Die Nationale Präventionskonferenz 2018).

Das Präventionsgesetz bildet die gesetzliche Grundlage für Prävention und Gesundheitsförderung für alle Altersgruppen. Unter anderem schreibt es den gesetzlichen Pflegekassen vor, Präventionsleistungen für pflegebedürftige Personen zu erbringen. Die Kriterien für die Leistungen der Pflegeversicherung zur Prävention und Gesundheitsförderung in stationären Pflegeeinrichtungen legt der Leitfaden »Prävention in stationären Pflegeeinrichtungen nach §5 SGB XI« fest. Der Leitfaden dient als Hilfestellung bei der Entwicklung, Unterstützung und Umsetzung von Angeboten zur Prävention und Gesundheitsförderung. Dieser wurde durch den GKV-Spitzenverband in Abstimmung mit den Verbänden der Pflegekassen und unter Beteiligung des Medizinischen Dienstes des Spitzenverbandes Bund der Krankenkassen (MDS) erstellt (vgl. GKV-Spitzenverband 2018).

13.2.2 Leitfaden Prävention

Laut Präventionsgesetz sind die Pflegekassen verpflichtet, Leistungen zur Prävention für Versicherte in stationären Pflegeeinrichtungen nach §71 Absatz 2 zu erbringen. Dies erfolgt durch die Entwicklung und/oder durch die Unterstützung der Umsetzung von Präventionsmaßnahmen. Das Gesetz sieht vor, dass die pflegebedürftigen Menschen und die Pflegeeinrichtungen in diesen Prozess eigebunden sind. Bei der Verabschiedung des Präventionsgesetzes wurde ein Betrag von 0,30 Euro pro Versicherten und pro Jahr für die Präventionsmaßnahmen festgesetzt. Für die Folgejahre wird dieser Betrag entsprechend angepasst (vgl. ebd., S. 6). Gemäß des Settingansatzes wird die Präventionsleistung unabhängig davon, bei welcher Pflegekasse die pflegebedürftige Person versichert ist, geleistet. Die Pflegekassen sind angehalten, für diese Aufgabe in Kooperationen zusammenzuarbeiten; wie genau dies gestaltet wird, ist nicht vorgegeben.

13.3 Präventionsziele in stationären Pflegeeinrichtungen

Was ist das Ziel von Prävention in Pflegeeinrichtungen? Allgemein trägt sie dazu bei, die Gesundheitsressourcen der Senioren zu stärken und Verschlechterungen des Gesundheitszustandes zu vermeiden.

Laut dem Präventionsgesetz sollen Pflegeeinrichtungen bei der Stärkung von gesundheitsfördernden Potenzialen unterstützt werden, indem gezielte Maßnahmen kontinuierlich umgesetzt und als Standard in die Pflegeeinrichtung implementiert werden (vgl. ebd., S. 11). Während die von den Pflegekassen finanzierten Interventionen zeitlich begrenzt sind, sollen die präventiven Angebote nachhaltig in den Pflegeeinrichtungen verankert werden. Dazu werden fünf Handlungsfelder, in denen Prävention erfolgen soll, definiert:

- Ernährung
- Körperliche Aktivität
- Kognitive Ressourcen
- Psychosoziale Gesundheit
- Prävention von Gewalt

Neben diesen können auch weitere Handlungsfelder mit der Präventionsleistung erfasst werden, Voraussetzung dafür ist eine wissenschaftliche Begleitstudie, die die Wirksamkeit überprüft (vgl. ebd., S. 14).

13.4 Konzeptionierung

Wie eine präventive Leistung unter Einhaltung der Rahmenbedingungen und Ziele des Präventionsgesetzes konzeptionell ausgearbeitet werden kann, ist durch genaue Angaben im Leitfaden »Prävention in stationären Pflegeeinrichtungen nach § 5 SGB XI« vorgegeben. Dieser sollte daher in sämtliche Konzeptionsschritte eingebunden werden.

13.4.1 Anforderungen an das Konzept

Das Präventionsgesetz sieht vor, dass sich die präventiven Leistungen klar von den bereits in den Pflegeeinrichtungen vorhandenen Leistungen der Pflege, der Betreuung und der hauswirtschaftlichen Versorgung abgrenzen. Das heißt, Leistungen, die die Pflegeeinrichtungen bereits im Rahmen ihres Versorgungsauftrags erfüllen, können nicht als Präventionsleistung nach dem Präventionsgesetz gewertet werden.

Die präventive Leistung muss in einem zeitlichen und finanziellen Rahmen festgelegt werden. Demnach kann sie nicht unbegrenzt angeboten und durchgeführt werden, sondern bedarf einer genauen Planung. Die Pflegekassen sollen in Form von Beratung oder Unterstützung die Pflegeeinrichtungen dazu befähigen, geeignete Maßnahmen zur Prävention und Gesundheitsförderung zu entwickeln, zu implementieren und diese zu evaluieren (vgl. ebd., S. 10).

Die Leistung darf nicht nur an einzelne Bewohner gerichtet sein, sondern soll alle pflegebedürftigen Menschen miteinbeziehen und für alle zugänglich sein. Die Diversität (unterschiedliches Alter, Geschlecht, Migrationshintergrund usw.) der pflegebedürftigen Menschen sollte berücksichtigt werden; keiner darf von der Teilnahme ausgeschlossen werden. Die Finanzierung von z. B. Baumaßnahmen,

Hilfsmitteln, beruflichen Ausbildungen, Qualifizierungsmaßnahmen, auf Dauer angelegten Arbeitsstellen, Forschungsprojekten ohne Interventionsbezug, politischen Aktivitäten oder nicht an die Leistung gebundenen Werbeaktivitäten sind von der Präventionsleistung ausgenommen. Aktionen, die nur auf Öffentlichkeitsarbeit ausgerichtet sind, Informationsstände oder Aufklärungskampagnen sowie Angebote, die weltanschaulich nicht neutral sind, zählen ebenso nicht als Präventionsleistung.

Das Präventionsgesetz sieht vor, dass Bewohner und ihre Angehörigen sowie Heimbeiräte in den gesamten Prozess miteinbezogen werden. Zudem sollten vorhandene Strukturen und Netzwerke genutzt werden, um daraus Partnerschaften zu schaffen, die zum Aufbau gesundheitsfördernder Strukturen beitragen. Zudem sollen Kooperationen mit externen Anbietern (z. B. Physiotherapiepraxen, Sportvereine, Träger der Erwachsenen- und Seniorenbildung) angestrebt werden (vgl. ebd., S. 8). Die folgende Abbildung (▶ Abb. 13.1) zeigt die wichtigsten Anforderungen an eine Präventionsleistung.

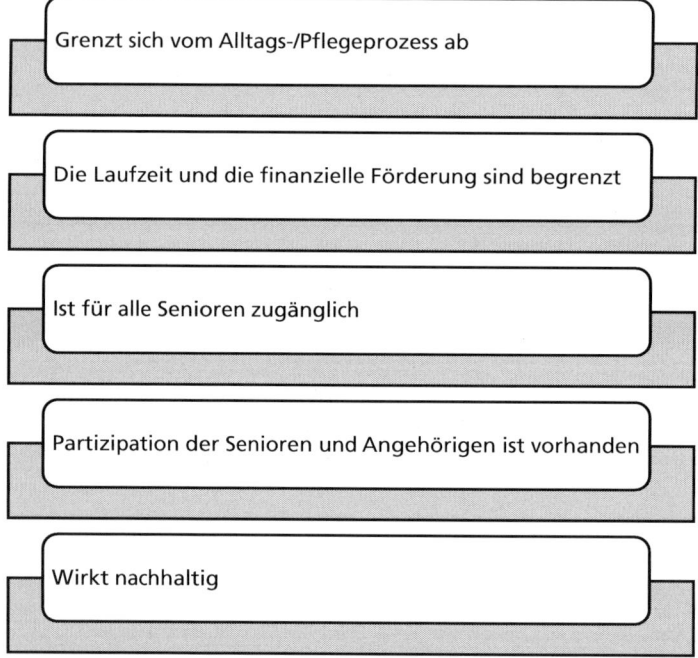

Abb. 13.1: Anforderungen an die Konzeptionierung einer Präventionsleistung nach dem Präventionsgesetz

Die präventiven und gesundheitsfördernden Leistungen können von den Pflegekassen entweder selbst erbracht werden oder indem Ressourcen zur Verfügung gestellt werden – in diesem Fall führen Kooperationspartner die präventiven Angebote durch. Dies kann auch durch Moderation und Projektmanagement von Seiten der Pflegekassen erbracht werden oder durch Entwicklung und Umsetzung von qualitätsgesicherten Konzepten und Programmen.

Wichtig ist es, dass die Fachkräfte, die die Maßnahmen durchführen, gewisse Grundvoraussetzungen mitbringen: Sie sollten die erforderliche Grund-/Zusatzqualifikation besitzen und in die durchzuführende Maßnahme eingewiesen sein.

13.4.2 Anforderungen an den Prozess

Der Präventionsprozess setzt sich aus zwei Bereichen zusammen: der Vorbereitung der Maßnahme und ihrer Durchführung.

Vorbereitung

In der Vorbereitung muss erstmals das Interesse der Pflegeeinrichtungen an der Präventionsleistung geweckt werden. Dazu kann entweder persönlich oder mediengestützt eine Beratung durchgeführt werden, durch die erste Informationen zur Verfügung gestellt werden. Damit eine präventive Leistung erfolgen kann, ist eine schriftliche Vereinbarung zwischen der Pflegeeinrichtung und den Pflegekassen notwendig, in der die Rahmenbedingungen festgelegt sind.

Entscheidet sich die Pflegeeinrichtung dazu, am Präventionsprozess teilzunehmen, wird ein Steuerungsgremium gebildet, in dem u. a. die Leitung der Pflegeeinrichtung und idealerweise auch die pflegebedürftigen Menschen selbst vertreten sein sollen. Die Aufgabe des Steuerungsgremiums ist es, den Prozess zu begleiten und zu koordinieren.

Nachdem die Pflegeeinrichtung der Vereinbarung zugestimmt hat und das Steuerungsgremium gebildet wurde, kann die Durchführung der präventiven Leistung erfolgen.

Durchführung

In der Durchführung sollten zunächst der Ist-Zustand und der Bedarf der Pflegeeinrichtung in Bezug auf die präventive Maßnahme festgestellt werden. Das Präventionsgesetz sieht eine Analyse vor, die neben den vorhandenen Strukturen auch die Wünsche und Bedürfnisse der Senioren erfassen soll. Infolgedessen können sinnvolle und notwendige Präventionsmaßnahmen entwickelt werden.

Nachdem der Bedarf ermittelt wurde, werden Ziele, die aus diesem hervorgehen, definiert. Aus den Zielen können unter Berücksichtigung von Prioritäten und der verfügbaren Ressourcen Maßnahmen abgeleitet werden.

Anschließend kann die Umsetzung der entwickelten Maßnahmen erfolgen. Dies ist ein langfristiger Prozess, der unter Berücksichtigung von Evaluationsverfahren stetig neue Impulse und Anregungen setzt (Lernzyklus, ▶ Abb. 13.2). Sowohl die Ziele als auch die Maßnahmen sollen dabei immer die vorgegebenen Handlungsfelder des Präventionsgesetzes beachten. Um während des ganzen Prozesses alle Beteiligten für die Prävention zu sensibilisieren und in die einzelnen Schritte einzubinden, ist der Einsatz von interner Öffentlichkeitsarbeit wichtig.

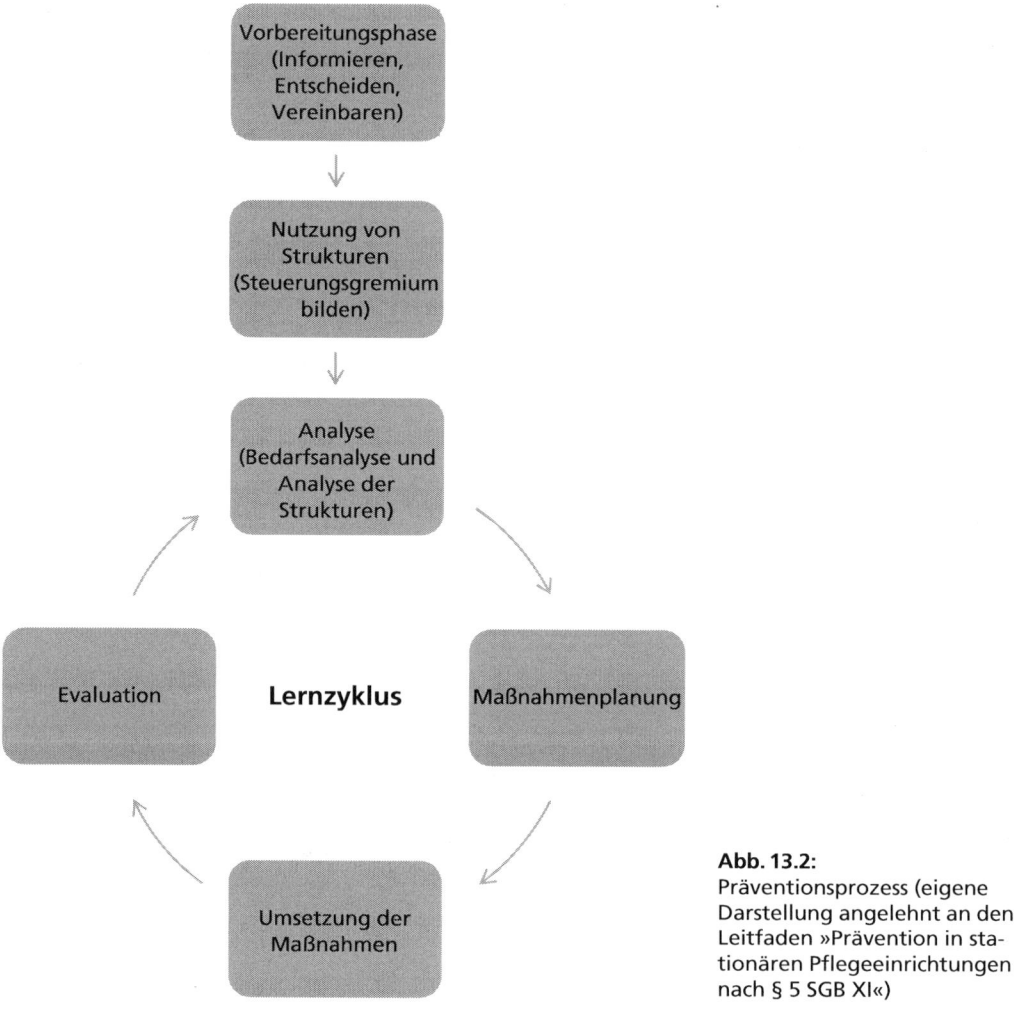

Abb. 13.2: Präventionsprozess (eigene Darstellung angelehnt an den Leitfaden »Prävention in stationären Pflegeeinrichtungen nach § 5 SGB XI«)

13.5 Umsetzung des Präventionsgesetzes am Praxisbeispiel

Wie die Umsetzung der Vorgaben des Präventionsgesetzes konkret aussehen kann, soll am Beispiel des bayerischen Präventionsprogramms »Gutes Sehen in Pflegeeinrichtungen« verdeutlicht werden.

Das Präventionsprogramm »Gutes Sehen in Pflegeeinrichtungen« ist ein innovatives Präventionsangebot zur Förderung der Augengesundheit der Senioren in Pflegeeinrichtungen und wurde Ende 2016 durch die finanzielle Unterstützung verschiedener bayerischer Pflegekassen und die Konzepterstellung durch das Blindeninstitut Würzburg ins Leben gerufen, welches die Maßnahme als Kooperationspartner der Pflegekassen auch umsetzt.

13.5.1 Ziele und Handlungsfelder

Ziel des Präventionsprogramms ist das Stärken der Senioren im Bereich Sehen. Zahlreiche wissenschaftliche Studien belegen, dass eine Sehverschlechterung auf unterschiedliche Weise auf andere Lebensbereiche Auswirkungen hat (vgl. Fang et. al 2017; Blindeninstitutsstiftung 2015). Eine Sehverschlechterung bzw. ein -verlust erzeugt bei den Betroffenen oftmals Unsicherheit und schränkt die Autonomie und die Lebensqualität ein (vgl. Stamm 2015, S. 52). Meyer-Ruesenberg und Richard (2009) geben an, dass eine altersbedingte Makuladegeneration (AMD) massive Einschränkungen auf die psychische Gesundheit sowie Selbstständigkeit und Mobilität der Betroffenen ausübt. Durch mangelndes Wissen sowohl von Seiten der Senioren als auch von deren Umfeld kann Unverständnis für das Verhalten sehbeeinträchtigter und blinder Menschen die Folge sein, woraus wiederum Aggressionen entstehen können. In Anbetracht dieser Auswirkungen von Sehverlust bzw. Sehverschlechterung im Alter umfasst das Präventionsprogramm durch seine Maßnahmen die folgenden der im Präventionsgesetz festgeschriebenen Handlungsfelder: körperliche Aktivität, kognitive Ressourcen, psychosoziale Gesundheit sowie Gewaltprävention. Zu diesen vier Handlungsfeldern leistet das Präventionsprogramm durch seine präventiven Angebote einen wichtigen Beitrag und stärkt diese dadurch gezielt.

13.5.2 Umsetzung der Konzeption

Das Konzept des Präventionsprogramms »Gutes Sehen in Pflegeeinrichtungen« richtet sich nach den Vorgaben des Leitfadens »Prävention in stationären Pflegeeinrichtungen nach § 5 SGB XI« (▶ Abb. 13.1).

Konzeptionelle Rahmenbedingungen

Die Leistungen des Präventionsprogramms »Gutes Sehen in Pflegeeinrichtungen« sind eindeutig von der Regelversorgung der Senioren in Pflegeeinrichtungen (z. B. Pflege, Betreuung und hauswirtschaftliche Versorgung) abgegrenzt. Um der Komplexität des Themas Sehen gerecht zu werden, vermittelt das Präventionsprogramm die Aspekte sehbezogener Prävention in Pflegeeinrichtungen durch unterschiedliche Bausteine u. a. in Form von Beratung. Die Angebote richten sich sowohl an Mitarbeitende als auch an Senioren und Angehörige sowie Ehrenamtliche und andere Interessierte.

Das Präventionsprogramm ist in seinem zeitlichen und finanziellen Umfang im Voraus geplant und somit als begrenzte Intervention vorgesehen. Zunächst wurde das Programm durch die bayerischen Pflegekassen für eine Laufzeit von drei Jahren bewilligt. Aufgrund seines Erfolgs und der anhaltenden Nachfrage interessierter Pflegeeinrichtungen kam es anschließend zu einer Verlängerung. Zusätzlich dazu sind auch die präventiven Leistungen des Präventionsprogramms, die sich an die Pflegeeinrichtungen richten, finanziell und zeitlich klar definiert. Die Pflegeeinrichtungen werden einmalig durch das Präventionsteam aufgesucht und anschließend bei der Umsetzung der Maßnahmen und damit in ihrem Entwicklungsprozess zur sehgerechten Einrichtung ein Jahr lang begleitet. Nach zwölf Monaten schließen die Einrichtungen die Teilnahme mit einer Evaluation ab.

Die präventiven Leistungen werden durch ein interdisziplinäres Team bestehend aus Orthoptisten, Augenoptikern, Sozialpädagogen, Gesundheitspädagogen und Sonderpädagogen durchgeführt. Zudem wirken Fachkräfte für die Bereiche Verwaltung und Öffentlichkeitsarbeit bei der Organisation und Information aller Beteiligten mit. Das multiprofessionelle Team trägt dazu bei, die Komplexität von Sehbehinderung und Blindheit im Alter aus dem Blickwinkel der unterschiedlichen Fachrichtungen zu betrachten sowie gesundheitsfördernde und nachhaltige Strukturen in den Einrichtungen aufzubauen und zu erhalten. Dazu ist es u. a. wichtig, ein regionales Netzwerk aufzubauen. Daher richtet sich das Präventionsprogramm auch an weitere Interessierte und schließlich auch an Augenärzte, Augenoptiker, Selbsthilfegruppen oder Vereine, die zur augengesundheitlichen Versorgung und Förderung in Pflegeeinrichtungen beitragen können, um somit anhaltende Kooperationen zu schaffen.

Ablauf des Präventionsprogramms

Der Präventions- und Gesundheitsförderungsprozess besteht im Programm »Gutes Sehen in Pflegeeinrichtungen« aus sechs Phasen und entspricht damit dem Ablauf, der im Leitfaden Prävention vorgegeben wird.

In der Vorbereitungsphase erhalten die Pflegeeinrichtungen Informationen zu den Zielen und Leistungen des Präventionsprogramms und werden für die Relevanz sehbezogener Prävention sensibilisiert. Grundsätzlich sind die empfohlenen Maßnahmen bereits vom Präventionsprogramm vorgegeben, diese werden aber mit den Pflegeeinrichtungen genauer auf deren individuelle Voraussetzungen und Bedarfe abgestimmt. Entscheidet sich die Pflegeeinrichtung für die Teilnahme, wird von beiden Seiten eine gemeinsame »Präventionsvereinbarung« unterschrieben.

In der zweiten Phase wird ein Steuerungsgremium benannt, das sich sowohl aus Leitungskräften (Einrichtungsleitung, Pflegedienstleitung) als auch aus weiteren Mitarbeitenden (Pflege, Betreuung, Verwaltung, Haustechnik usw.) zusammensetzt. Zudem soll nach Möglichkeit auch der Heimbeirat eingebunden werden. Da das Präventionsteam die Maßnahmen strukturiert und durchführt, umfassen die Aufgaben des Steuerungsgremiums in der Pflegeeinrichtung vor allem die Koordination der Prozesse vor Ort in der Pflegeeinrichtung.

Die dritte Phase umfasst die Analyse der vorhandenen Strukturen in der Einrichtung. Mittels eines Ist-Analyse-Bogens wird der aktuelle Stand der Pflegeeinrichtung bezogen auf das Thema Sehen erfragt. Dadurch erhält das Präventionsteam grundlegende Informationen für die anschließende Beratung vor Ort. Die daran angepasste spezifische Bedarfsanalyse findet im Rahmen der unterschiedlichen Bausteine des Präventionsprogramms statt und wird in der Durchführung direkt mit der Empfehlung individueller Maßnahmen kombiniert:

- Da augenärztliche Befunde häufig nicht vorliegen und demzufolge ein geringes Wissen über das Sehvermögen der Senioren – sowohl bei den Mitarbeitenden als auch bei den Senioren selbst sowie deren Angehörigen – besteht, werden exemplarische *Augenüberprüfungen* angeboten. Das Ergebnis dient vor allem der grundsätzlichen Sensibilisierung der Beteiligten und zeigt den Bedarf weiterführender Maßnahmen auf.
- Zur Analyse und Beratung der *sehbezogenen Barrierefreiheit* wird eine Begehung durchgeführt. Die Bedeutung von ausreichender Beleuchtung und starken Kontrasten für Senioren – besonders für sehbeeinträchtigte Senioren – wird den Leitungskräften und Mitarbeitenden der Pflegeeinrichtung mittels Simulationsbrillen und Lichtmessungen anschaulich vermittelt. Darüber hinaus wird auf Stolperfallen und den Einsatz des Zwei-Sinne-Prinzips hingewiesen. Auch baurechtliche Vorgaben und Anforderungen werden konkretisiert.
- Zur *Sensibilisierung der Mitarbeitenden* werden vor Ort 90-minütige Schulungen angeboten. Unter Simulationsbrillen können die Mitarbeitenden die Auswirkungen unterschiedlicher Augenerkrankungen nachempfinden und sich somit

besser in die Lage der sehbeeinträchtigten und blinden Senioren hineinversetzen. Außerdem werden den Mitarbeitenden unterschiedliche Unterstützungsangebote und Hilfsmittel sowie alltagsbezogene Hilfestellungen für den Umgang mit sehbeeinträchtigen/blinden Senioren vorgestellt.
- Um nachhaltige präventive Strukturen innerhalb der Pflegeeinrichtung zu implementieren, bietet das Präventionsteam eine *Qualitätsmanagement-Beratung* ausgerichtet an das Thema Sehen an. Gemeinsam mit der Einrichtungsleitung, Pflegedienstleitung und/oder QM-Beauftragten wird die Dokumentation analysiert und konkrete Hilfestellungen werden weitergegeben (z. B. Pflegestandards, Einzugsmanagement für blinde und sehbeeinträchtigte Senioren). Da in den Pflegeeinrichtungen sehbezogene Hilfsmittel oder Maßnahmen bzgl. augenärztlicher Versorgung häufig nicht erfasst werden, dient die Beratung auch der Sensibilisierung für die Relevanz dieser wichtigen gesundheitsbezogenen Daten.
- Im Baustein *Seheinschätzung* erlernen Mitarbeitende unterschiedliche einfache Seh-Tests. Dies soll und kann keine augenärztliche und orthoptische Untersuchung bzw. augenoptische Sehüberprüfung ersetzen. Durch die Seheinschätzung erhalten die Mitarbeitenden lediglich erste Informationen über die Sehfähigkeit der Senioren, um daraus entsprechende Pflege-/Betreuungsmaßnahmen ableiten und im Pflege-Assessment berücksichtigen zu können.
- Um die Senioren für das Thema Sehen und die Wichtigkeit der eigenen Augengesundheit zu sensibilisieren, wurden durch das Präventionsteam spezielle *Beschäftigungsangebote* erarbeitet. Unter Berücksichtigung der besonderen Bedarfe von sehbeeinträchtigten/blinden Senioren (z. B. Licht, Kontraste, große Schrift, Ansprechen mehrere Sinne) werden Inhalte rund um das Thema Sehen interaktiv in Form von Gruppenangeboten vermittelt (▶ Teil II, Kap. 10.3).
- Für Angehörige, Senioren, Mitarbeitende, Ehrenamtliche, Augenärzte, Augenoptiker, Verbände sowie weitere Interessierte wird eine *Informationsveranstaltung* vor Ort in der Pflegeeinrichtung angeboten, die nicht nur der Wissensvermittlung, sondern auch der regionalen Vernetzung dient. Neben der Prävention zur Augengesundheit werden auch sozialrechtliche Unterstützungsmöglichkeiten sowie verschiedene Sehhilfen und Hilfsmittel vorgestellt.

Als vierte Phase schließt sich die Maßnahmenplanung an, welche die Interpretation der erhobenen Informationen aus allen Bausteinen und die Ableitung von konkreten Handlungsempfehlungen umfasst. Gemeinsam mit dem Steuerungsgremium werden nötige Ressourcen, der zeitliche Ablauf, interne Zuständigkeiten und Umsetzungsmöglichkeiten für die unterschiedlichen Bereiche festgelegt. Mithilfe des Maßnahmenplans sollen sehgerechte Strukturen aufgebaut und langfristig etabliert werden.

Für die fünfte Phase, welche die Umsetzung der Maßnahmen umfasst, bietet das Präventionsteam den Pflegeeinrichtungen umfangreiches Material in Form von Checklisten, Dokumenten sowie einer digitalen Wissensplattform an und berät den Entwicklungsprozess.

Um die Nachhaltigkeit der Präventionsmaßnahme zu sichern, werden in einer vertiefenden Fortbildung Mitarbeitende aus den Pflegeeinrichtungen als sogenannte »Sehbeauftragte« qualifiziert. Diese begleiten ihre Einrichtung dabei, sehgerechte Strukturen aufzubauen und Gesundheitsförderung und Prävention langfristig zu etablieren. Für Kollegen ebenso wie für Senioren und deren Angehörige sind die Sehbeauftragten wichtige Ansprechpartner.

Mit der Evaluationsphase wird der Präventionsprozess abgeschlossen. Die Einrichtungen geben Auskunft darüber, welche Maßnahmen innerhalb eines Jahres umgesetzt werden konnten. Auch Herausforderungen, z. B. bei sehgerechten, barrierefreien Umbaumaßnahmen oder beim Aufbau von Kooperation mit regionalen Fachgruppen, werden abgefragt, um das Präventionsprogramm durch die Rückmeldungen aus der Praxis fortlaufend weiterzuentwickeln.

13.6 Fazit

Zur Verwirklichung des Präventionsgesetzes wurden drei Anläufe und insgesamt zehn Jahre (zwischen 2005 und 2015) benötigt, bis das Gesetz im Bundestag verabschiedet werden konnte (vgl. Deutscher Bundestag 2015). Dass es so lange gedauert hat, zeigt, wie komplex das Gesetz, aber auch Prävention und Gesundheitsförderung sind. Gleichermaßen ist die Umsetzung von präventiven Leistungen in Pflegeeinrichtungen keine einfache Aufgabe. Die Komplexität der Lebenswelten von pflegebedürftigen Menschen in stationären Pflegeeinrichtungen und der Einbezug verschiedenster Zielgruppen stellen die Umsetzung von Prävention vor einige Herausforderungen. Die Erfahrungen des interdisziplinären Präventionsprogramms »Gutes Sehen in Pflegeeinrichtungen« zeigen, dass Prävention gelingen kann. Gleichzeitig sollte das Bewusstsein für die Bedeutung von Prävention in Pflegeeinrichtungen und ein entsprechendes Angebot erweitert werden. Aus diesem Grund sollten Pflegekassen in Zusammenarbeit mit Kooperationspartnern Präventionsprogramme für Pflegeeinrichtung weiterhin entwickeln, anbieten und durchführen.

Literatur und Quellen

Blindeninstitutsstiftung (2015) Sehen im Alter. Leitfaden für Mitarbeiterinnen und Mitarbeiter in der stationären Altenpflege

GKV-Spitzenverband (2018) Leitfaden Prävention in stationären Pflegeeinrichtungen nach §5 SGBXI. Berlin

Meyer-Ruesenberg B, Richard G (2009) Neue Erkenntnisse zur unterschätzten Beeinträchtigung der Lebensqualität bei altersbedingter Makuladegeneration – ein Literaturüberblick. Georg Thieme Verlag KG Stuttgart/New York

Deutscher Bundestag (2015) Bundestag beschließt das Präventionsgesetz. https://www.bundestag.de/dokumente/textarchiv/2015/kw25_de_praeventionsgesetz-378314, Zugriff am: 20.09.2021

Kurse A (2014) Prävention und Gesundheitsförderung im hohen Alter. In: Hurrelmann K, Klotz T & Haisch, J (Hrsg.) Lehrbuch Prävention und Gesundheitsförderung (S. 89–99).Bern: Verlag Hans Huber

Fang, P P, Schnetzer A, Kupitz D G et al. (2017) Ophthalmologische Versorgung in Seniorenheimen. Die OVIS-Studie. Ophthalmologe 114, S. 818–827

Sachverständigenrat für die Konzertierte Aktion im Gesundheitswesen (2000/2001). Bedarfsgerechtigkeit und Wirtschaftlichkeit, Band I & II

Schüz B & Ziegelmann J P (2012) Formen und Bedeutung von Prävention. In: Wahl H-W, Tesch-Römer C & Ziegelmann J P (Hrsg.) Angewandte Gerontologie. Interventionen für ein gutes Altern in 100 Schlüsselbegriffen (S. 163–168). Stuttgart: Verlag W. Kohlhammer

Rosenbrock R & Hartung S (2015) Settingansatz / Lebensweltansatz. In: BZgA (Hrsg.): Leitbegriffe der Gesundheitsförderung. https://www.leitbegriffe.bzga.de/systematisches-verzeichnis/kernkonzepte-und-entwicklungen-der-gesundheitsfoerderung/settingansatz-lebensweltansatz/, Zugriff am: 28.05.2020

Die Nationale Präventionskonferenz (2019). Erster Präventionsbericht nach § 20d Abs. 4 SGB V.

Ausblick: Worauf warten wir noch?

Franz Müntefering

Die Pandemie hat unseren Blick auf zahlreiche Aspekte unseres Gesundheitswesens erzwungen. Die hatte es auch schon vor der Pandemie gegeben, diese Aspekte, und wenn das Ende der Seuche endlich erreicht sein wird – Herzlich willkommen! – wird es die fraglichen Aspekte immer noch geben. Worauf warten wir noch? Zum Beispiel die »Augenärztliche Versorgung in Pflegeheimen« und das wiederum im größeren Thema »Sehen im Alter«. Und das wiederum im Großthema »Älter werdende Gesellschaft mit eingeschränkter Sinneswahrnehmung«.

Alter ist keine Krankheit. Aber mit dem Alter stellen sich doch oft Beschränkungen ein, die wir ehrlicherweise Verschleißerscheinungen nennen. Unsere Hardware ist vergänglich, wir wissen es. Wir haben ja auch ein beachtliches Angebot an Ersatzteilen und Stabilisierungshilfen entwickelt, die bei zunehmend vielen Menschen in Betrieb sind und sich bewähren: Brillen, Hörgeräte, Zahnersatz, Perücken, Knie, Hüften, Gehhilfen, Herzschrittmacher. Das alles ist Fortschritt, klar! Und die Brille, die den Augen hilft und die heutzutage die spezifischen Unterstützungsbedarfe recht präzise berücksichtigen und von Zeit zu Zeit nachsteuern kann. Die Buchstaben auf Beipackzetteln und in so manchen Büchern und Handys, manchmal auch in Zeitungen und Zeitschriften dürften trotzdem gerne größer sein.

Die herausragende Bedeutung des Sehens und damit der Augen für die Lebensqualität wird oft leichtfertig unterschätzt und der guten Brille doch zu viel an dauerhafter Kompensationskraft unterstellt. Blindheit und starke Sehbehinderung gibt es in allen Altersgruppen, ist aber auch und in großer Zahl eine altersbedingte Last. Und die Zahl derer über 65 Jahre steigt bekanntlich und die individuelle Lebenserwartung auch. Deshalb nochmal: Worauf warten wir eigentlich? Eine gezielte, große und auf mehrere Jahre ausgerichtete Kampagne »Sehen im Alter« ist nötig und dringend. Bisher aber verschärft sich die Situation um dieses Thema. Immer mehr der alten und hochaltrigen Menschen wachsen in schwere Sehbehinderungen und Blindheit hinein. Nicht wenige von ihnen in Pflegeheimen. Die ihrerseits auf dem Wege sind, besonders viele hochpflegebedürftige Bewohnerinnen und Bewohner zu haben.

2005 gab es eine Studie – unter Mitarbeit von Frau Prof. Lehr, unserer späteren BAGSO-Vorsitzenden –, die eine deutliche Unterversorgung im fachärztlichen Bereich für Altenheime anzeigte. Facharztbesuch in Heimen erwies sich als nicht üblich und qualifizierte, erreichbare Kliniken oder Arztpraxen waren nicht ausreichend nahe vorhanden. Die augenärztliche Versorgung stand in der Minus-Liste weit vorne. Initiativen zum Thema hat es punktuell gegeben, lobenswert und sicher mit regionaler Wirkung. Als Modellprojekt »Sehen im Alter« (2012–2015) in Bayern, die Studie OViS (Versorgung in Seniorenheimen) 2017 der Stiftung AUGE. Genereller zur »Bedarfsgerechtigkeit der medizinischen Versorgung Pflegebedürftiger in stationären Einrichtungen« durch die UNI Bremen (2017–2020).

Die Situation in den Heimen ist aber auch ein Zeichen dafür, dass in den Jahren vor dem Einzug dort, in Pflege zuhause oder noch autark in Selbständigkeit keine hinreichende Vorsorge für die Augen stattfand.

Die unhaltbaren Situationen in Heimen in Sachen augen-fachärztlicher Betreuung wurden in der Pandemie offenbar und haben nun erste Priorität. Aber die Dringlichkeit einer rechtzeitigen Auseinandersetzung mit dieser Thematik und konkreter fachärztlicher Betreuung darf nicht vergessen werden. Vorbeugen ist besser und leichter als Heilen – auch simple Wahrheiten haben Gewicht.

Ausgehend von der konkreten Erfahrung in den Heimen, muss das »SEHEN IM ALTER« in den Blick genommen werden.

Auch weil sich die oft zitierte Gleichwertigkeit der Lebensverhältnisse in allen Landesteilen auf das komplette Leben bezieht. Auch auf die augenärztliche Versorgung überall. Das Thema gehört auf die Litfaßsäulen, auf die Tagesordnung der Politik, in den Vorsorgekatalog aller Familien. Und in die Pflegeheime: SEHEN (auch!) IM ALTER!

Franz Müntefering
Vorsitzender der BAGSO – Bundesarbeitsgemeinschaft der Seniorenorganisationen e. V. (2015–2021)

Autoren- und Stichwortverzeichnis

Autorenverzeichnis

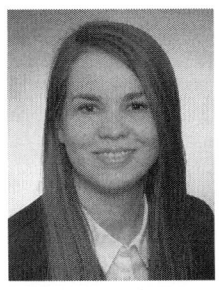

Arnela Dzinic, hat eine Ausbildung zur Kinderkrankenschwester in Bosnien-Herzegowina abgeschlossen und danach ein Studium der Pädagogik aufgenommen. In Würzburg hat sie anschließend außerschulische Sonderpädagogik studiert und arbeitet seit 2019 im Blindeninstitut Würzburg im Präventionsprogramm »Gutes Sehen in Pflegeeinrichtungen«.

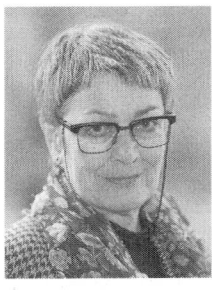

Fatima Heussler, Juristin, Gerontologin INAG, ist Dozentin und Leiterin des Kompetenzzentrums Seh- und Hörbehinderung im Alter (KSiA), Zürich. Sie referiert und publiziert zum Thema Umsetzung der UN-Behindertenrechtskonvention in der Langzeitpflege.

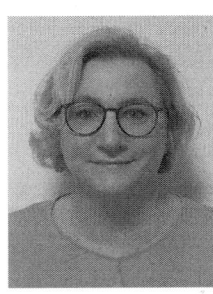

Susanne Janka, ist seit 1998 Orthoptistin und arbeitet im Blindeninstitut Würzburg in der Frühförderung, im Präventionsprogramm »Gutes Sehen in Pflegeeinrichtungen« und in einer niedergelassenen Augenarztpraxis. 2021 hat sie die Weiterbildung des Berufsverbandes Orthoptik Deutschland e. V. zur Spezialistin für vergrößernde Sehhilfen und Low-Vision-Beratung abgeschlossen.

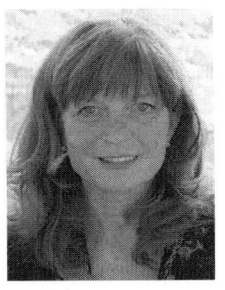

Sabine Kampmann, ist Orthoptistin und Augenoptikerin und arbeitet seit 1985 am Blindeninstitut Würzburg. Von 2000 bis 2013 war sie als Geschäftsführerin der Low Vision Stiftung gGmbH tätig. Seit 2004 erarbeitet sie gemeinsam mit ACTO e. V. das wissenschaftliche Programm des SightCity-Forums. Sie leitete das dreijährige Modellprojekt »Sehen im Alter«, das vom Bayerischen Staatsministerium für Gesundheit und Pflege gefördert wurde. Seit 2017 ist sie die Leitung des bayernweiten Präventionsprogramms »Gutes Sehen in Pflegeeinrichtungen«.

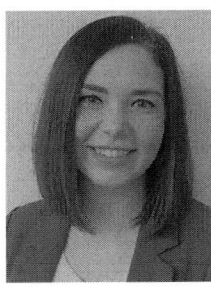

Carolin Kirchgeßner, studierte an der Universität Würzburg Sonderpädagogik (M. A.). Anschließend arbeitete sie im Präventionsprogramm »Gutes Sehen in Pflegeeinrichtungen« und hat sich intensiv mit der Sensibilisierung der Senioren für das Thema »Gutes Sehen in Pflegeeinrichtungen« auseinandergesetzt. Für die teilnehmenden Einrichtungen hat sie spezielle Beschäftigungsangebote und Materialien zum »Guten Sehen im Alter« entwickelt. Seit Januar 2022 leitet sie die Frühförderung Sehen des Blindeninstituts Würzburg.

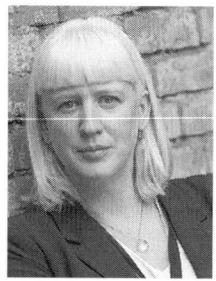

Kerstin Klein, studierte Soziale Arbeit an der FH Würzburg und Psychogerontologie an der FAU Erlangen. Schon während des Studiums arbeitete sie in der Pflege eines Seniorenzentrums und nach dem Studium leitete sie viele Jahre die Abteilung für Soziale Betreuung einer Pflegeeinrichtung. Im Präventionsprogramm »Gutes Sehen in Pflegeeinrichtungen« hat sie stationäre Einrichtungen in ganz Bayern zur sehgerechten Barrierefreiheit beraten. Im Rahmen dieser Tätigkeit absolvierte sie eine Weiterbildung zur Fachplanerin für barrierefreies Bauen und Wohnen. Aktuell berät sie in der Fachstelle für pflegende Angehörige des Vereins HALMA Würzburg zu allen Fragen rund um Demenz und entwickelt kulturelle Angebote für Menschen mit und ohne Demenz.

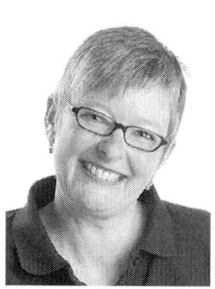

Birgit Lang, ist seit 1987 Rehabilitationslehrerin für blinde und sehbehinderte Menschen. Sie schult in den Fachbereichen Orientierung und Mobilität sowie Lebenspraktische Fähigkeiten und ist Mitglied im sehwerk reha-team.

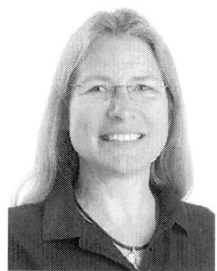

Sabine Lütkens, ist seit 2003 Rehabilitationslehrerin für blinde und sehbehinderte Menschen. Sie schult in den Fachbereichen Orientierung und Mobilität sowie Lebenspraktische Fähigkeiten. Zudem ist sie qualifizierte Gespannprüferin für Menschen mit Blindenführhund und Mitglied im sehwerk reha-team.

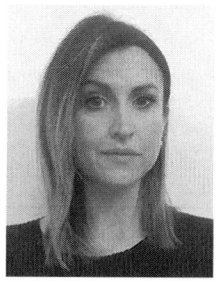

Anna-Maria Koob-Matthes, ist seit 2012 als Optometristin (M. Sc./FH) mit dem Schwerpunkt Low-Vision-Rehabilitation im Blindeninstitut Würzburg tätig. Sie war in dieser Funktion von 2012–2015 am Projekt »Sehen im Alter« beteiligt. Seit 2015 arbeitet sie in der Beratungsstelle für sehbehinderte und blinde Menschen im Blindeninstitut Würzburg und gibt regelmäßig Fortbildungen für Mitarbeitende aus der stationären/teilstationären Altenpflege.

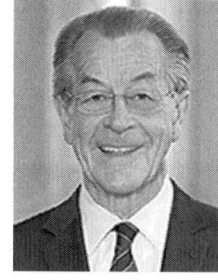

Franz Müntefering, wurde am 16. Januar 1940 in Neheim-Hüsten (Sauerland) geboren. In der SPD, der er seit 1966 angehört, war er Landesvorsitzender in Nordrhein-Westfalen und zweimal Bundesvorsitzender. Von 1975 bis 2013 gehörte er – mit sechsjähriger Unterbrechung mit Ämtern in NRW – dem Deutschen Bundestag an. Unter Bundeskanzler Gerhard Schröder war Franz Müntefering zeitweise Bundesminister für

Verkehr, Bau- und Wohnungswesen und Vizekanzler, dem Kabinett von Kanzlerin Angela Merkel gehörte er von 2005 bis 2007 als Bundesminister für Arbeit und Soziales an. 2013 zog sich Franz Müntefering aus der aktiven Politik zurück, blieb aber in vielfacher Weise sozial engagiert. Von 2015–2021 war er Vorsitzender der BAGSO – Bundesarbeitsgemeinschaft der Seniorenorganisationen e. V.

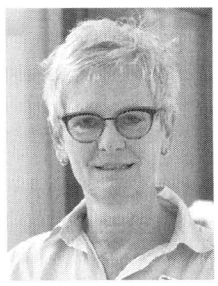

Iris Reckert, hat sich als Orthoptistin auf die Rehabilitation erwachsener Patienten mit neurovisuellen Störungen spezialisiert. Seit 1995 hat sie den Schwerpunkt Orthoptik in der neurologischen Rehabilitationsklinik Zihlschlacht (Schweiz) aufgebaut und weiterentwickelt. Sie befasst sich seither mit der Diagnostik und Therapie von Gesichtsfelddefekten, Okulomotorikstörungen und CVI. Zudem ist sie in der Erwachsenenbildung aktiv und gibt Kurse für Fachtherapeuten.

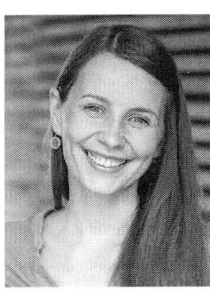

Tabea Sadowski, M. A. Rehabilitationswissenschaften, ist derzeit kooperierende Projektmitarbeiterin der Blindeninstitutsstiftung.
In ihrer Arbeit beschäftigt sie sich mit der Erhebung der Prävalenz nicht identifizierter Hör-, Seh- und Hörsehbehinderung bei erwachsenen Menschen mit geistiger und komplexer Behinderung in Bayern als Voraussetzung zur Verbesserung der Teilhabebedingungen der Betroffenen. Zudem ist Tabea Sadowski freiberuflich als Taubblindenassistentin tätig.

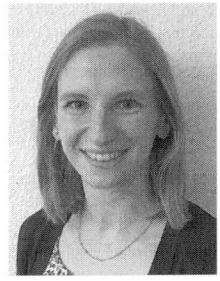

Carina Sauter, ist Gesundheitspädagogin, M. Sc., und arbeitet seit 2018 im Präventionsprogramm »Gutes Sehen in Pflegeeinrichtungen«. Sie beschäftigt sich damit, wie Präventionsangebote für verschiedene Zielgruppen gestaltet und weiterentwickelt werden können.

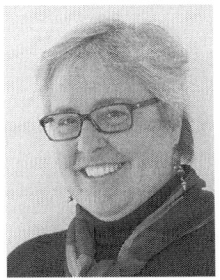

Magdalena Seibl, lic. phil. I, M. A. Soziale Arbeit, ist wissenschaftliche Mitarbeiterin und Dozentin am Kompetenzzentrum Seh- und Hörbehinderung im Alter (KSiA), Zürich, wo sie die Schwerpunkte Wirkungsanalysen sowie Gesundheit und Soziales im Alter vertritt.

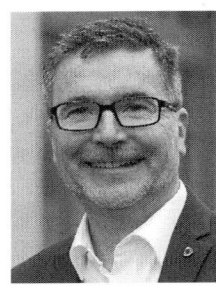

Johannes Spielmann, studierte an der Julius-Maximilians-Universität Würzburg Theologie und Heilpädagogik. Er ist systemischer Therapeut sowie Ehe- und Familienberater. 1992 kam er als Pastoralreferent in die Blindeninstitutsstiftung und leitete von 1997 bis 2000 als Gesamtmoderator den Leitbildprozess innerhalb der Stiftung. 2004 übernahm Johannes Spielmann die Stabsstelle Konzept- und Personalentwicklung. Seit 2006 ist er Vorstand der Blindeninstitutsstiftung.

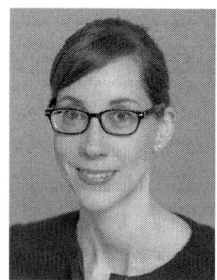
Dr. med. Luisa Thederan, studierte Humanmedizin in Heidelberg und ist dort an der Universitätsaugenklinik als Oberärztin tätig. Nach der Weiterbildung zur Fachärztin für Augenheilkunde war sie bis 2021 als Oberärztin an der Universitätsaugenklinik in Würzburg beschäftigt. In der Zeit von 2012 bis 2015 wirkte sie wissenschaftlich an dem von der Blindeninstitutsstiftung initiierten Projekt »Sehen im Alter« sowie an einer speziellen Fortbildung für Mitarbeitende aus der Altenpflege mit.

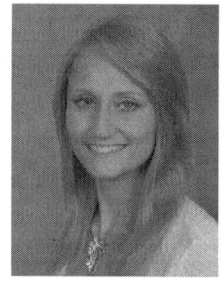
Klara Wolf, schloss 2008 ihre Ausbildung zur examinierten Gesundheits- und Krankenpflegerin bei den Barmherzigen Brüdern in Regensburg erfolgreich ab. Im Anschluss studierte sie Soziale Arbeit an der TH Georg Simon Ohm in Nürnberg. Seit 2019 arbeitet sie als Sozialpädagogin und stellvertretende Leitung im Präventionsprogramm »Gutes Sehen in Pflegeeinrichtungen« am Standort des Blindeninstituts Regensburg.

Stichwortverzeichnis

A

Adaptation 30, 31, 76, 111, 133
Agnosie 51, 53
Altersbilder 162, 163, 173
Altersweitsichtigkeit 26, 27, 31
Amaurose 69
Anosognosie 60
Anton-Syndrom 60
Aphasien 53
Auge
– anatomische Strukturen 33
– anatomischer Aufbau 19
– trockenes 33, 40, 64, 175, 179, 182
Augenlinse 27, 42
Augenprothese 175, 185
Augensalben 175, 182
Augentränen 70, 179
Augentropfen 175, 182

B

Barrierefreiheit 12, 78, 100, 129, 136, 137
Basaliom 38
Beeinträchtigung 86
Behinderung 13, 86, 129
Beleuchtung 64, 73, 75, 97, 112, 122, 129, 130, 146, 148, 155
Bewegungssehen 111
Bildschirmlesegerät 7, 76, 105, 168
Bindehaut 20, 39, 48
Bindehautentzündung 39
Bindehauterkrankung 33
Binokularsehen 30
Blendempfindlichkeit 29, 31, 42, 64, 70, 75, 104, 110
Blendung 87, 97, 133, 134
Blepharitis 33, 37
Blicklähmung 63
Blindengeld 12, 68, 69, 79, 80, 170
Blindenlangstock 157
Blindheit 11, 67, 68, 170
Brille 11, 27, 68, 73, 75, 104, 168, 175, 176
Brillengläser 25

C

Cerebral Visual Impairment (CVI) 59, 65
Charles-Bonnet-Syndrom 46, 89, 92, 93, 96, 97

D

Dakryozystitis 37
Demenz 47, 86, 88, 89, 103, 118–120, 131, 134, 138
Depressionen 47, 89–91, 94, 97, 99, 118, 119, 131
Dermatochalasis 35, 36
Diabetes mellitus 42, 46
Diabetische Retinopathie 33, 46, 167
Doppelbilder 62–64
Doppelbildsehen 42

E

Ektropium 34–36
Empowerment 194
Entropium 34–36
Entzündliche Lidschwellung 36
Essenstechniken 153
Explorationstraining 58

F

Farbensehen 27, 30, 31, 103, 104, 110, 111
Fehlsichtigkeiten 21
Filling-in 92

G

Gefäßverschlüsse 33, 46
Gerstenkorn 37
Gesichtsfeld 29, 31, 68, 74, 104, 109, 111
Gesichtsfeldausfall 43, 51, 55, 58, 90, 92, 103
Gesichtsfeldeinschränkung 33, 76, 97

Gesichtsfeldstörung 53, 55, 58, 65
Gesundheitsförderung 7, 162, 173, 191, 203
Gesundheitspotenziale 103
Glasauge 185
Glaskörper 21, 48
Glaukom 33, 43, 46, 74, 90, 92, 97, 167
Glaukomanfall 44
Gleichgewichtsprobleme 158
Gleitsichtgläser 65, 75
Grauer Star 42, 97
Grüner Star 43, 97

H

Halluzinationen 46, 60, 65, 89, 91, 92, 96
Hemianopsie 53, 55, 56, 65
Hilfsmittel 12, 67, 71, 75, 104, 159, 168
Hirnschlag 51, 52, 59
Hörbeeinträchtigung 86, 99
Hordeolum 37
Hören 100, 115
Hörfähigkeit 69, 93
Hornhaut 21, 39, 48
Hornhautentzündung 40
Hornhautverkrümmung 24, 105
Hörsehbehinderung 101, 115, 119
Hörstörung 69

K

Katarakt 33, 42, 97, 100, 167
Kognition 27
kognitive Einschränkungen 86
Kommune 193
Kommunikation 93, 99, 115, 116, 118–122, 131, 160, 187
Konfrontationsgesichtsfeld 109
Konjunktivitis 39
Kontrast 112, 129, 130, 136, 143, 148, 154, 162, 171, 172
Kontrastempfindung 51, 64
Kontrastsehen 27, 31, 64, 73, 76, 87, 97, 104, 110, 111
Körperpflege 156
Körperschutztechniken 152
Kostenbeteiligung 68, 79
Kurzsichtigkeit 22, 104, 105

L

Langstock 157
Lebenspraktische Fähigkeiten 12, 71, 150

Lederhaut 20
Lesefähigkeit 19, 46, 49, 75
Licht 20, 27, 110, 130, 168
Lichtbedarf 31, 64, 73, 131, 154, 166
Lichtschutz 75
Lidfehlstellung 33, 34
Lidrandentzündung 33, 175
Lidrandpflege 175, 179
Lidtumor 37
Linse 21, 48
Low Vision 168
Low-Vision-Beratung 68, 71
Low-Vision-Rehabilitation 67, 71
Lupe 7, 69, 76, 105, 168

M

Makula 47, 74
Makuladegeneration
– altersbedingte (AMD) 33, 44, 85, 90, 92, 97, 100, 151, 167
– feuchte 45
– trockene 45
Markierung 7, 95, 96, 122, 136, 137, 140, 142, 154, 155, 159
Medikamente 47, 104, 175, 182
Mobilität 12, 71, 150, 168
Morbus Parkinson 47, 51, 63, 64

N

Nachstar 42
Neglect 51–53, 56
Netzhaut 11, 20, 21, 27, 47, 48, 110
Netzhauterkrankung 33
Netzwerk 7, 67, 81, 206
Normaldruckglaukom 43

O

Okklusion 62
Ordnungsprinzipien 154
Orientierung 12, 71, 150, 168

P

Palinopsie 60
Partizipation 173, 194
Perimetrie 109
Pflegeassessments 91, 96
Pflegestandards 175, 187

Prävention 6, 7, 191, 203
Prismenkorrektur 62
progressive supranukleäre Parese 63
psychosoziale Beratung 12, 71
psychosoziale Betreuung 187
Ptosis 35, 36
Pupille 48

Q

Quadrantenanopsien 55

R

Raumerkundung 152
Raumgestaltung 154
Regenbogenhaut 21
Rehabilitationsfachkraft 150
Rehabilitationsmaßnahme 12, 71, 120

S

Sakkadentraining 58
Schädigung 86
Schielen 62
Schlaf-Wach-Rhythmus 131
Schlaganfall 33, 52
Schwerbehindertenausweis 13, 68, 79, 80
Sehbehindertengeld 12, 68, 79, 80, 170
Sehbehinderung 5, 11, 67, 68, 170
Sehen
– beidäugiges 30, 104, 111
– funktionales 111
– räumliches 111
Sehende Begleitung 157
Sehhilfe 6, 46, 68, 71, 75, 76, 175
Sehhilfenberatung 72
Sehnerv 21, 43, 48
Sehschärfe 21, 27, 31, 68, 73, 104, 105, 111

Sehverlust 6, 12
Sehvorgang 20
Selbsthilfe 72, 80, 82
Settingansatz 193, 203
sozialrechtliche Ansprüche 68, 79, 111
Sturz 12, 51, 89, 97, 119, 121, 134, 136, 140, 146
Sturzgefahr 92, 97, 130, 135
Sturzprävention 140
Sturzprophylaxe 130, 135
Sturzrisiko 6, 56

T

Tag-Nacht-Rhythmusstörung 89, 93
Taubblindenassistenz 123
Taubblindengeld 170
Taubblindheit 115, 119
Tränenfilm 20, 41
Tumor 33, 47

V

Vergrößerungsbedarf 73, 97
Verhaltensprävention 194
Verhältnisprävention 194
Vernetzung 13, 195
visuelle Exploration 56
visuelle Reizerscheinungen 60
Visusäquivalent 105, 111

W

Weitsichtigkeit 23, 104, 105

Z

Zuckerkrankheit 46